Allgemeine Krankenpflege

MR Prof. Dr. sc. med. Hans-Georg Knoch Ärztlicher Direktor und Leiter der Chirurgischen Abteilung — Zentrale Poliklinik — der Medizinischen Akademie „Carl Gustav Carus" Dresden

MR Prof. Dr. sc. med. Bernhard Dökert Klinik für Innere Medizin der Medizinischen Akademie „Carl Gustav Carus" Dresden

MR Dr. med. Klaus-Dieter Kühne Ärztlicher Direktor des Bezirkskrankenhauses Halberstadt

unter Mitarbeit von
Dipl.-Med.-Päd. Gudrun Butenhoff

2. Auflage
mit 121 Abbildungen

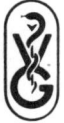

**VEB VERLAG
VOLK UND GESUNDHEIT
BERLIN 1987**

Knoch, Hans-Georg:
Allgemeine Krankenpflege/Hans-Georg Knoch; Bernhard
Dökert; Klaus-Dieter Kühne unter Mitarb. von Gudrun
Butenhoff. – 2. Aufl. – Berlin: Verl. Volk u. Gesundheit.
1987. – 224 S.: mit 121 Abb.

ISBN 3-333-00098-9

1. Auflage 1985
2. Auflage
© VEB Verlag Volk und Gesundheit Berlin 1985
Lizenz-Nr. 210 (700/12/87)
LSV 2093/2092
Hersteller: Sabine Mirsch
Printed in the German Democratic Republic
Gesamtherstellung: INTERDRUCK Grafischer Großbetrieb Leipzig, Betrieb der ausge-
zeichneten Qualitätsarbeit, III/18/97
Einbandgestaltung: Hartwig Hoeftmann
Bestell-Nr. 534 091 4
01850

Vorwort

Die Mitarbeiter der Krankenpflege haben eine verantwortungsvolle Aufgabe im umfassenden medizinischen und sozialen Betreuungsprozeß, weil sie durch ihre Tätigkeit maßgeblich zur Absicherung der physischen, psychischen und sozialen Grundbedürfnisse der Patienten beitragen. Zum einen sind die Ansprüche der Patienten an die Qualität und Effektivität der Betreuung gestiegen und steigen weiter, zum anderen erweitern sich die Aufgaben der Krankenschwestern und -pfleger durch den medizinischen und technischen Fortschritt ständig. Um diesen Anforderungen gerecht werden zu können, braucht die Krankenpflege als eine wichtige eigenständige medizinische Disziplin nicht nur unmittelbar nutzbare theoretische Kenntnisse und praktische Erfahrungen, sondern auch solche Erkenntnisse, die ihr langfristig qualitativ neue Wege erschließen. Die entscheidende Basis zur Gewährleistung dieses gesellschaftlichen Anspruches bietet eine fundierte Grundausbildung, die sowohl praktische Fertigkeiten und theoretisches Wissen als auch ethisch-moralische Haltungen vermittelt.

Das vorliegende Lehrbuch für Allgemeine Krankenpflege stellt einen Versuch dar, sowohl den in der Ausbildung befindlichen als auch den in der praktischen Krankenpflege tätigen Krankenschwestern und -pflegern eine Anleitung zum Handeln zu geben. Das Buch soll neben der Aus- und Weiterbildung auch einer schnellen Information dienen.

Mit der „Allgemeinen Krankenpflege" wird eine seit langem bestehende Lücke in der Ausbildungsliteratur für medizinische Fachschulkader geschlossen. Form, Inhalt und Zielstellung des vorliegenden Lehrbuches stellen auf dem Gebiet der Krankenpflege etwas Neues dar, so daß die Autoren kritische Hinweise zur inhaltlichen Gestaltung, die sich aus der Arbeit mit dem Buch ergeben, gern entgegen nehmen. In der weiteren Bearbeitung soll das Buch zu einem zuverlässigen Wegweiser für alle Pflegekräfte und für alle an der Krankenpflege Interessierten entwickelt werden.

Der Abschnitt 1.2. „Aus der Geschichte der Krankenpflege" wurde dankenswerterweise von Herrn Dr. paed. Horst-Peter Wolff, Direktor der Medizinischen Fachschule „Dr. Georg Benjamin" in Berlin-Buch, erarbeitet.

Die Autoren danken an dieser Stelle sehr herzlich den Mitarbeitern der Medizinischen Akademie „Carl Gustav Carus" in Dresden sowie den Mitarbeitern des Bezirkskrankenhauses Halberstadt mit den zugehörigen Medizinischen Fachschulen für die aktive Hilfe und Unterstützung.

Es ist ihnen ein besonderes Bedürfnis, Herrn MR Prof. Dr. sc. med. Dietze, Bereich Medizin (Charité) der Humboldt-Universität zu Berlin, Poliklinik der Universitätsklinik für Innere Medizin „Theodor Brugsch", zu danken für die gegebenen gutachtlichen Hinweise.

Auch dem VEB Verlag Volk und Gesundheit danken wir für die gute Zusammenarbeit und das Eingehen auf unsere Wünsche.

So wurden z. B. Texte, die den Charakter von Merksätzen haben, rot unterlegt und Aussagen, die sich direkt auf die Arbeit am kranken Menschen beziehen, mit einem roten Symbol versehen.

Möge das Buch dazu beitragen, eine neue Qualität in der Ausbildung von Krankenschwestern und -pflegern zu erreichen.

Dresden/Halberstadt, im März 1985   H.-G. Knoch/B. Dökert/K.-D. Kühne

Inhaltsübersicht

1.   Allgemeine Grundlagen der Krankenpflege

1.1.   Krankenpflege – ein untrennbarer Bestandteil der klinischen Medizin

In den letzten Jahrzehnten hat die Krankenpflege einen nicht zu übersehenden Wandel erfahren. Aus der einstigen, fast ausschließlichen Hilfeleistung für Schwerstkranke und Sterbende hat sich eine eigenständige medizinische Disziplin im Rahmen des medizinischen und sozialen Betreuungsprozesses entwickelt. Die weitere Gestaltung der entwickelten sozialistischen Gesellschaft in der Deutschen Demokratischen Republik bringt optimale Voraussetzungen auch für die weitere Entwicklung des sozialistischen Gesundheits- und Sozialwesens und damit für die Krankenpflege. Der auf einer soliden ökonomischen Basis beruhende soziale Fortschritt in der sozialistischen Gesellschaft und die Möglichkeiten der Wissenschaft und Technik schaffen günstige Bedingungen für die medizinische und soziale Betreuung. Damit werden in der DDR qualitativ und quantitativ höhere Anforderungen an die Krankenpflege gestellt. Dies gilt sowohl für die Praxis der Krankenpflege als auch für ihre Theorie, die dem Fachgebiet auf lange Sicht neue Wege erschließen hilft.

„Die Krankenpflege ist von wesentlicher Bedeutung für die Qualität der medizinischen Betreuung. Die Schwestern bzw. die Pfleger führen die ärztlichen Anordnungen verantwortungsbewußt, sachkundig und selbständig durch. Sie beobachten die Patienten sorgfältig, führen erforderliche pflegerische Maßnahmen eigenständig durch und informieren bei Notwendigkeit unverzüglich den Arzt. Durch die Krankenpflege erfahren die Patienten spürbare Zuwendung und zugleich psychische Betreuung."[1]

Die Ansprüche und Erwartungen der Bürger an den Umfang und die Qualität der medizinischen und sozialen Betreuung sind ständig gestiegen. Daraus ergeben sich höhere Anforderungen an das Niveau der Krankenpflege. Der Patient möchte nicht nur behandelt werden, sondern er erwartet eine umfassende Betreuung unter Beachtung seiner physischen, psychischen und sozialen Bedürfnisse. Dabei ist zu berücksichtigen, daß der Patient meistens selbst aktiv im gesellschaftlichen Leben steht, allseitig gebildet ist und als Partner und Persönlichkeit anerkannt und akzeptiert werden möchte. Mehr als bisher ist die Zufriedenheit des Patienten anzustreben. Deshalb kommt der sozialen Qualität der medizinischen Betreuung (*Hüttner*) eine besondere Bedeutung zu.

Für das Erreichen des Gefühls der Zufriedenheit mit der medizinischen Betreuung trägt die Krankenpflege eine besondere Verantwortung, da sie entscheidend Einfluß auf die Befriedigung der Bedürfnisse des Patienten nimmt. Die Krankenpflege hat somit einen wesentlichen Anteil an dem Gesamtergebnis der medizinischen Betreuung.

Mit der schnellen Einführung moderner diagnostischer, therapeutischer und rehabilitativer Methoden in der Medizin ergeben sich auch neue Anforderungen an die Krankenpflege. Diese Tatsache muß in der praktischen und theoretischen Krankenpflege-Ausbildung unbedingt berücksichtigt werden. Für die Krankenschwester ist es wichtig, daß sie nicht nur den Vorteil neuer Methoden kennt, sondern auch deren Gren-

[1] Rahmen-Krankenhausordnung vom 14. 11. 1979. GBl. DDR vom 15. 2. 1980, Sonderdruck Nr. 1032.

zen und Gefahren einzuschätzen vermag. Nachstehend einige Aspekte, die in der pflegerischen Betreuung zu berücksichtigen sind:

Arzneimitteltherapie
Die häufig notwendige Verabreichung von Arzneimitteln an den Patienten erfordert von der Krankenschwester Grundkenntnisse auf dem Gebiet der Pharmakologie (Arzneimittellehre). Sie muß Wirkungen und Nebenwirkungen der Arzneimittel einschätzen können. Durch sorgfältige Beobachtung ist die Krankenschwester in der Lage, auftretende Veränderungen im Befinden des Patienten zu erfassen und dem Arzt unverzüglich mitzuteilen.

Die Krankenschwester muß den Patienten psychisch führen, damit ein optimales Behandlungsergebnis erreicht werden kann.

Medizintechnik
In den letzten Jahren wurden in Diagnostik und Therapie, aber auch in der Krankenpflege medizintechnische Geräte verstärkt eingesetzt. Die Krankenschwester sollte sich das erforderliche Wissen über die Möglichkeiten der Medizintechnik aneignen, um diese zum Wohl des Patienten optimal nutzen zu können. Sie muß aber auch die Grenzen der Medizintechnik kennen, um
● Gefahren von ihm abzuwenden,
● dem Patienten Angst und Unsicherheit (psychische Führung) zu nehmen,
● die eigene Sicherheit zu gewährleisten.

Behandlungsdauer
Moderne Behandlungsmethoden und die intensive Betreuung der Patienten in den Einrichtungen des Gesundheitswesens führten zu einer erheblichen Verkürzung der stationären Behandlungsdauer (durchschnittliche Verweildauer). Damit wird einem Grundbedürfnis des Menschen entsprochen, möglichst nur kurze Zeit aus dem häuslichen Milieu herausgelöst zu sein. Immer mehr Kranke können in relativ kurzer Zeit stationär behandelt werden. Mit der reduzierten Behandlungsdauer ergeben sich jedoch auch einige Probleme für die Krankenpflege.
Die physischen, psychischen und sozialen Bedürfnisse des Patienten müssen von der Krankenschwester schneller erfaßt und befriedigt werden. Um die Kontinuität der medizinischen Behandlung zu gewährleisten, ist die Entlassung des Patienten in ambulante Behandlung sachgerecht vorzubereiten.

Pflege älterer Patienten
Mit der ständigen Verlängerung der durchschnittlichen Lebenserwartung des Menschen (z. Z. für Männer 69 Jahre, für Frauen 74 Jahre) hat sich auch die Altersstruktur der Patienten in den Gesundheitseinrichtungen verändert. Es werden wesentlich mehr ältere Patienten behandelt. In der Betreuung sind deshalb Gesichtspunkte der geriatrischen Krankenpflege stärker zu berücksichtigen. Durch den größeren Anteil älterer Patienten an der Gesamtzahl der zu Behandelnden kommt es auch zu einer Zunahme von chronischen Erkrankungen (z. B. degenerative Herzerkrankungen, degenerative Erkrankungen des Skelettsystems) und Krebskrankheiten. Diese Kranken stellen besondere Ansprüche an die Grundkrankenpflege, vor allem an eine gute psychische Führung und soziale Betreuung.

Das bei älteren Patienten zu beobachtende gleichzeitige Auftreten von mehreren Erkrankungen (Multimorbidität) erfordert eine höhere Qualität der Krankenbeobachtung.

Jeder, der sich schon einmal in medizinische Behandlung begeben hat und damit Krankenpflege in Anspruch nehmen mußte, weiß um ihre Bedeutung. Er vermag den Anteil der Krankenpflege an der medizinischen Betreuung einzuschätzen. Während der Kontakt zum Arzt meistens nur wenige Minuten beträgt, ist die Krankenschwester für den Patienten wesentlich öfter und für längere Zeit da. Ihre einfühlsame und fachgerechte Hilfe bei der Krankenpflege, bei der Nahrungs- und Flüssigkeitsaufnahme oder bei der Lagerung und Mobilisation bleiben dem Patienten ebenso unvergeßlich wie das Eingehen auf seine Sorgen, Nöte und Wünsche sowie Zuspruch und Ermunterung. Die Wirksamkeit der Krankenpflege wird auch dadurch sichtbar, daß der Patient die Art und Weise ihrer Durchführung direkt und unmittelbar einschätzen und beurteilen kann. Diagnostische und therapeutische

Maßnahmen des Arztes (die Durchführung einer Operation) oder die medizintechnische Ausstattung einer Einrichtung sind vom Patienten oft nur schwer zu bewerten.

> Die Beurteilung der ärztlichen Betreuung erfolgt vom Patienten in den meisten Fällen im Zusammenhang mit Faktoren, die vor allem in der Krankenpflege zu suchen sind.

Mit der Einführung eines *Fachschulstudiums* für Krankenschwestern und -pfleger hat sich das Niveau der Aus- und Weiterbildung spürbar verbessert. Den gestiegenen Anforderungen an die Qualität und Wirksamkeit der Krankenpflege entspricht das *Hochschulstudium* für dieses Fachgebiet. Dadurch ergeben sich bessere Möglichkeiten bei der Realisierung der praktischen Krankenpflege und der weiteren Entwicklung theoretischer Erkenntnisse. Die Krankenschwester wird zu einer hochqualifizierten, *allseitig gebildeten sozialistischen Persönlichkeit.*

> Die Krankenschwester vertritt in zunehmendem Maße die eigenständige medizinische Disziplin Krankenpflege im Prozeß der medizinischen und sozialen Betreuung.

1.1.1. Die Bedeutung der Grundbedürfnisse des Menschen für die Krankenpflege

Der Patient begibt sich mit individuell unterschiedlich ausgeprägten Erwartungen und Wünschen in eine medizinische Behandlung. Diese Wünsche sind in einigen Grundbedürfnissen des Menschen begründet, die in der Krankenpflege zu berücksichtigen sind. *Virginia Henderson* schreibt dazu: „Vielleicht ist es jedem klar, daß die Krankenpflege in den fundamentalen menschlichen Bedürfnissen wurzelt. Ob die Person, der man hilft, gesund oder krank ist, immer sollte die Schwester das unerläßliche menschliche Bedürfnis nach Nahrung, Unterkunft und Kleidung, nach Liebe und Anerkennung, nach einem Gefühl des Gebrauchtwerdens und des gegenseitigen Aufeinanderangewiesenseins im Auge behalten."

> Grundbedürfnisse sind solche Bedürfnisse im Spektrum der Wünsche des Patienten, deren Nichterfüllung zu physischen und/oder psychischen Gesundheitsschäden und zu schädlichen Wirkungen auf die Persönlichkeit führen kann.

Solche Bedürfnisse sind
● physische Bedürfnisse, z. B.
– das Bedürfnis nach Nahrung, Kleidung, Unterkunft,
– das Bedürfnis nach Sauberkeit, körperlicher Hygiene,
– das Bedürfnis nach Ruhe und Schlaf, nach Bewegung und Betätigung;

● psychische Bedürfnisse, z. B.
– das Bedürfnis nach Geborgenheit und Sicherheit,
– das Bedürfnis nach Anerkennung, Fürsorge, Anteilnahme,
– das Bedürfnis nach psychischer Betreuung im Krankheitsfall,
– das Bedürfnis nach Selbstachtung;

● soziale Bedürfnisse, z. B.
– das Bedürfnis nach Arbeit oder Betätigung,
– das Bedürfnis nach sozialer Sicherheit und sozialer Nähe,
– das Bedürfnis nach Gemeinschaft,
– das Bedürfnis nach Kommunikation und Kooperation,
– das Bedürfnis nach Erkenntnis und Selbsterkenntnis,
– das Bedürfnis nach Bildung und Belehrung (*Winter, Maslow*).

> Grundbedürfnisse zeichnen sich dadurch aus, „daß sie einem jeden gesunden Menschen eigen sind, daß sie weder ersetzbar noch austauschbar sind und mit gewisser Regelmäßigkeit befriedigt werden müssen". (*Hüttner*)

Bei der Einschätzung der Bedürfnisse des Patienten ist immer von den Bedürfnissen des Gesunden auszugehen, „nicht von einem regredierten hilflosen Wesen" (*Winter*). Die Krankenpflege hat zu beachten, daß der Kranke, abhängig von seinem Gesundheitszustand, oftmals nicht in der Lage ist, seine Lebensbedürfnisse selbständig zu befriedigen.

Für die Krankenpflege ist es wichtig, die Bedeutung und die Rangfolge der Grundbedürfnisse zu erkennen, da physische, psychische und soziale Bedürfnisse immer in einer Komplexität ausgeprägt sind.

Die unterschiedliche Ausprägung einzelner Bedürfniskomplexe beim Patienten hängt maßgeblich von seinem Gesundheitszustand ab. Es bildet sich eine Rangfolge der Bedürfnisse heraus, die es in der Krankenpflege zu beachten gilt. Aus der Rangfolge der Bedürfnisse läßt sich eine Folge pflegerischer Arbeiten ableiten (Abb. 1). Einem Schwerstkranken geht es in erster Linie um die Sicherung der physischen Existenz, um die Erhaltung lebenswichtiger Funktionen, um Nahrungs- und Flüssigkeitsaufnahme, Ausscheidungen, Lagerung. Mit zunehmender Besserung seines Zustandes gewinnen andere, vor allem psychische und soziale Bedürfnisse an Bedeutung, wie das Bedürfnis nach Zuspruch, Anteilnahme, nach psychischer Führung, das Bedürfnis nach Nähe, Kommunikation und Kooperation.

Je nach Besserung oder Verschlechterung des Gesundheitszustandes des Patienten sind vordergründig physische, psychische oder soziale Bedürfnisse zu befriedigen. Die Basis für die Bedürfnisbefriedigung ist immer in den physischen Bedürfnissen zu sehen.

Anders verhält sich dies bei einem chronisch erkrankten Patienten, der der Entlassung aus dem Krankenhaus entgegen sieht. Bei voller Gewährleistung der physischen Bedürfnisse, die er meist selbständig absichern kann, ist das Bedürfnis nach psychischer Führung (mit den Folgen seiner Erkrankung fertig zu werden) und nach sozialer Betreuung vordergründig. Nach Besserung des Zustandes des Patienten, der dann in zunehmendem Maße selbst für die Befriedigung seiner Lebensbedürfnisse sorgen kann, treten Bedürfnisse hervor, die an der Spitze der Bedürfnispyramide zu finden sind. Das heißt nicht, daß

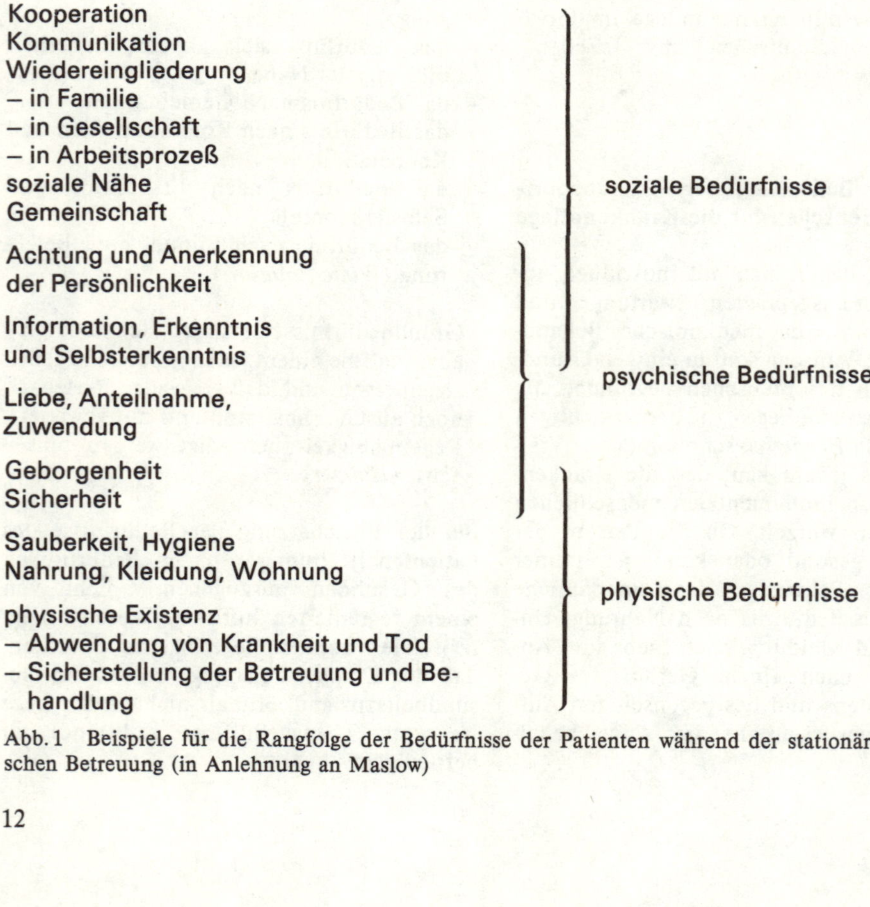

Kooperation
Kommunikation
Wiedereingliederung
– in Familie
– in Gesellschaft
– in Arbeitsprozeß
soziale Nähe
Gemeinschaft

} soziale Bedürfnisse

Achtung und Anerkennung
der Persönlichkeit

Information, Erkenntnis
und Selbsterkenntnis

Liebe, Anteilnahme,
Zuwendung

} psychische Bedürfnisse

Geborgenheit
Sicherheit

Sauberkeit, Hygiene
Nahrung, Kleidung, Wohnung

physische Existenz
– Abwendung von Krankheit und Tod
– Sicherstellung der Betreuung und Behandlung

} physische Bedürfnisse

Abb. 1   Beispiele für die Rangfolge der Bedürfnisse der Patienten während der stationären medizinischen Betreuung (in Anlehnung an Maslow)

die physischen Bedürfnisse an Bedeutung verlieren, sondern daß sie im Bewußtsein der Menschen ausreichend befriedigt sind und jeweils andere, also psychische oder soziale Bedürfnisse in den Vordergrund treten. Die Krankenpflege unter Beachtung der Bedürfnisse des Patienten erzeugt bei ihm das Gefühl der Geborgenheit und Sicherheit.

In der Rangfolge der Bedürfnisse steht das Bedürfnis nach Geborgenheit und Sicherheit des Menschen an zentraler Stelle. Geborgenheit bedeutet nach *Juchli* Sicherheit, Schutz, Wohlbefinden, Ruhe und Frieden. Dem Begriff wird vor allem ein gefühlsmäßiger Inhalt zugeordnet. „der an die Erlebnisfähigkeit der menschlichen Person gebunden ist". Das Gefühl der Geborgenheit und Sicherheit des Patienten wird durch innere und äußere Faktoren bestimmt.

Bestimmende innere Faktoren
● Achtung und Anerkennung der Persönlichkeit des Patienten
● Freundlichkeit
● Zuneigung
● Anteilnahme
● Fürsorge
● Art der Gesprächsführung
● psychische Führung

Bestimmende äußere Faktoren
● Wohnlichkeit des Krankenzimmers
● Raumklima
● Lärmschutz
● bauliche Verhältnisse
● Einrichtung der Flure
● Gestaltung der Garten- und Parkanlagen
● Verbindung zur Außenwelt

Die Vermittlung des Gefühls der Geborgenheit und Sicherheit verlangt von den Pflegenden vor allem eine sehr gute berufsethische Einstellung.

1.1.2. Die Krankenpflege als Einheit von Grundkrankenpflege, Behandlungspflege und Krankenbeobachtung

Ausgehend von der Tatsache, daß die Krankenpflege auf den menschlichen Grundbedürfnissen unter Beachtung der Bedürfnisse nach psychischer und sozialer Betreuung und des Bedürfnisses nach medizinischer Behandlung beruht, kann sie wie folgt definiert werden:

Die Krankenpflege ist eine eigenständige medizinische Disziplin und ein bedeutender Bestandteil des medizinischen und sozialen Betreuungsprozesses. Als sozialer Auftrag verwirklicht sie auf der Basis zwischenmenschlicher Beziehungen den Anspruch, im aktiven Zusammenwirken mit den Patienten und seinen Angehörigen
● Krankheiten zu heilen und Leiden zu bewältigen,
● die individuellen physischen, psychischen und sozialen Bedürfnisse

unter Berücksichtigung des Gesundheitszustandes allseitig und systematisch zu befriedigen; sie bedient sich dabei der ihr eigenen Methoden der *Grundkrankenpflege*, der *Behandlungspflege* und der *Krankenbeobachtung*.

Grundkrankenpflege, Behandlungspflege und Krankenbeobachtung werden in der täglichen Praxis immer komplex verrichtet und sind nicht trennbar.

So wird die Krankenschwester bei behandlungspflegerischen Arbeiten, z. B. bei einer Injektion oder beim Anlegen eines Verbandes, auch das Kopfkissen des Patienten aufschütteln, ihm etwas zum Trinken reichen, Wünsche und Beschwerden des Patienten entgegennehmen oder seinen Zustand beobachten. Die Einteilung in Grundkrankenpflege, Behandlungspflege und Krankenbeobachtung dient der besseren Darstellung einzelner Elemente einer umfassenden Krankenpflege.

1.1.2.1. Berufsethos

Die Krankenpflege erfordert nicht nur ein wissenschaftlich fundiertes fachliches Wissen und Können, sondern sie verlangt von der Krankenschwester eine hohe berufsethische Einstellung. Die Ethik der Krankenpflege ist ein wichtiges Fundament dieses Fachgebietes. Von der Krankenschwester werden in besonderem Maße Verhaltensweisen, wie große Einsatzbereitschaft und hohes Verantwortungsbewußtsein, verlangt. Um diese Ansprüche erfüllen zu können, kann sie in ihrem Handeln nicht von ihren eigenen Interessen, sondern sie muß von den Bedürfnissen des Patienten ausgehen.

In der sozialistischen Gesellschaft haben sich neue Bedingungen für die Arbeit auch im sozialistischen Gesundheitswesen herausgebildet. Mit der Übernahme der Verantwortung für den Gesundheitsschutz durch den Staat werden die vom Gesundheitswesen gebotenen Möglichkeiten allen Bürgern unentgeltlich und allgemein zugänglich gemacht. Damit sind die Voraussetzungen für wirklich vertrauensvolle Beziehungen zwischen den Bürgern und den Mitarbeitern des Gesundheits- und Sozialwesens geschaffen. Der Patient wird zum Partner des Arztes, der Krankenschwester und der anderen Mitarbeiter im medizinischen Betreuungsprozeß. Daraus ergibt sich für die Krankenschwester eine besondere Verantwortung.

Versteht man unter Ethos der Krankenpflege die Gesamtheit der moralischen Verhaltensweisen, Anschauungen, Normen und Bewertungsmaßstäbe, die sich in der Durchführung der Krankenpflege in der sozialistischen Gesellschaft ergeben, so leiten sich daraus für die Krankenschwester folgende Grundpflichten ab:

● Die Krankenschwester setzt ihre ganze Kraft, ihr Wissen und Können für das körperliche und geistige Wohlbefinden der Patienten ein.
● Sie pflegt kranke und hilfsbedürftige Menschen gewissenhaft und sorgt für eine kulturvolle Betreuung.
● Sie verhält sich gegenüber dem Patienten aufmerksam, achtet seine Persönlichkeit und Würde.
● Die Krankenschwester wahrt die berufliche Schweigepflicht.
● Sie führt ärztliche Anordnungen fachgerecht aus und leistet Erste Hilfe bei akuten und lebensbedrohlichen Zuständen.
● Sie vervollkommnet ständig ihr Fachwissen und pflegerisches Können; sie trägt damit zu einem hohen Niveau der Krankenpflege bei.
● Die Krankenschwester nutzt bewußt die Vorzüge der sozialistischen Gemeinschaftsarbeit.
● Sie trägt durch ihre Tätigkeit zur Vertiefung der vertrauensvollen Beziehungen zwischen Mitarbeitern des Gesundheitswesens und den Bürgern bei.
● Sie läßt sich in ihren Handlungen von den Zielen des sozialistischen Humanismus leiten.

1.1.2.2. Grundkrankenpflege

Grundkrankenpflege ist nicht nur die Basis für eine umfassende Pflege, was aus dem Wort Grundkrankenpflege durchaus zu folgern wäre, sondern sie ist ihr ursprüngliches Element, das entscheidende Tätigkeitsfeld der Krankenschwester. Darüber hinaus schafft sie günstige Bedingungen für die ärztliche Behandlung.

Die Grundkrankenpflege ist der Tätigkeitsbereich der Krankenpflege, der zur systematischen Erfassung und allseitigen Absicherung der physischen, psychischen und sozialen Bedürfnisse unter Beachtung der Individualität und des Gesundheitszustandes der Patienten beiträgt. Sie wird von der Krankenschwester selbständig und eigenverantwortlich ausgeübt.

Wenn sie den aktuellen Bedürfnissen des Patienten angemessen verrichtet wird, ist die Grundkrankenpflege als ausreichend und wirksam einzuschätzen. Die Art und Weise, der Umfang der Grundkrankenpflege ist aus der Sicht des Patienten angemessen, wenn sich der Patient wohlfühlt, sich sicher und geborgen weiß, wenn seine Bedürfnisse entsprechend dem Gesundheitszustand berücksichtigt werden und wenn ihm mit Achtung und Liebe entgegengekommen wird. Die pflegerische Hilfeleistung sollte (also) immer im richtigen Verhältnis zu den Bedürfnissen des Patienten stehen. (*Juchli*)

Die Bestimmung des Umfangs grundpflegerischer Leistungen ist eine schwierige und verantwortungsvolle Aufgabe der Krankenschwester. Nicht alle subjektiv geäußerten Bedürfnisse entsprechen objektiven Notwendigkeiten.

Zur Grundkrankenpflege gehört das aktivierende Einbeziehen des Patienten, die Anleitung zur Selbsthilfe. Oftmals ist es wesentlich leichter, eine Handreichung selbst zu verrichten, als den Patienten zur günstigeren Selbstbetätigung aufzufordern.

Zusammenfassend kann gesagt werden, daß eine sachkundig ausgeführte Grundkrankenpflege in der Lage ist,
● entsprechend dem Zustand des Patienten bei ihm ein angemessenes optimales

Wohlbefinden zu erreichen und das Gefühl der Zufriedenheit zu erzeugen,
- günstige Voraussetzungen für die ärztliche Behandlung und Betreuung zu schaffen,
- die ärztlichen Leistungen zu potenzieren (*Pacovsky*),
- die bei einem längeren Krankenhausaufenthalt auftretenden und durch ihn bedingten Komplikationen weitestgehend zu vermeiden.

1.1.2.3. Behandlungspflege

Die Behandlung und Betreuung durch den Arzt oder durch andere am Behandlungs- und Betreuungsprozeß beteiligte Fachkräfte ist heute nicht mehr denkbar ohne die tätige Mithilfe von Fachkräften der Krankenpflege. Dies trifft sowohl für die Mitwirkung in einer ambulanten Sprechstunde als auch für die pflegerische Betreuung der Patienten auf einer Station im Krankenhaus zu.

Die Behandlungspflege hilft, das Bedürfnis nach medizinischer Behandlung und Betreuung zu sichern. Sie wird stets im Auftrag des Arztes, durch selbständige Arbeit der Krankenschwester oder ggf. in gemeinsamer Arbeit mit dem Arzt und/oder anderen Fachkräften ausgeübt.

Besondere Bedeutung hat die Behandlungspflege in den letzten Jahren durch die zunehmende Technisierung in Diagnostik und Therapie bekommen. Diese Entwicklung verlangt ein hohes Qualifikationsniveau der Krankenschwester, um die Vorzüge der eingesetzten Medizintechnik zum Wohle des Patienten nutzen zu können. Erst eine gute pflegerische Betreuung bietet die Grundlage für eine optimale Wirksamkeit der Medizintechnik. Da die Pflegekräfte in die Lage versetzt werden, mit dieser Technik zu arbeiten, Gefahren für den Patienten und für sich selbst abzuwenden, sorgen sie dafür, daß dem Patienten das Gefühl genommen wird, der Technik hilflos ausgesetzt zu sein (Abb. 2).

1.1.2.4. Krankenbeobachtung

In eine gewissenhafte Krankenbeobachtung sind auch soziale Faktoren, wie Probleme in der Familie, Vereinsamung, Isolierung, berufliche Situation, Verhalten der Besucher dem Patienten gegenüber, einzubeziehen.

Unter Krankenbeobachtung ist die allseitige Erfassung des physischen und psychischen Zustandes des Patienten sowie seiner sozialen Situation zu verstehen. Dabei werden sowohl objektive, teils meßbare und teils nicht meßbare Veränderungen beim Patienten, als auch subjektive Faktoren, wie Beschwerden und Befindensstörungen, erfaßt.

Eine zielgerichtete und ständige Beobachtung des Patienten ist schon deshalb außerordentlich wichtig, weil sich bestimmte Veränderungen häufig einer medizinischen Messung entziehen und deshalb die Krankenbeobachtung durch die Krankenschwester von großer Bedeutung für den Arzt ist.
Die Beobachtungsergebnisse werden durch die Krankenschwester gewertet und dann in den Pflege- und ärztlichen Behandlungsplan mit einbezogen. Die Krankenbeobachtung ist schon deshalb so sehr wichtig, weil es sich

Selbständige Ausführung	Verbandwechsel Injektionen Entnahme von Untersuchungsmaterial (Urin, Stuhl, Blut u. a.)
Ausführung gemeinsam mit dem Arzt oder anderen Fachleuten	Mithilfe bei: Infusionen Transfusionen Punktionen Biopsien Endoskopien Röntgenuntersuchungen Arztvisiten u. a.

Abb. 2 Beispiele für behandlungspflegerische Leistungen

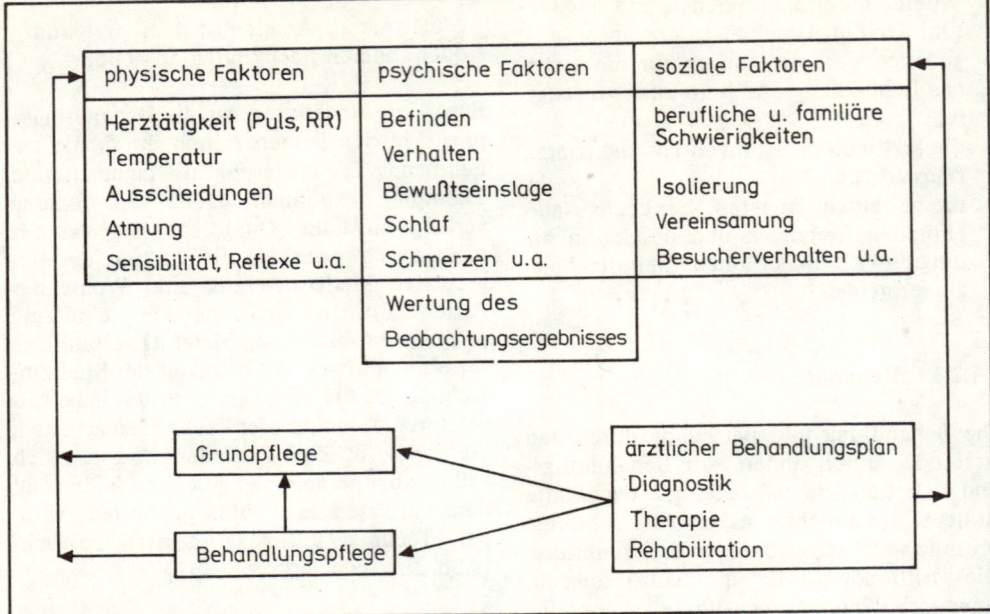

physische Faktoren	psychische Faktoren	soziale Faktoren
Herztätigkeit (Puls, RR)	Befinden	berufliche u. familiäre Schwierigkeiten
Temperatur	Verhalten	
Ausscheidungen	Bewußtseinslage	Isolierung
Atmung	Schlaf	Vereinsamung
Sensibilität, Reflexe u.a.	Schmerzen u.a.	Besucherverhalten u.a.

Wertung des Beobachtungsergebnisses

Grundpflege

Behandlungspflege

ärztlicher Behandlungsplan
Diagnostik
Therapie
Rehabilitation

Abb. 3 Zusammenhang von Krankenbeobachtung, Grund- und Behandlungspflege sowie ärztlichem Behandlungsplan

bei der ärztlichen Behandlung und der Krankenpflege um einen Prozeß handelt, der den sich ständig verändernden Gesundheitszustand unter Beachtung der Individualität des Patienten berücksichtigen muß. Diese verantwortungsvolle Aufgabe der Krankenschwester setzt ein umfassendes Wissen und eine vorbildliche Berufsauffassung voraus. Dazu gehören fundierte Kenntnisse über das normale Befinden und über pathologische Abweichungen (Abb. 3).

Die Bedeutung der Krankenbeobachtung durch die Krankenschwester ist vor allem deshalb hervorzuheben, weil sich diese wesentlich länger mit dem Patienten beschäftigt als der Arzt.

Vielfältige Beobachtungsmöglichkeiten ergeben sich bei der Verrichtung grundpflegerischer Arbeiten, z. B. bei der Durchführung der Körperpflege, der Lagerung, aber auch bei einem vertrauensvollen Gespräch. Beobachtung des Patienten ergibt sich auch während der Behandlungspflege.

1.1.2.5. Krankenpflegeprozeß

Krankenpflege ist als ein Prozeß zu betrachten, da die Bedingungen (Pflegenotwendigkeiten), die zur Pflege führen, ständigen Veränderungen unterzogen sind.

Die Krankenpflege ist stets ein dynamisches Geschehen!
Die Pflegenotwendigkeiten sind abhängig von der Persönlichkeit des Patienten und vom Krankheitsverlauf. Auf diese sich ständig verändernden Bedingungen hat sich die Krankenpflege, die Art und der Umfang ihrer Durchführung immer einzustellen.

Es ist notwendig, die Krankenpflege ebenso zu planen wie jede andere Betreuungs- und Behandlungsmaßnahme.

Virginia Henderson ist zuzustimmen, wenn sie schreibt: „Ein festgelegter Plan zwingt jene, die ihn aufstellen, sich über die Bedürfnisse des Patienten Gedanken zu machen, vor allem dann, wenn sich dessen Lebensweise nicht in die Routine des Krankenhauses einfügt. Ein schriftlicher Plan zeigt allen Krankenpflegepersonen, welche Richtlinien zu befolgen sind."

Bei der Krankenpflegeplanung wird mit der Formulierung des Pflegezieles, das die Bedürfnisse des Patienten und die daraus resultierenden Pflegenotwendigkeiten zu beachten hat, begonnen. Nach Festlegung des Pflegezieles (Wiederherstellung der Gesundheit, vollständige Rehabilitation) sollten die einzelnen Etappen der Krankenpflege festgelegt werden. Aus dem Pflegeplan ergeben sich für die Tätigkeit der Krankenschwester entsprechende Maßnahmen, z. B. Aussagen über die Lagerung und Mobilisation des Patienten, Festlegungen über Nahrungs- und Flüssigkeitszufuhr, über Körperpflege sowie Absicherung des Ruhe- und Schlafbedürfnisses (Abb. 4).

Die Formulierung des Pflegezieles sollte verständlich und praxisnah erfolgen. Die regelmäßige Einschätzung der Krankenpflege dient zur Präzisierung der Pflegeziele und des Pflegeplanes. Bei der Beurteilung der Krankenpflege ist darauf zu achten, daß sowohl ihre Wirkung auf den Patienten als auch ihre Ausführung durch die Krankenschwester zu werten sind.

> Bei der Bestimmung des Pflegezieles und der Pflegeplanung sollte stets der Stationsarzt mit einbezogen werden, da diagnostische, therapeutische und rehabilitative Kriterien in der Krankenpflege unbedingt berücksichtigt werden müssen.

In der Rahmen-Krankenhausordnung ist festgelegt, daß die volle Verantwortung für den gesamten medizinischen Betreuungsprozeß auf einer Station vom Stationsarzt zu tragen ist.

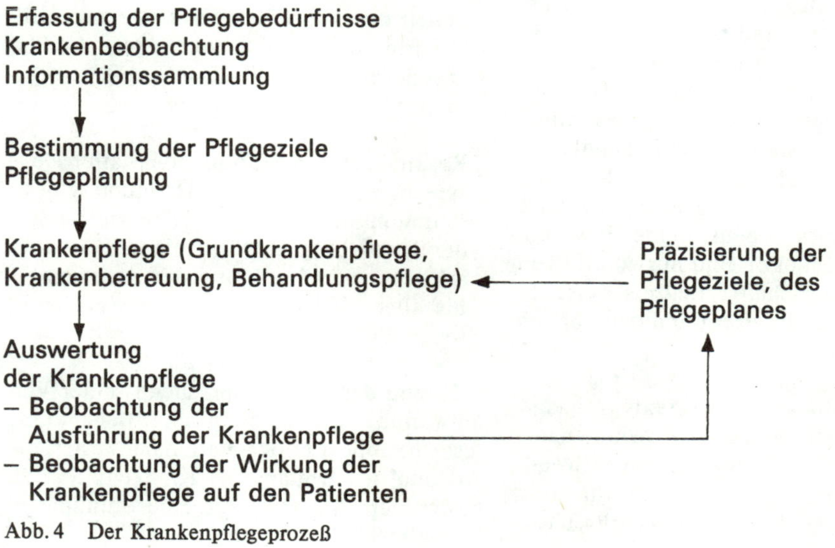

1.1.3. Krankenpflege als ein eigenständiges Aufgabengebiet der Krankenschwester

Krankenpflege ist nicht nur Versorgung des hilfsbedürftigen Patienten und Ausführung einfacher krankenpflegerischer Maßnahmen. Das Aufgabengebiet der Krankenschwester ist wesentlich umfassender. Wie aus der Definition der Krankenpflege hervorgeht, ergeben sich eine Reihe von Funktionen für die Tätigkeit der Krankenschwester:

- die umfassende Befriedigung der physischen, psychischen und sozialen Grundbedürfnisse des Patienten entsprechend seiner Individualität und seines Gesundheitszustandes,
- die Pflege und Hilfe für die Kranken, die sich selbst nicht versorgen können oder wollen,
- die Befriedigung jener Bedürfnisse, die erst mit der Erkrankung in Erscheinung treten,
- die Beteiligung an der Diagnostik, Therapie, Rehabilitation und Nachsorge des Patienten,
- die Gewinnung der Bereitschaft zur Mitarbeit des Kranken und seiner Familie am Genesungsprozeß und später bei der Erhaltung und Festigung seiner Gesundheit,
- die Sicherung des Rechtes auf ein friedliches Sterben und einen menschenwürdigen Tod.

Erfassung der Pflegebedürfnisse
Krankenbeobachtung
Informationssammlung

↓

Bestimmung der Pflegeziele
Pflegeplanung

↓

Krankenpflege (Grundkrankenpflege,
Krankenbetreuung, Behandlungspflege) ◄——— Präzisierung der
Pflegeziele, des
Pflegeplanes

↓

Auswertung
der Krankenpflege
– Beobachtung der
Ausführung der Krankenpflege ———————
– Beobachtung der Wirkung der
Krankenpflege auf den Patienten

Abb. 4 Der Krankenpflegeprozeß

Die Erfüllung der Aufgaben der Krankenpflege, die ständige Entscheidung über Art und Umfang ihrer Durchführung verlangen ein hohes Maß an Eigenverantwortlichkeit der Krankenschwester im Prozeß der medizinischen Betreuung.

Die Ansprüche an eine moderne Krankenpflege sind nicht mehr mit rein empirischen Mitteln zu realisieren. Sie braucht eine umfangreiche Grundlage wissenschaftlicher Erkenntnisse und praktischer Erfahrungen, die ständig in der Praxis überprüft und weiterentwickelt werden müssen. Dabei bedient sich die Krankenpflege spezifischer Erkenntnisse und Methoden ihres eigenen Fachgebietes, aus medizinischen und anderen Wissensgebieten, z. B. der Psychologie, der Pädagogik, der Soziologie. So wird in der Krankenpflege ein wissenschaftlicher Vorlauf für künftig zu erbringende Leistungen geschaffen.

Die wichtigste Triebkraft im Prozeß der wissenschaftlichen Entwicklung der Krankenpflege sind die Ansprüche der Menschen an das sozialistische Gesundheits- und Sozialwesen.

1.1.4. Die Krankenschwester als sachkundige Partnerin des Arztes

Der Kranke trifft im Gesundheitswesen stets auf ein bewährtes Kollektiv von Ärzten, Krankenschwestern und anderen sachkundigen Mitarbeitern (Physiotherapeuten, Medizinisch-technischen Assistenten, Diätassistenten, Fürsorgerinnen u. a.), das durch notwendige Arbeitsteilung die Behandlungskontinuität gewährleistet. Dieses Kollektiv begleitet den Patienten auf eine schwierige Wegstrecke seines Lebens. Seine Erwartungen an dieses Kollektiv sind nur zu erfüllen, wenn ein Partnerschaftsverhältnis zwischen Ärzten, Krankenschwestern und den übrigen Mitarbeitern besteht.

Die Anforderungen der Praxis zeigen, daß die partnerschaftliche Zusammenarbeit zwischen Arzt und Krankenschwester optimale Voraussetzungen für die Behandlung des Patienten gewährleistet.

Sie sorgen gemeinsam für eine schnelle Genesung und für die bestmögliche Betreuung Schwerstkranker und Sterbender. Die Partnerschaft wird dabei von folgenden Kriterien bestimmt:

- Die Partner besitzen eine gemeinsame Basis wissenschaftlicher, jeweils fachspezifischer Kenntnisse und praktischer Fertigkeiten.
- Sie haben ein gemeinsames Ziel, das in der Bestimmung von Pflegemethoden und Pflegezielen im Pflegeplan formuliert wird.
- Sie achten einander als Persönlichkeit und anerkennen die jeweils fachliche Kompetenz.

Die auf diesen Grundsätzen basierenden kooperativen Beziehungen erfordern eine ständige Information der Krankenschwester über die politischen und fachlichen Aufgaben, ihre Einbeziehung in deren Bestimmung und Lösung sowie eine kontinuierliche politische und fachliche Weiterbildung. Die Partnerschaft zwischen Arzt und Krankenschwester ist eine wichtige Basis für die sozialistische Gemeinschaftsarbeit im Gesundheitswesen und eine unabdingbare Voraussetzung für die Betreuung der Patienten.

1.1.5. Das Stationskollektiv

Das Stationskollektiv wird nach der Rahmen-Krankenhausordnung von einem Arzt geleitet. Ihm zur Seite steht als verantwortliche Partnerin für die Krankenpflege die Stationsschwester, die die Krankenpflege organisiert, plant und kontrolliert.

Regelmäßig durchzuführende Stationsbesprechungen dienen der Bestimmung des Betreuungsumfangs, der Pflegeziele und der Aufstellung der Pflegepläne. Dies geschieht unter Beachtung der Sachkenntnis aller Mitarbeiter des Stationskollektivs.

Während der Arzt entsprechend seiner Verantwortung die medizinische Behandlung festlegt, obliegt es der Stationsschwester, die Art und den Umfang der Krankenpflege zu bestimmen. Sie sorgt für eine ordnungsgemäße Arbeitsorganisation.

Für die Organisation der Krankenpflege gibt es verschiedene Pflegesysteme, von denen die in unseren Gesundheitseinrichtungen am meisten angewandten näher beschrieben werden sollen.

Runden- oder Funktionspflegesystem
Jede Schwester verrichtet spezielle Pflegemaßnahmen für alle Patienten auf der Station, z.B. das Betten, die Ausführung von Injektionen, das Durchführen von Verordnungen. Dieses Pflegesystem ist für den Patienten nachteilig, weil er ständig neue Bezugspersonen erhält.

Zimmerpflegesystem
Jede Krankenschwester betreut die Patienten eines oder mehrerer Zimmer in einem bestimmten Stationsabschnitt. Sie führt dort alle anfallenden pflegerischen Arbeiten durch. Die Zuweisung der Zimmer erfolgt durch die Stationsschwester. Sie leitet die Krankenschwestern an und kontrolliert die Ausführung der Krankenpflege. Dieses System ist für den Patienten sehr vorteilhaft, weil er es stets mit derselben Krankenschwester zu tun hat und damit die Herstellung einer vertrauensvollen Schwestern-Patienten-Beziehung begünstigt wird.

Gruppenpflegesystem
Hier werden Krankenschwestern und Hilfskräfte in Gruppen zusammengefaßt, die jeweils 15–20 Patienten betreuen. Die Verantwortung übernimmt eine Gruppenleiterin, die diese Gruppe anleitet und kontrolliert. Die Gruppenleiterinnen sind der Stationsschwester unterstellt. Dieses System ist anzustreben, da es am ehesten mit den objektiven Gegebenheiten in den Gesundheitseinrichtungen und den subjektiven Wünschen des Patienten in Einklang zu bringen ist. Voraussetzung sind ausreichend große Stationen.

Mehrstufenpflegesystem
Hier werden Patienten nach dem Pflegeaufwand zusammengefaßt (Intensivtherapiestation, Wachstation, Normalstation).

Bei Einführung eines bestimmten Pflegesystems sind die personellen und baulichen Voraussetzungen zu berücksichtigen.

Sozialistischer Wettbewerb
Ein wichtiges Mittel zur Lösung der Betreuungsaufgaben und zur Entwicklung der schöpferischen Masseninitiative ist der sozialistische Wettbewerb.

Der sozialistische Wettbewerb nimmt entscheidenden Einfluß auf die Entwicklung von Einstellungen, Fähigkeiten und Fertigkeiten der Mitarbeiter, auf die Realisierung der humanistischen Zielsetzung des sozialistischen Gesundheits- und Sozialwesens.

Seine mobilisierende Wirkung wird durch die Einheit von fachlicher Zielsetzung und politischer Führung erreicht. In den Mittelpunkt der Wettbewerbsführung sind u.a. folgende Schwerpunkte zu stellen:
- Herausbildung berufsethischer Eigenschaften,
- Einführung moderner wissenschaftlicher Erkenntnisse,
- kulturvolle Betreuung der Patienten,
- Abbau von Warte- und Festlegung von Bestellzeiten sowie Verbesserung der Kooperation zwischen den einzelnen Leistungsbereichen des Gesundheits- und Sozialwesens,
- umfassende Information aller Kollektivmitglieder,
- partnerschaftliche Zusammenarbeit zwischen Stationsarzt und Stationsschwester, Durchführung gemeinsamer Visiten,
- Verbesserung der Betreuungsbedingungen.

Grundlagen des sozialistischen Wettbewerbs sind der Plan der Einrichtung und der Betriebskollektivvertrag.

Die vom Stationskollektiv im sozialistischen Wettbewerb übernommenen Verpflichtungen sind öffentlich abzurechnen.

1.2. Aus der Geschichte der Krankenpflege

1.2.1. Krankenpflege in der Urgemeinschaft und Sklavenhaltergesellschaft

Es wird angenommen, daß in der Urgemeinschaft mehr oder weniger jeder dem anderen bei Verletzungen und Gebrechen half und dabei Wissen und Können anwandte, das alle etwa im gleichen Grade besaßen.

Bei späterer Arbeitsteilung ging die gesundheitliche Betreuung auf den Medizinmann über, in dessen Händen die teils mystisch, teils rational begründete Heilbehandlung und Krankenpflege noch immer eine undifferenzierte Einheit bildeten. Daran wird deutlich, daß die Anfänge der Geschichte der Krankenpflege mit den Anfängen der Geschichte der Medizin identisch sind.

In der griechisch-römischen Antike entstand der Beruf des Arztes, der die Heilkunde als Handwerk erlernte und damit in der Regel als Knabe begann. Viele Ärzte kamen als freie Bürger des Sklavenhalterstaates zu Wohlstand und konnten Kranke auch stationär im Arzthaus (Iatreion) behandeln. Dort wurden die anspruchsvolleren Pflegemaßnahmen von den Schülern des Arztes ausgeführt, die übrigen von Hausklaven. Im römischen Imperium gab es seit dem 1. Jahrhundert unserer Zeit mit Valetudinarien die erste Art von größeren Krankenhäusern zur Betreuung von Sklaven und Soldaten. Die Sklaven wurden von Sklavenärzten gepflegt (Servi medici). Insgesamt hatten die Sklavenhalter wenig Interesse an der Pflege kranker Sklaven und Söldner.

In Indien sind aus dem 4. Jahrhundert bereits detaillierte Anforderungen an die als Krankenpfleger eingesetzten Hausklaven bekannt. Sie mußten sich durch gutes Betragen, Aufrichtigkeit und Reinheit der Sitten auszeichnen, voller Klugheit und Geschicklichkeit sein, fähig, die Krankenkost zu bereiten, erfahren in der Kunst der Massage, im Heben und Tragen des Kranken, im Herrichten seines Lagers und im Anfertigen der Heilmittel.

1.2.2. Krankenpflege in der Feudalgesellschaft

Mit der Herausbildung der Feudalgesellschaft gewannen die ihr dienenden Religionen fördernden Einfluß auf eine gesellschaftliche Organisation der öffentlichen Krankenversorgung. In den christlichen Gemeinden des byzantinischen Reiches wurde die Armen- und Krankenpflege zu einer Aufgabe der Allgemeinheit erhoben. Auf ihre Kosten wurden Frauen und Männer zur Pflege angestellt. Es entstanden Pflegehäuser für arme Kranke (Ptochotrophien), für kranke Alte (Gerontokomien) und für Durchreisende (Xenodochien). Das erste Xenodochium wurde 370 von Bischof *Basileios* (329–379) in Caesarea (Türkei) gegründet. Verheerende Seuchen zwangen zur Errichtung von Krankenhäusern (Nosokomien). Eines der bekanntesten wurde 1136 in Verbindung mit dem Pantokrator-Kloster in Byzanz (Istanbul) gegründet. An ihm wirkten gleichzeitig 16 Ärzte und 44 Pflegekräfte, die in einer dem Nosokomion angeschlossenen Medizinschule ausgebildet wurden.

Ein ähnlicher Aufschwung des Krankenhauswesens wurde in den islamischen Feudalstaaten beobachtet. 1154 wurde z. B. in Damaskus das bis heute erhalten gebliebene Nureddin-Krankenhaus (Bimaristan) eröffnet. Die Patienten dieses Bimaristans wurden von 70 Krankenpflegern und Bediensteten versorgt.

Es ist interessant, daß es in den christlichen und islamischen Krankenhäusern Vorderasiens bereits im Mittelalter ein Krankenpflegepersonal gegeben hat, das diese Tätigkeit als Lebensberuf erwählt hatte und dafür ärztlich geschult wurde.

Im Westen Europas wurden im Mittelalter klösterliche und städtische Hospitäler die Stätten christlicher Krankenpflege mit sozialem Charakter, verbunden mit Missionsarbeit und Seelsorge. Dieser Art Krankenpflege widmeten sich religiöse kirchliche und weltliche Orden, deren Angehörige Hospitaliter und Hospitaliterinnen hießen. Diese Orden gelangten oft zu Reichtum, verfielen dabei moralisch und gaben ihre ursprünglichen Pflegeziele auf.

1.2.3. Krankenpflege in der Epoche der Herausbildung des Kapitalismus

Das mit der Herausbildung der kapitalistischen Produktionsweise in Süd- und Westeuropa seit dem 15. Jahrhundert anwachsende ökonomische Potential des Bürgertums brachte eine stärkere Verweltlichung und Versachlichung der Armen- und Krankenpflege hervor. Die Ausbreitung des Protestantismus (Reformation) engte den Einflußbereich der katholischen Pflegeorden weiter ein. Ihre Hospitäler wurden nun von bürgerlichen Körperschaften übernommen, in denen zunehmend ein kapitalistisches Kosten-Nutzen-Denken die ursprünglichen Motive christlicher Barmherzigkeit und Nächstenliebe verdrängte. Damit sank die personelle Qualität und Quantität der Krankenpflege. In den katholischen Ländern belebte dagegen die Reaktion die Ordenspflege neu. Straffe Organisation und strenge moralische Erziehung in Verbindung mit medizinischer Bildung ließ die Angehörigen der neuen Orden zum Qualitätsmaßstab der Krankenpflege dieser Zeit werden. Es handelte sich um den Orden der Barmherzigen Brüder, der 1540 von *Juan di Dios* (1495–1550) in Spanien gegründet, und um die Barmherzigen Schwestern, deren erster Orden Anfang des 17. Jahrhunderts durch *Vincent v. Paul* (1581–1660) in Paris begründet wurde (Vincentinerinnen). Die Bewerberinnen mußten zwischen 18 und 24 Jahre alt sein. Die Probezeit, d. h. zugleich die Zeit der praktischen Ausbildung, dauerte 3 Jahre. Bei der Aufnahme in den Orden mußten Armut, Keuschheit und Gehorsam gelobt werden. Die hohe Qualität der Pflege beruhte somit auf dem Verzicht der Pflegenden auf Teilnahme am gesellschaftlichen Leben, auf allseitige Entfaltung der Persönlichkeit und dem damit verbundenen menschlichen Glück.

Gegen Ende des 18. Jahrhunderts setzte sich unter dem Einfluß der bürgerlichen Aufklärung in Ärztekreisen immer mehr die Überzeugung durch, daß die Krankenpflege ein eigenständiger Bereich der allgemeinen Therapie ist und alle Pflegenden deshalb der ärztlichen Vermittlung wissenschaftlich begründeter Kenntnisse über die Krankenpflege bedürfen. Die ersten öffentlichen Krankenpflegeschulen und die ersten Lehr-bücher der Krankenpflege entstanden. Zu den Pionieren dieser Entwicklung gehörte *Dr. Franz Anton Mai* (1742–1814), der 1781 in Mannheim eine der ersten Schulen für Krankenwärter und -wärterinnen eröffnete. So hießen damals die Pflegekräfte, die zu dieser Zeit die Pflege als Lohnarbeit ausübten. Im Gegensatz zu den Ordensangehörigen entstammten sie den ausgebeuteten Klassen und Schichten des Volkes, deren allgemeiner Bildungsstand auf der niedrigsten Stufe gehalten wurde. Demzufolge war auch die Qualität der geleisteten Pflegearbeit meistens kritikwürdig, wobei allerdings die zeitgenössische Kritik an den wahren gesellschaftlichen Ursachen vorbeiging. Die positiven Kräfte unter den Wärterinnen und Wärtern, die ihren Beruf hingebungsvoll unter oft erbärmlichen Arbeits- und Lebensbedingungen ausübten, haben zur Entwicklung der Krankenpflege historisch nicht weniger beigetragen als die Angehörigen der Pflegeorden. In der Zeit der Befreiungskriege gegen die napoleonische Fremdherrschaft kam es mit der Einführung der allgemeinen Wehrpflicht z. B. in Preußen zu einer Welle patriotischer Begeisterung der Frauen für die Pflege Verwundeter. Es entstanden in fast allen Städten vaterländische Frauenvereine zur Versorgung und Pflege kranker und verwundeter Krieger. Diese patriotische Bewegung in der Krankenpflege wurde durch die nachfolgende politische Restauration der alten Feudalmacht schnell wieder zum Erlöschen gebracht. Sie bildete aber den Ausgangspunkt für spätere bürgerliche Ansätze zur Reorganisation der Krankenpflege speziell in Deutschland.

Am Vorabend der bürgerlich-demokratischen Revolution existierten in allen größeren Städten Deutschlands Allgemeine Krankenhäuser für die Heilbehandlung der sog. Armenbevölkerung. In den Universitätsstädten gab es Kliniken, in denen die Armen eine kostenlose Behandlung erfuhren, wenn ihre Krankheiten gleichzeitig für die Ausbildung angehender Ärzte von Interesse waren. Die Heilbehandlung des kranken wohlhabenden Bürgers erfolgte grundsätzlich in der eigenen Wohnung durch den Hausarzt. Besonders hier wurde der Mangel an geschulten Pflegekräften zuerst empfunden. Deshalb unterstützte das besitzende Bürgertum die Gründung von Krankenpflegeschulen, deren Absolventen für die Privatkrankenpflege empfohlen werden konnten. Eine derartige Einrichtung entstand z. B. anläßlich einer Cholera-Epidemie 1832 an der Berliner Charité. Unter der Leitung des praktischen Arztes *Dr. Carl Emil Gedike* (1797–1867) bildete diese Schule in den ersten 20 Jahren ihres Bestehens 319 Wärterinnen und Wärter für die Privatpflege und 234 für das Charité-Krankenhaus aus. 1836 gründete der evangelische Pfarrer *Theodor Fliedner* (1800–1864) in Kaiserswerth einen nach alten kirchlichen Vorbildern organisierten Verein von Diakonissen. Für sie wurde die Krankenpflege wiederum als religiöse Aufgabe der Nächstenliebe deklariert, die Pflegerin dementsprechend strengen Lebensregeln und Moralansprüchen unterworfen und für ihre Tätigkeit durch den Theologen und den Arzt geschult. Diese Erziehung trug den evangelischen Diakonissen ein ähnlich hohes Sozialprestige ein, wie es im Bürgertum andernorts Barmherzige Schwestern besaßen. Die Diakonissen breiteten sich rasch in den Krankenhäusern aus.

Die Mittel und Methoden der Krankenpflege hatten sich bis zu diesem Zeitpunkt seit der Antike wenig verändert. Lediglich am Krankenbett waren schon eine Reihe technischer Verbesserungen eingetreten. Metallbetten setzten sich gegen Holzbetten durch; kahles Stroh war durch den Strohsack, dieser durch die Matratze ersetzt worden. Als wasserdichtes Material wurde Wachstuch verwendet. In der Ausführung ärztlicher Verordnungen mußte noch die Kunst der Verabreichung der alten Arzneiformen beherrscht werden. Dazu gehörten Tränkchen, Tropfen, Pulver, Pillen, Latwerge und Tees; als Applikationsform Klystiere, Bäder, Umschläge, Einreibungen und Pflaster. Die Pflegerin mußte das Schröpfen beherrschen, Blutegel ansetzen können und beim Aderlaß assistieren.

1.2.4. Krankenpflege im entwickelten Kapitalismus

In der zweiten Hälfte des 19. Jahrhunderts wurde die weitere Entwicklung der Krankenpflege durch eine ganze Reihe von Faktoren beeinflußt, von denen hier nur 3 wesentliche genannt werden sollen: Erstens entwickelte die medizinische Wissenschaft sehr stürmisch ihre naturwissenschaftliche Seite, die sofort auf die Praxis wirkte. Die Fortschritte betrafen die Diagnostik (Temperaturkontrolle, Auskultation, Perkussion, Blutdruckkontrolle, Labor- und Röntgendiagnostik), die chirurgisch-operative Therapie sowie die Verhütung und Bekämpfung von Infektionskrankheiten, die bis dahin größten medizinischen Geißeln der Menschheit.

Zweitens wuchs im Zusammenhang mit der Entwicklung der Produktivkräfte in den Städten das Industrieproletariat zahlenmäßig an und machte unter Führung seiner von *Marx* und *Engels* begründeten wissenschaftlichen Weltanschauung im ökonomischen und politischen Kampf gegen die Bourgeoisie seine Menschenrechte geltend, u. a. das Recht auf Wiederherstellung der Gesundheit. Die Bourgeoisie wurde zum Ausbau des bis dahin dürftigen Krankenhauswesens gezwungen. In Verbindung mit den genannten wissenschaftlichen und technischen Fortschritten entwickelte sich das Krankenhaus vom Armenhaus zur Stätte der qualifizierten medizinischen Leistung mit höheren Ansprüchen an die Krankenpflege.

Drittens wirkten sich die von der Bourgeoisie im Kampf um die Schaffung bürgerlicher Nationalstaaten und später im Kampf um die Aufteilung und Neuaufteilung der Rohstoffquellen und Absatzmärkte in der Welt inszenierten Kriege auf die Entwicklung der Organisation der Krankenpflege in der Gesellschaft aus.

Im Orientkrieg, der 1853 zwischen dem zaristischen Rußland einerseits und Frankreich, England und der Türkei andererseits ausbrach und bis 1856 dauerte, entsandte das britische Kriegsministerium *Florence Nightingale* (1820–1910) zur Organisation der Pflege kranker und verwundeter englischer Soldaten nach Skutari bei Istanbul. Der jungen Frau gelang diese Aufgabe gegen den Widerstand britischer Offiziere glänzend. Sie leistete einen wesentlichen Beitrag zur Reorganisation des Militärsanitätswesens. Die theoretische Verallgemeinerung ihrer Erfahrungen ließ sie nach Beendigung des Krieges in die Reform der zivilen Krankenpflege in England einfließen. *Florence Nightingale* machte die Krankenpflege zu einem gesellschaftlich geachteten bürgerlichen Frauenberuf auf der Grundlage einer fundierten Ausbildung der Pflegerin (Nurse). 1860 nahm am St.-Thomas-Hospital in London die erste in dieser Richtung wirkende Krankenpflegeschule ihre Tätigkeit auf.

Auf dem europäischen Festland ergriff nach dem Erleben der Schlacht bei Solferino 1859 der Schweizer *Henry Dunant* (1828–1910) die Initiative zur Gründung der Rot-Kreuz-Bewegung. Das humanistische Motiv konnte an den Erfahrungen der Befreiungskriege von 1813 bis 1815 anknüpfen. Der Gedanke der freiwilligen Krankenpflege wurde jedoch vor allem sehr schnell in die Kriegsabsichten der Herrschenden integriert. Während der Kriege von 1864, 1865 und 1870/1871 wurden wieder zahlreiche Frauenvereine gegründet, die sich zu nationalen Rot-Kreuz-Verbänden zusammenschlossen.

Ihre örtlichen Gliederungen errichteten Krankenhäuser zur Ausbildung von Rot-Kreuz-Schwestern und -Helferinnen. Als Organisationsform setzte sich dabei in Deutschland das von den konfessionellen Verbänden übernommene Mutterhaussystem durch, in dem die wirtschaftliche Selbständigkeit der Schwestern aufgehoben und ihre Bürgerrechte eingeschränkt waren. Das Mutterhaussystem wurde von einigen bedeutenden, liberal denkenden Ärzten öffentlich kritisiert und bekämpft. Zu ihnen gehörten der berühmte Pathologe *Rudolf Virchow* (1821–1902) und der bekannte Chirurg *Theodor Billroth* (1829–1894). Sie konnten sich leider nicht allgemein durchsetzen, so daß im Vergleich zum Ausland die Entwicklung der Krankenpflege zum regulären Frauenberuf in Deutschland erheblich verzögert wurde. Erst durch den Berufskampf von Schwestern, die aus den Mutterhäusern ausgetreten waren und sich als „freie" oder -wie sie von den Mutterhausverbänden beschimpft wurden- „wilde" Schwestern zu behaupten suchten, wurde das Problem seiner Lösung zugetrieben. In diesem Zusammenhang muß besonders die im Jahre 1903 von der ehemaligen Rot-Kreuz-Schwester *Agnes Karll* (1868–1927) gegründete „Berufsorganisation der Krankenpflegerinnen Deutschlands" genannt werden, die sich nachdrücklich für eine einheitliche Ausbildung und staatliche Prüfung aller Krankenpflegepersonen einsetzte. 1907 wurde in Deutschland diese Forderung erfüllt. Damit war die Krankenpflege zum ersten Mal staatlich anerkannter Ausbildungsberuf. Die Berufsbezeichnung „Schwester" wurde allerdings noch lange als Privileg der in Mutterhäusern organisierten Pflegerinnen aufrechterhalten. In der Charité wurden z. B. erst ab 1930 die freien Pflegerinnen mit staatlichem Examen nicht mehr mit Fräulein, sondern mit Schwester angeredet. Den Kampf um ihre berufliche Gleichberechtigung führten die freien Schwestern und Pfleger nach dem ersten Weltkrieg im Rahmen der Gewerkschaften. Hier sammelten sie ihre ersten politischen Erfahrungen, die nach der Zerschlagung des Faschismus zur Erziehung der Schwestern und Pfleger unseres Staates genutzt werden konnten.

Nach dem Machtantritt des Faschismus wurde die Krankenpflege sofort in die Vorbereitung des zweiten Weltkrieges einbezogen. Alle jüdischen und gewerkschaftlichen Krankenpflegeorganisationen wurden verboten. Die übrigen Verbände wurden „gleichgeschaltet", d.h. der Naziführung unterstellt. Die Ausbildung wurde von 2 Jahren auf 18 Monate verkürzt und jedes öffentliche Krankenhaus zur Ausbildung von Schwesternschülerinnen verpflichtet. Der theoretische Anteil an der Ausbildung betrug 200 Stunden. In seinen Inhalt wurden die Irrlehren der faschistischen Erb- und Rassentheorie eingeführt.

Das vergangene Jahrhundert war im Hinblick auf die Entwicklung der Mittel und Methoden der Krankenpflege vor allem durch die Einführung der Desinfektion und Sterilisation gekennzeichnet. In der Therapie war mit den neuen industriell gefertigten Arzneimittelformen einerseits eine Vereinfachung der Verabreichung eingetreten, andererseits mußte die Schwester jetzt die Injektionstechnik beherrschen. Überwachung von Infusionen, Blutübertragungen und Narkosen waren völlig neue Arbeitsanforderungen an die Schwester. Sie konnte sich nach Abschluß ihrer Ausbildung zur Operationsschwester weiterbilden, bzw. mußte sich vor Beginn der Ausbildung für die „große" Krankenpflege oder für die verselbständigte Säuglings- und Kinderkrankenpflege entscheiden. Viele Arbeitsmittel aus Gummi waren in Gebrauch gekommen, wie Luft- und Wasserkissen, Unterlagen, Wärmflaschen, Eisbeutel, Katheter, Sonden und Handschuhe. Im Krankenhaus hatten die Zimmer jetzt fließend Wasser und wurden zentral beheizt. Alle diese vom Fortschritt der industriellen Produktion geprägten Bedingungen einer modernen Krankenpflege wurden durch den faschistischen Weltkrieg in Europa bedenkenlos der Vernichtung preisgegeben. Der von den Nazis vom Zaune gebrochene Krieg ließ u. a. die Qualität der Krankenpflege auf ein Niveau absinken, das allen Errungenschaften der medizinischen Wissenschaft und Technik hohnsprach.

1.2.5. Krankenpflege im Übergang zum Sozialismus und Kommunismus

Auf dem Territorium der heutigen DDR leitete die Befreiung vom Faschismus in der Krankenpflege die Epoche der Befreiung der Krankenschwester von sozialer Unterdrükkung ein. Sie eröffnete ihr in der Phase des Aufbaus einer antifaschistisch-demokratischen Ordnung die Ausübung ihres Berufes als politisch aktiver Staatsbürger, der gleichzeitig auch seinen Wunsch nach Ehe und Kindern erfüllen kann. In der Periode der friedlich fortschreitenden Entwicklung zur sozialistischen Gesellschaft unseres Landes entstand vor der Krankenschwester die Aufgabe, sich in der weiteren Ausformung der medizinischen Betreuungsaufgaben eines sozialistischen Gesundheitswesens zur gleichberechtigten Partnerin des Arztes zu entwickeln. Weiterhin erwuchs für Arzt und Krankenschwester die gemeinsame Aufgabe, neben der Partnerschaft in der Betreuungspraxis zu einer Partnerschaft in der weiteren wissenschaftlichen Fundierung und Entwicklung der Krankenpflege zu gelangen. Partei- und Staatsführung der DDR haben gerade in letzter Zeit dieser Aufgabenstellung verstärkt Beachtung geschenkt und auf die Gründung einer wissenschaftlichen Heimstätte für die Krankenpflege hingewirkt, die seit 1979 in der Sektion Krankenpflege, seit 1985 in der Gesellschaft für Krankenpflege der DDR existiert. Nachdem die soziale Revolution nach der Befreiung vom Faschismus auch den Kindern von Arbeitern und Bauern den Weg zum Krankenpflegeberuf ermöglichte, gehören die jungen Schwestern und Pfleger der DDR heute nach einer dreijährigen Fachschulausbildung mit einem theoretischen Anteil von 1 930 Stunden im internationalen Vergleich zu den am umfassendsten gebildeten.

Damit ist eine wesentliche Bedingung für die weitere Erhöhung der Qualität der praktischen Krankenpflege und ihre wissenschaftliche Weiterentwicklung gegeben.

2.   Grundkrankenpflege

Wie im Kapitel 1.1.1. dargestellt, trägt die Grundkrankenpflege zur Befriedigung der Grundbedürfnisse, der Bedürfnisse nach psychischer und sozialer Betreuung des Menschen bei. Da dieser entscheidende Bereich der Krankenpflege von der Krankenschwester eigenverantwortlich und selbständig ausgeübt wird, werden von ihr Entscheidungsfähigkeit und hohes Verantwortungsbewußtsein verlangt.
Bei der Durchführung grundkrankenpflegerischer Leistungen sind nachstehende Aspekte zu beachten:

▶ Der Patient ist über die vorzunehmenden Maßnahmen zu informieren.
▶ Eventuelle Wünsche des Patienten sind entsprechend den medizinischen Notwendigkeiten und den gegebenen Möglichkeiten zu berücksichtigen.
▶ Die notwendigen Arbeitsmaterialien sind sorgfältig vorzubereiten und sinnvoll zu ordnen.
▶ Zur Verhinderung der Übertragung von Infektionen ist Sauberkeit oberstes Prinzip.
▶ Vor und nach jeder grundkrankenpflegerischen Leistung sind die Hände zu waschen, möglichst sind die Hände mit Gummihandschuhen zu schützen.
▶ Nach jeder grundkrankenpflegerischen Maßnahme ist der Patient wieder in eine ihm bequeme und für die weitere Behandlung notwendige Lage zu bringen.
▶ Während der Grundpflege ist der Patient aufmerksam zu beobachten.
▶ Bei jeder Tätigkeit am Patienten ist zu bedenken, daß sie zu Schmerzen oder Mißempfindungen führen kann; deshalb ist größte Vorsicht und schonendes Vorgehen nötig.

Die Grundkrankenpflege sorgt sich um
- Atmung
- Ausscheidung
- Körpertemperatur
- Ernährung und Flüssigkeitszufuhr
- Schlaf
- Bewegung
- Bettung
- Lagerung
- Kleidung und Wäsche
- Körperpflege
- Sauberkeit und Ordnung
- Betreuungsumwelt
- Gesundheitserziehung
- Aufnahme und Entlassung sowie Transport des Patienten

Die Grundkrankenpflege beinhaltet
- die Vermeidung von Gefahren aus der Umgebung
- eine einfühlsame Erfassung von Gemütsbewegungen beim Patienten

Die Grundkrankenpflege unterstützt
- beim Patienten den Willen zur Genesung, zur Gesunderhaltung und zum Leben

Die Grundkrankenpflege übernimmt eine Vermittlerfunktion
- zwischen Patient und Außenwelt
- zwischen Patient und Arzt

Die Grundkrankenpflege berücksichtigt weiter
- die Lebensumstände des Patienten
- seine sozialen Verhältnisse
- die durch den Krankenhausaufenthalt entstandenen Probleme

Die Grundkrankenpflege gewährleistet im äußersten Fall
- einen friedlichen und menschenwürdigen Tod.

In den nächsten Kapiteln werden grundkrankenpflegerische Arbeiten erläutert.

2.1. Ruhen und Schlafen

Die Gewährleistung ausreichender Ruhe und eines erholsamen Schlafes ist eine wichtige Aufgabe der Krankenpflege. Damit wird einem Grundbedürfnis des Menschen entsprochen, dessen Absicherung wesentlich zu seinem physischen und psychischen Wohlbefinden beiträgt. Die Krankenschwester muß deshalb die Bedingungen für die Gewähr des Ruhe- und Schlafbedürfnisses kennen, um optimale Voraussetzungen schaffen zu können. Diese sind zu erreichen bei der Gestaltung des Krankenzimmers, bei der Herrichtung des Krankenbettes und bei der Ausschaltung schlafstörender Faktoren.

2.1.1. Die Struktur des Krankenhauses

Die Krankenhäuser haben ein unterschiedliches fachliches Spektrum. In der **Rahmen-Krankenhausordnung** wurde eine Gruppierung vorgenommen, wie sie nachstehend ersichtlich ist:

Gruppe A Orts-/Stadtkrankenhäuser
Gruppe B Kreiskrankenhäuser/Kreiskrankenhäuser mit erweiterter Aufgabenstellung
Gruppe C Bezirkskrankenhäuser
Gruppe D durch das Ministerium für Gesundheitswesen zentral geleitete Krankenhäuser und Forschungsinstitute mit klinischen Abteilungen
Gruppe E Fachkrankenhäuser

Je nach Größe des Krankenhauses gibt es neben den Fachrichtungen der Grundbetreuung (wie Innere Medizin, Chirurgie, Gynäkologie und Geburtshilfe) noch weitere Fachgebiete.
Im Laufe der Entwicklung haben sich Krankenhäuser mit sehr unterschiedlichem Profil und unterschiedlichem innerem Aufbau herausgebildet. Jedes Krankenhaus hat eine bestimmte innere Struktur. Im wesentlichen sind folgende Abteilungen zu unterscheiden:
- Pflegestationen
- Funktionsabteilungen
  Röntgenabteilung
  Laboratorium
  Funktionsdiagnostik
  Physiotherapie
  Operationssaal

zentrale Sterilisation
Apotheke
- Wirtschaftstrakt
  Küche
  Heizung
  Lagerräume.

Die Pflegestation verfügt im allgemeinen über folgende Einrichtungen:
- Patientenzimmer (Ein- und Mehrbettzimmer)
- WC mit Fäkalienspüle
- Personaltoilette
- Bad
- Stationszimmer
- Arztzimmer
- Arbeitsraum
- Stationsküche
- Abstellraum
- Wäscheraum
- Aufenthaltsraum für Patienten
- Aufenthaltsraum für Mitarbeiter.

Im Interesse der Pflegekräfte ist bei der Anordnung der einzelnen Räume möglichst auf kurze Wege zu achten.

Der Aufenthaltsraum für Patienten
Der Aufenthaltsraum für Patienten hat besondere Bedeutung, da er eine Stätte der Kommunikation und der Begegnung darstellt. Hier besteht für den Patienten die Möglichkeit, sein Essen einzunehmen, sich zu beschäftigen und sich mit anderen Patienten zu unterhalten. Der Aufenthaltsraum schafft günstige Voraussetzungen für die Aktivierung des Patienten und für seinen Genesungsprozeß.

2.1.2. Das Krankenzimmer

Auf Grund der sehr unterschiedlichen Bausubstanz in den stationären Gesundheitseinrichtungen gibt es keine einheitliche Gestaltung des Krankenzimmers. Bei der Einrichtung sind sowohl die Bedürfnisse des Patienten (Behaglichkeit, Farbgestaltung, Grünpflanzen, Bilder) als auch Anforderungen der praktischen Krankenpflege (zweckmäßige Ausstattung, Möglichkeiten zur Arbeitserleichterung) zu beachten. Ein Krankenzimmer sollte immer so gestaltet werden, daß sich der Patient wohlfühlen kann. Außerdem ist der Umfang der zu leistenden Betreuung maßgebend. So ist ein Krankenzimmer auf einer Station für chronisch Kranke anders zu gestalten als auf einer Intensiv- oder Wachstation (Abb. 5).
Nach Möglichkeit sollte das Krankenzimmer eine Süd-, Süd-Ost- oder Süd-West-Lage haben. Dies gilt besonders bei Neu- und Umbauten. Dadurch wird gewährleistet, daß diese Räume hell und sonnig sind und dem Bedürfnis des Patienten nach Licht und Sonne entsprechen.

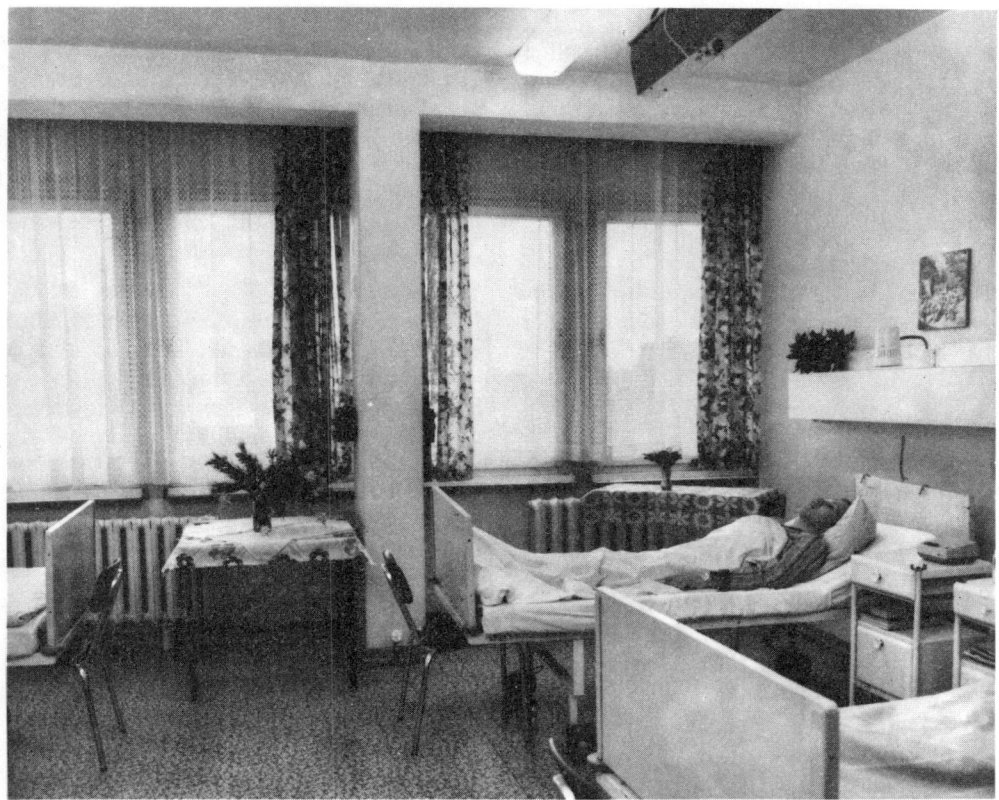

Abb. 5   Das Krankenzimmer

Die Größe des Krankenzimmers sollte für das Einbettzimmer 14 m² betragen, während für ein Mehrbettzimmer 8 m²–10 m² Bodenfläche je Patient als ausreichend anzusehen sind. Überbelegte Zimmer führen zu Unzufriedenheit und Mißstimmung des Patienten, zu Schwierigkeiten bei der Ausübung der Krankenpflege sowie bei der Durchführung von Reinigungsarbeiten und Desinfektionsmaßnahmen.

Für das Wohlbefinden des Patienten ist es wichtig, immer für eine konstante Raumtemperatur, für Frischluftzufuhr und für eine genügende Luftfeuchtigkeit zu sorgen. Die Zimmertemperatur sollte dabei am Tag 18–22° C und in der Nacht 15–18° C betragen. Kühlere bzw. wärmere Räume führen dagegen zu Schlafstörungen und allgemeiner Abgeschlagenheit.

Die farbliche Gestaltung und der Wandschmuck dienen der Behaglichkeit und Wohnlichkeit eines Krankenzimmers. Nach neueren wissenschaftlichen Erkenntnissen entspricht die früher übliche Gestaltung der Krankenzimmer mit einem weißen Anstrich nicht den Bedürfnissen des Patienten. Warme Pastellfarben (orange, gelb) werden wesentlich günstiger empfunden. Die Gestaltung der Wände mit Bildern (Wechselrahmen) und Grünpflanzen auf Hydrokultur trägt dazu bei, eine angenehme Atmosphäre im Krankenzimmer zu schaffen.

Die Krankenschwester sollte dafür sorgen, daß die für die Betreuung notwendige Technik (Medizintechnik, Arbeitstechnik) möglichst nicht im Krankenzimmer vorherrscht.

2.1.2.1. Funktions- und Einrichtungsgegenstände

Fenster

Die Größe der Fenster soll ein Siebentel der Bodenfläche betragen. Sie gewährleisten einen ausreichenden Lichteinfall und dienen dem Kontakt zur Außenwelt. Die Fenster müssen zur Belüftung des Krankenzimmers leicht zu öffnen, wenn möglich, kippbar sein. Sie sollen gut schließen, um Zugluft zu vermeiden. Die Bedienung muß gefahrlos und leicht möglich sein. Um eine zu starke Sonneneinstrahlung zu vermeiden, sind Rollos, Sonnenblenden oder Vorhänge anzubringen.

Wände
Der Wandanstrich muß bis zu einer Höhe von etwa 1,50 m abwaschbar und desinfizierbar sein.

Decke
Die Zimmerdecke ist ebenfalls nicht mit grellen Farben zu versehen, da diese beunruhigend auf bettlägerige Patienten wirken können. Auch bei der Zimmerdecke sind deshalb Pastellfarben zu bevorzugen.

Fußboden
Der Fußboden sollte mit einem Belag abgedeckt sein, der fugenlos verlegt, leicht zu reinigen, desinfizierbar, rutschfest, elastisch und schalldämpfend ist.

Nachttisch und Krankentisch
Der Nachttisch ist ein kleines Schränkchen mit Tischplatte und Schubfächern. Unter den verschiedenen Ausführungen gibt es auch solche mit Handtuchstangen und anderen Zubehörteilen. Der Nachttisch dient der Unterbringung von persönlichen Gegenständen des Patients (Abb. 6). Zum Einnehmen der Mahlzeiten, zum Lesen oder für Beschäftigungen verschiedener Art benutzt der Patient einen Krankentisch (Abb. 7). Dieser kann auch ein wichtiges Hilfsmittel für die Lagerung des Patienten sein, da er meistens in der Ebene verstellbar ist.

Tisch und Stühle
In jedem Krankenzimmer sollten sich für diejenigen Patienten, die aufstehen dürfen, Tische und Stühle befinden. Der Patient empfindet es als angenehm, wenn er sich an den Tisch setzen kann. Stühle sind nicht nur wichtig für den Patienten, sondern vor allem für die Besucher. Die Anzahl der Stühle und Tische richtet sich nach der Größe des Zimmers und den Stellmöglichkeiten.
Der Krankenhauslehnstuhl kann als Bindeglied zwischen ständigem Liegen im Bett und dem Aufstehen betrachtet werden. Er sollte mit einer verstellbaren Rückenlehne und abklappbaren Arm- und Beinstützen ausgestattet sein. Auch ist es günstig, wenn der Krankenhauslehnstuhl fahrbar ist.

Patientenschrank
Er dient zur Aufbewahrung der Kleidungsstücke und anderer persönlicher Gegen-

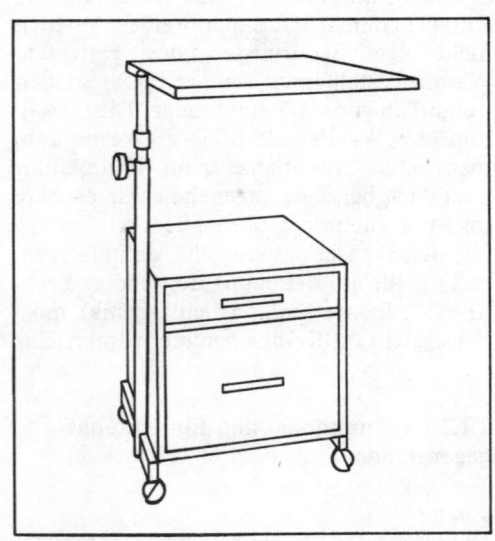

Abb. 6 Nachttisch

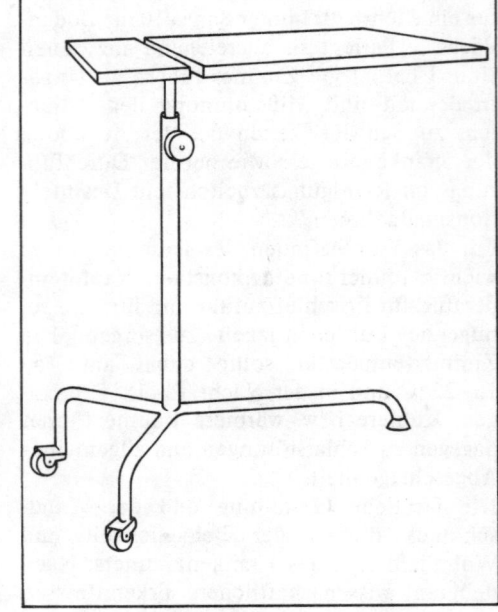

Abb. 7 Krankentisch

stände des Patienten. In einem Mehrbettzimmer sollte jeder Patient einen Teil des
Schrankes nutzen können. Für persönliche
Dinge ist außerdem ein abschließbares Fach
vorzusehen.

Waschvorrichtung
In neueren Krankenhäusern befinden sich in
jedem Zimmer oder in Zimmereinheiten
von 2–4 Patienten Naßzellen. Sie bestehen
aus einem Waschbecken, Duschen, Bade-
wannen, einem WC und einer Fäkalienspüle.
Anders sind die Waschgelegenheiten in älteren Krankenhäusern. Im allgemeinen sind
hier die Waschmöglichkeiten in einer Waschecke des Zimmers gegeben. Diese Waschecke ist mit Fliesen zu belegen. Der Platz
sollte ausreichend für einen Stuhl bzw. für
eine Pflegeperson sein. Die verschiedenen
Armaturen sind in Höhe und Ausstattung
den Patienten angepaßt und leicht erreich-
bar anzubringen. Die Waschecke muß vom
übrigen Krankenzimmer abgeschirmt werden können. Dazu dienen ausziehbare
Trennwände oder abwaschbare pflegeleichte
Vorhänge.
Zur Grundausstattung einer Waschgelegenheit gehören (Abb. 8):
● Waschbecken mit Ablagemöglichkeit,
● Spiegelschrank oder Spiegel mit Konsole,
● ein Toilettenschränkchen zum Aufbewahren persönlicher Toilettenartikel,
● eine Steckdose,
● Vorrichtung zum Aufhängen von Seifenlappen und Handtüchern,
● Wandhaken für Bekleidungsgegenstände,
● Wandspender mit Händedesinfektions-
  mittel für Patienten und Krankenpflege-
  kräfte,
● Abfalleimer mit Deckel und Fußbedie-
  nung.

Beleuchtung und Medienkanal
Die übliche Deckenbeleuchtung sollte im-
mer mehr durch eine indirekte Lichtquelle
ersetzt werden, da ein solches Licht vom Pa-
tienten als angenehmer empfunden wird.
Außerdem ist für jeden Kranken eine Bett-
lampe empfehlenswert.
Moderne Krankenhäuser verfügen über sog.
Medienkanäle. Diese haben Schalter für die
direkte und indirekte Beleuchtung, für
Nachtlicht, Anschlüsse für die Schwestern-
Ruf- und -Alarmanlage, eine Anwesenheits-

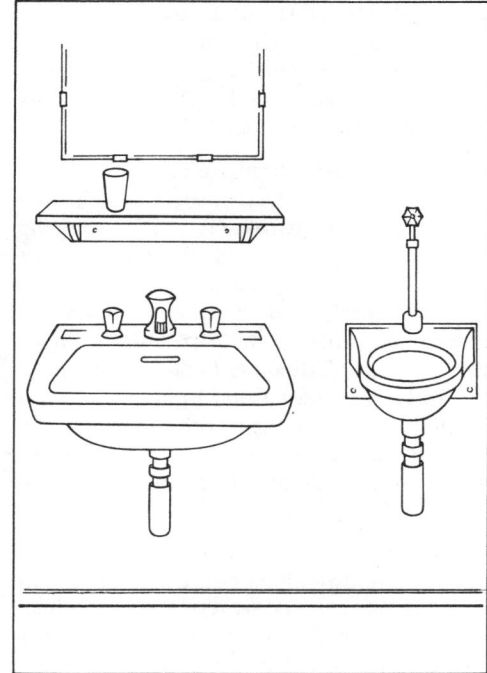

Abb. 8 Waschvorrichtung

taste der Krankenschwester, für Sauerstoff-
und Druckluftanschluß, Anschlüsse für elektrische Geräte und Radio. Solche Medienkanäle sind sehr kostenaufwendig und nur in
wenigen Einrichtungen des Gesundheits-
und Sozialwesens vorhanden.

2.1.3. Das Krankenhausbett

Das Krankenhausbett ist das entscheidende
pflegerische Hilfsmittel zur Lagerung des Patienten. Es muß deshalb
● folgende Normalmaße haben:
    190 cm–220 cm Länge
     90 cm–110 cm Breite
          60 cm Höhe,
● dem Kranken ein möglichst bequemes
  Liegen gestatten,
● durch optimale Verstellmöglichkeiten in
  den einzelnen Ebenen verschiedene Möglichkeiten zur Lagerung bieten,
● so konstruiert sein, daß die Kooperation
  und Initiative des Patienten gefördert
  und der Krankenschwester bei allen Hilfeleistungen und Pflegeverrichtungen die
  Arbeit erleichtert wird,

- dem Patienten gestatten, aus seinem Bett ohne Schwierigkeiten heraus- und hineinsteigen zu können,
- pflegeleicht sein und hygienischen Anforderungen entsprechen.

Das einfache Krankenhausbett

Das einfache Krankenhausbett besteht aus einer Stahlrohrkonstruktion. Die Liegefläche ist mit einer Stahldrahtbespannung oder einem Lochblech versehen. Es läßt sich außer der Hoch- und Tiefstellung des Kopfendes mechanisch oder hydraulisch nicht zusätzlich im Aufbau verändern. Zur besseren Mobilität sind an den Füßen des Bettes feststellbare Räder angebracht. Dieses einfache Krankenbett ist noch als Grundausrüstung in den Krankenhäusern anzutreffen (Abb. 9).

Das weiterentwickelte Krankenhausbett

Die Weiterentwicklung des Krankenhausbettes führte zu bemerkenswerten Annehmlichkeiten für den Patienten, aber auch für die Pflegekräfte. So kann ein modernes Krankenhausbett verschieden verstellt werden.

- Höhenverstellung

Sie läßt sich von 40 bis zu 70 cm Bodenhöhe einstellen. Dies geschieht teils hydraulisch, teils mit elektrischen Pumpen. Die Höhenverstellung erleichtert dem Kranken das Ein- und Aussteigen, senkt die Unfallgefahr und trägt zu seiner Aktivierung bei, da er die Hydraulik bzw. die elektrischen Pumpen selbständig betätigen kann.

Die Höhenverstellung ermöglicht eine angepaßte Arbeitshöhe sowie ein rückenschonendes Arbeiten der Krankenschwester. An einem modernen Krankenbett kann auch das Kopfteil mit hydraulischen oder elektrischen Pumpen verstellt werden. Die Bedienung wird vom Kranken selbst oder von der Krankenschwester vorgenommen.

- Niveauschrägstellung

Sie dient der Hoch- und Tieflagerung des Kopfes oder der Beine. Die Verstellungen am Krankenbett sind äußerst vorsichtig und schonend unter Berücksichtigung des Zustandes des Patienten vorzunehmen.

Darüber hinaus gibt es noch Spezialbetten, die speziellen Abteilungen vorbehalten bleiben müssen (Wasserbett, Drehbett, Extensionsbett, Intensivpflegebett).

Zubehörteile für das Krankenbett

Kopfkissen

Üblich sind Federkopfkissen. Sie können am besten den Bedürfnissen des Patienten angepaßt werden. Schaumstoff- und Roßhaarkopfkissen werden dagegen vom Patienten als unangenehm empfunden. Die Anzahl der Kopfkissen richtet sich nach dem Wunsch des Kranken, seinen Schlafgewohnheiten und den therapeutischen Notwendigkeiten. Neben Kopfkissen können zusätzlich Nackenrollen oder Ohrkissen verwendet werden.

Matratze

Matratzen können ein- oder mehrteilig sein. Sie bestehen meistens aus Schaumstoffen,

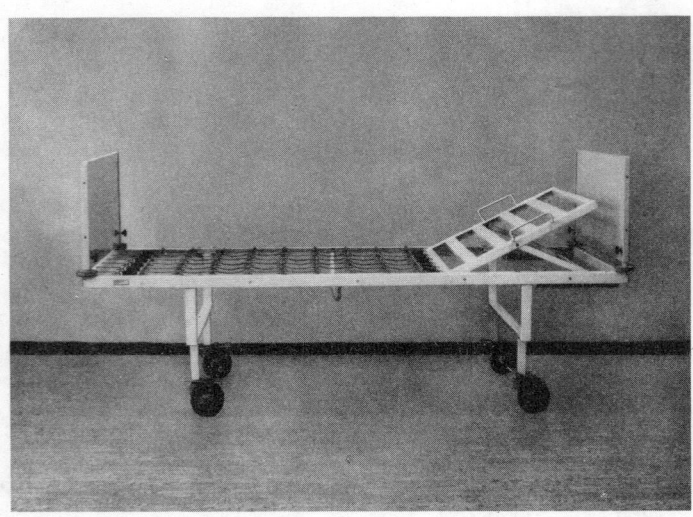

Abb. 9   Das einfache
Krankenhausbett

aber auch aus Roßhaar oder Federkern. Matratzen müssen

- eine entsprechende Dicke aufweisen, so daß auch adipöse Patienten nicht die harte Unterlage spüren,
- vom Pflegepersonal leicht zu handhaben sein,
- hygienischen Anforderungen entsprechen (desinfizierbar sein),
- wärmeausgleichend wirken,
- sich den anatomischen Gegebenheiten anpassen, aber formbeständig bleiben,
- mit einem abnehmbaren und waschbaren Überzug versehen sein.

Die mehrteiligen Matratzen haben sich deshalb bewährt, weil einzelne Matratzenteile ausgewechselt werden können. Vorteile der Federkernmatratzen bestehen in der langen Gebrauchsdauer, in ihrer Formbeständigkeit und in guten Gebrauchseigenschaften (mehrteilig).
Nachteile sind ein höheres Eigengewicht sowie die größeren Anschaffungs- und Instandhaltungskosten.
Die Schaumstoffmatratzen werden zunehmend in Krankenhäusern verwendet. Vorteile sind das geringe Eigengewicht, die bessere Desinfektionsmöglichkeit und die hohe Elastizität.

Decken
In den Bettbezug werden wahlweise eingezogen
- eine Wolldecke,
- eine Steppdecke oder
- eine Federdecke.

Da Federdecken schwer zu reinigen sind und leicht Gerüche annehmen, sind sie für das Krankenhaus ungeeignet.

Bettwäsche
Laken, Stecklaken, Kissen- und Deckenbezüge sollten stets auskochbar sein und bestehen deshalb aus Baumwolle oder Leinen.

Bettstange
Am Kopfteil des Bettes ist eine Bettstange angebracht. Auf diese kann zur notwendigen Mobilisation des Kranken ein Gurt mit Haltegriff (Trapez oder Bettbügel) aufgehängt werden (Abb. 10).
Die hier aufgeführten Zubehörteile für das Krankenbett können noch durch Infusionsflaschenhalterungen, Handtuchhalter, Halter für Harnflasche und Bettschüssel, Bettgitter usw. ergänzt werden.

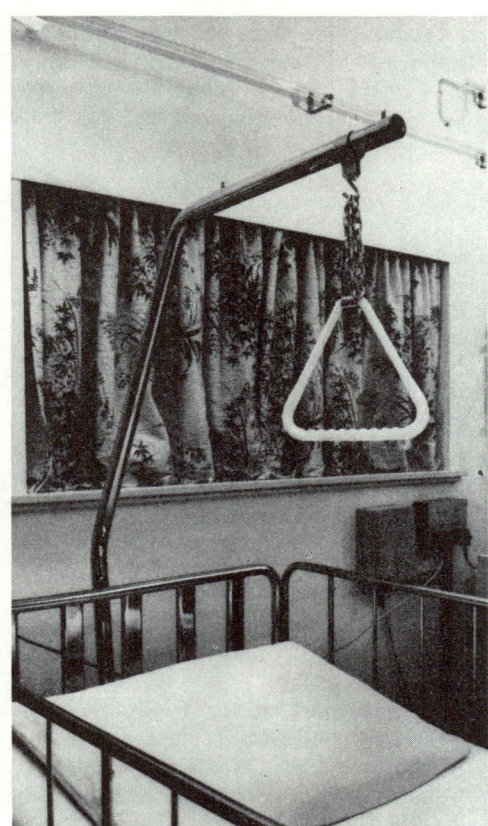

Abb. 10   Bettstange mit Bettbügel (Trapez)

2.1.4. Das Betten

Das Herrichten des Patientenbettes ist eine am häufigsten durchgeführte Pflegemaßnahme, die für das Wohlbefinden des Patienten von besonderer Bedeutung ist. Da das Betten regelmäßig von der Krankenschwester vorgenommen wird, kann es sehr schnell zur Routine werden. Deshalb sollte die Krankenschwester beachten, daß das Bettenmachen für den Kranken immer wieder ein eingreifendes Ereignis ist. Alle Handlungen müssen überlegt und entsprechend vorbereitet werden. Mit dem Betten werden gleichzeitig andere pflegerische Maßnahmen, wie Körperpflege, Lagerung und Mobilisierung, sowie prophylaktische Tätigkeiten erledigt.

Beim Betten, besonders bei bettlägerigen Patienten, muß der Kranke stets sorgfältig beobachtet werden. Die Kranken-

31

schwester sollte nach seinem Befinden fragen und auf seine Gesichtsfarbe, seinen Gesichtsausdruck sowie auf evtl. entstehende Schmerzen achten.

2.1.4.1. Vorbereitung des Bettens

Bei der Vorbereitung des Bettens ist folgendes zu beachten:
- ▶ Der Patient ist über die vorgesehenen pflegerischen Maßnahmen zu informieren.
- ▶ Saubere Wäsche, eine Ablagemöglichkeit für schmutzige Wäsche sowie Gegenstände zur Pflege und Durchführung prophylaktischer Maßnahmen sind bereitzulegen.
- ▶ Zur Verhinderung von Keimverschleppung sind vor und nach dem Betten stets die Hände zu waschen.
- ▶ Das Betten sollte in der Regel von 2 Personen schonend und sorgfältig vorgenommen werden.
- ▶ Falls notwendig, müssen zusätzliche Pflegekräfte herangezogen oder technische Hilfsmittel genutzt werden.
- ▶ Auf ein rückenschonendes Arbeiten der Krankenschwester ist zu achten.
- ▶ Die Intimsphäre des Patienten ist zu beachten. Der Patient wird nur so weit wie notwendig abgedeckt.
- ▶ Lagerungsmittel sind vor dem Betten zu entfernen und danach wieder an ihren Platz zu bringen.

2.1.4.2. Durchführung des Bettens

Herrichten des leeren Krankenbettes
Folgende Tätigkeiten werden beim Herrichten des leeren Krankenbettes vorgenommen:
- ▶ am Fußende des Bettes einen Stuhl als Ablage benutzen,
- ▶ Nachttisch vom Bett abrücken,
- ▶ Kopfende flach, das Bett möglichst auf Arbeitshöhe stellen,
- ▶ Kopfkissen beiseite legen,
- ▶ Bettdecke von oben nach unten in der Hälfte falten, wobei die dem Kranken zugewendete Seite nach innen kommt (geringe Keimverschleppungsgefahr), und auf den Stuhl geben,

- ▶ Lagerungsmittel, Stecklaken und Gummieinlage wegräumen,
- ▶ Laken ringsherum lockern, von oben nach unten falten und aus dem Bett herausnehmen,
- ▶ bei 3 Matratzenteilen diese austauschen,
- ▶ Laken erst am Kopfende (über Eck falten oder knoten), dann am Fußende, abschließend an beiden Seiten einspannen (Abb. 11),
- ▶ Gummieinlage und Stecklaken erst auf der einen, dann auf der anderen Seite fixieren,
- ▶ Bettdecke auf das Bett geben, am Fußende unter die Matratze stecken oder einschlagen. Dabei ist zu beachten, daß der Patient die Schultern noch zudecken und die Füße genügend bewegen kann,
- ▶ Kopfkissen in das Bett hineinlegen,
- ▶ Nachttisch wieder an das Bett heranrücken.

Betten des bettlägerigen Patienten
Der Patient ist beim Betten möglichst lange in einer schonenden Lage zu belassen. Folgendes Vorgehen ist zu empfehlen: Die Kopfkissen sind erst in der vorgesehenen Reihenfolge des Bettens herauszunehmen.
- ▶ 1–2 Stühle an das Fußende des Bettes stellen (Sitzfläche auf das Bett gerichtet),
- ▶ Nachttisch vom Bett abrücken,
- ▶ Bettdecke von oben nach unten in der Hälfte falten und beiseite legen,
- ▶ den Kranken mit einem Tuch abdecken,
- ▶ Laken ringsherum lösen,
- ▶ Kopfende des Bettes flach stellen,
- ▶ Kopfkissen und Lagerungshilfen wegnehmen.

Beim weiteren Vorgehen können entsprechend dem Zustand des Kranken und seinen Mobilisierungsmöglichkeiten nachstehende Varianten gewählt werden:

Variante 1 (ohne Lakenwechsel)
Der Patient kann sich mit oder ohne Unterstützung auf die Seite drehen.
- ▶ Der Patient wird, falls notwendig mit Unterstützung, auf die Seite gedreht, in der Seitenlage belassen, unter Beachtung, daß er nicht auf seinem Arm liegt und nicht aus dem Bett fallen kann.
- ▶ Auf der dem Rücken des Patienten zugekehrten Seite Laken, Gummieinlage sowie Stecklaken glätten und einstecken.

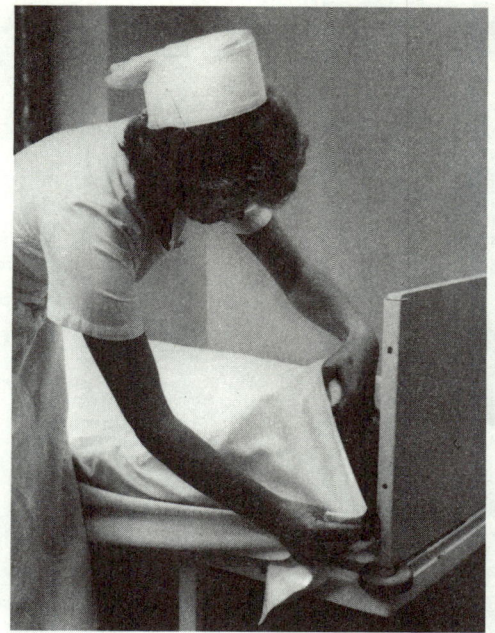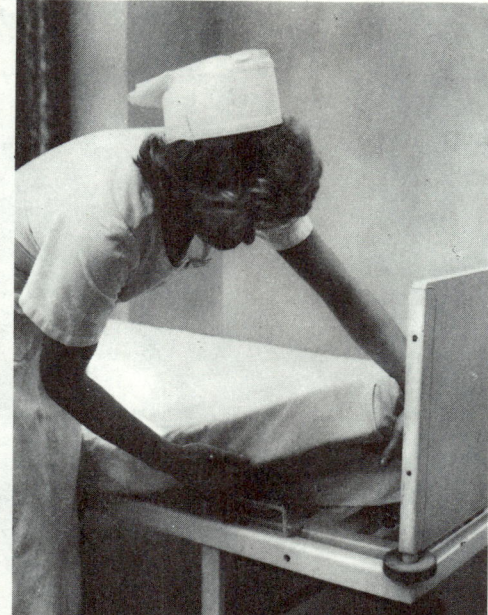

Abb. 11a, b   Das Einschlagen des Lakens an den Ecken

▶ Der Patient wird wieder auf den Rücken und dann auf die andere Seite gedreht.
▶ Glätten, faltenloses Einspannen und Einstecken von Laken, Gummieinlage und Stecklaken.
▶ Kopfkissen aufschütteln und in das Bett hineinlegen.
▶ Den Patienten in gewünschte, aber für seinen Zustand notwendige Lage bringen.
▶ Bettdecke auflegen.
▶ Nachttisch wieder an das Bett heranrücken.

Variante 2 (mit Lakenwechsel)
Der Patient kann sich mit oder ohne Unterstützung auf die Seite drehen (Abb. 12a–c).
▶ Vorgehen s. S. 32
▶ Sauberes Laken bereitlegen und längsseitig zu zwei Dritteln rollen.
▶ Patient wird, falls notwendig mit Unterstützung, auf die Seite gedreht, Stecklaken, Gummieinlage und Laken einzeln einrollen.
▶ Sauberes Laken auflegen und einstecken, ebenso frische Gummieinlage und Stecklaken.
▶ Den Patienten mit Hilfe der Krankenschwester erst auf den Rücken, dann auf die andere Seite drehen.

▶ Benutztes Laken, Stecklaken und Gummieinlage entfernen. Die schmutzige Wäsche in den dafür vorgesehenen Behälter geben.
▶ Sauberes Laken, Gummieinlage und Stecklaken auf der anderen Seite des Bettes spannen, glätten und fixieren.
▶ Weiteres Vorgehen wie bei Variante 1.

Variante 3 (ohne Lakenwechsel)
Der Patient kann sich aufsetzen und hochheben.
▶ Vorgehen s. S. 32
▶ Patient setzt sich auf. Kann er das nicht selbständig, greift die Krankenschwester ihn von vorn in die Achselhöhle und richtet ihn auf. Im Sitzen muß der Patient gestützt werden.
▶ Glätten und Einspannen des Lakens am Kopfende.
▶ Kopfkissen aufschütteln und wieder hineinlegen.
▶ Den Patienten niederlegen. Er hebt durch Aufsetzen der Füße das Gesäß an (Unterstützung durch die Krankenschwester).
▶ Laken, Gummieinlage und Stecklaken unter dem Gesäß des Patienten glätten und fixieren.
▶ Dann legt sich der Patient nieder.

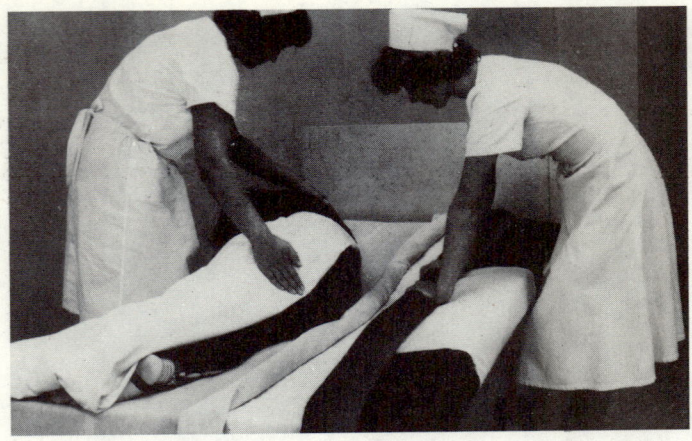

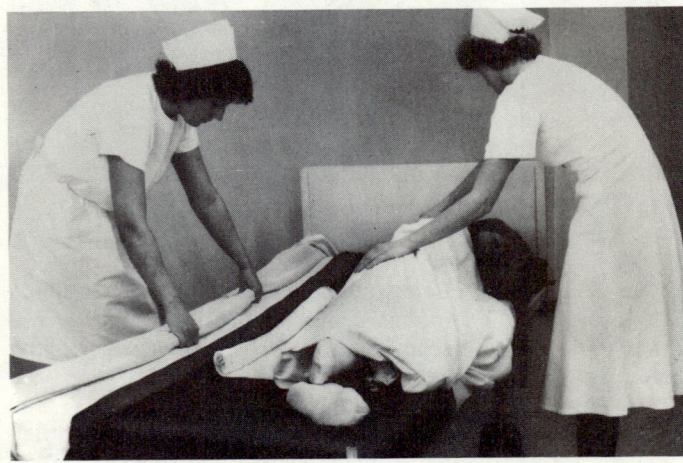

Abb. 12a, b
Lakenwechsel von der Seite
beim liegenden Patienten

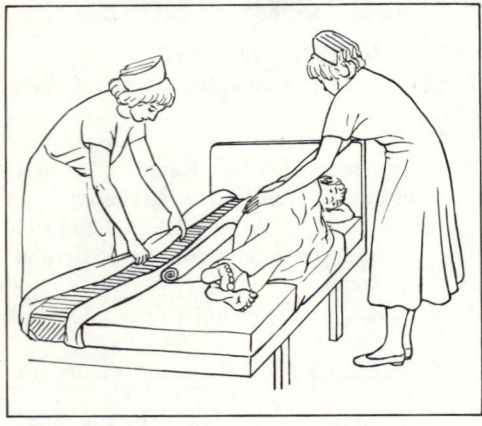

Abb. 12c   Schematische Darstellung

▶ Beine des Patienten anheben und Laken
  am Fußende des Bettes spannen.
▶ Bettdecke auflegen.
▶ Den Patienten in die gewünschte, aber für
  seinen Zustand notwendige Lage bringen.

Variante 4 (mit Lakenwechsel)
Der Patient kann sich aufsetzen und hochhe-
ben (Abb. 13a–c).
▶ Vorbereitung s. S. 32
▶ Sauberes Laken von der Schmalseite her

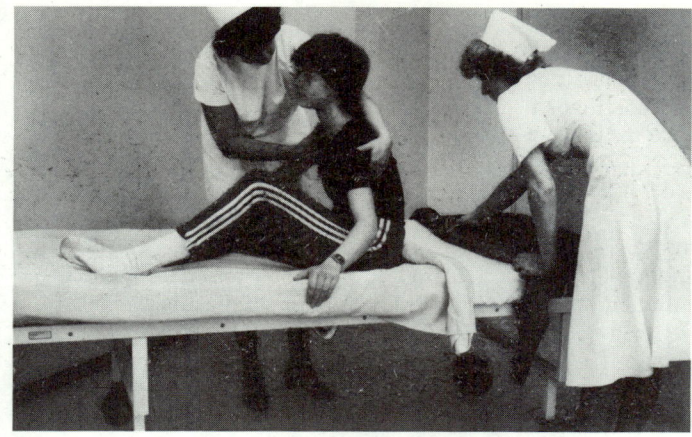

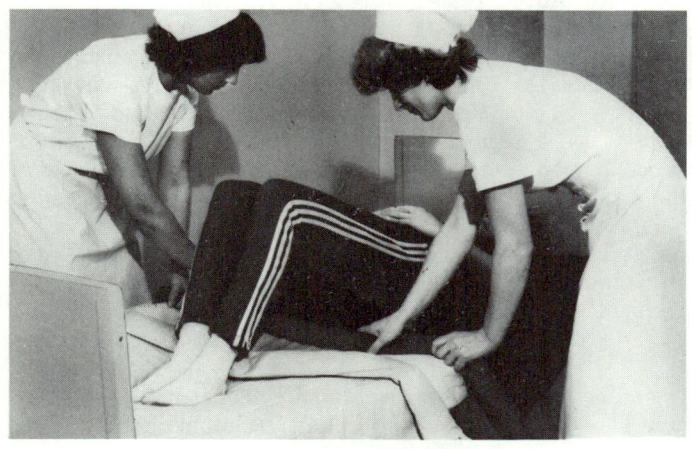

Abb. 13a, b
Lakenwechsel von oben
beim sitzenden Patienten

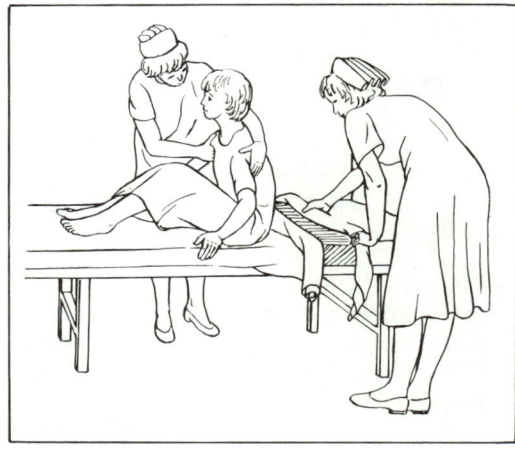

Abb. 13c   Schematische Darstellung

zu zwei Dritteln einrollen und bereitlegen.

▶ Der Patient wird, wenn nötig mit Unterstützung der Krankenschwester, aufgesetzt.

▶ Schmutziges Laken gegen den Rücken des Patienten rollen.

▶ Frisches Laken am Kopfende fixieren, glätten und dicht an den Patienten heranrollen.

- Der Patient legt sich wieder hin und hebt durch Aufsetzen der Füße das Gesäß an.
- Laken mit der fußwärts gerichteten Hand unter den Patienten hindurchschieben. Gummieinlage und Stecklaken einlegen und fixieren.
- Der Patient kann sich wieder niederlassen.
- Beine aufheben und halten.
- Schmutziges Laken, schmutziges Stecklaken und Gummieinlage entfernen und in den vorgesehenen Behälter geben.
- Säuberes Laken am Fußende fixieren und glätten.
- Bettdecke auflegen.
- Den Patienten in die gewünschte, aber für seinen Zustand notwendige Lage bringen.

Für alle genannten Varianten des Bettens gilt:
- Der Kranke ist gut zu lagern.
- Das Kopfende des Bettes ist in eine zweckentsprechende Stellung zu bringen.
- Die Bettdecke ist auf den Kranken zu legen und am Fußende zu fixieren.
- Auf das Bett ist zusätzlich eine Decke zu geben.

2.1.5. Schlaf und Beobachtung des Schlafenden

Der Schlaf ist eine normale Bewußtseinsveränderung. Der während des Schlafens vorherrschende parasympathische Tonus des vegetativen Nervensystems führt zu einer Verlangsamung von Atem- und Pulsfrequenz sowie zu einer Förderung des Aufbaustoffwechsels.

Während des Schlafens können im EEG (Elektroenzephalogramm) 2 sich ständig abwechselnde Schlafstadien unterschieden werden:
– ein leichter, traumloser Schlaf,
– ein tiefer Schlaf.

Diese beiden Schlafphasen wechseln alle 90 min, also 4- bis 5mal in der Nacht.

Der Schlafende kann jederzeit geweckt werden, während dieses für den Bewußtlosen nicht zutrifft. Bewußtlosigkeit ist demzufolge ein pathologisches Phänomen.

Schlaf führt zu einer physischen und psychischen Regeneration des menschlichen Organismus. Er ist für den Menschen unentbehrlich zur Erhaltung bzw. Wiederherstellung der Gesundheit.

2.1.5.1. Schlafbedürfnis

Schlafen und Wachen werden durch das natürliche Gefühl der Müdigkeit geregelt.

Die Zentren für die Regulation von Schlaf und Wachen befinden sich in der Medulla oblongata, also im Bereich des Hirnstammes. Jeder künstliche Eingriff in den Rhythmus zwischen Schlafen und Wachen muß zwangsläufig zu Störungen führen.

Der Mensch verfügt über ausreichende Reserven und ausgleichende Mechanismen, so daß erzwungene Eingriffe in das natürliche Verhältnis zwischen Schlafen und Wachen nicht sofort Schäden hervorrufen. Bei längerer Dauer eines solchen unnatürlichen Eingriffes kommt es zwangsläufig zu folgenden Störungen:
- Abfall der geistigen und körperlichen Leistungsfähigkeit, physische und psychische Erschöpfungszustände,
- Störungen des psychischen Gleichgewichtes,
- Nervosität und Unkonzentriertheit,
- Störungen der Organfunktionen und organische Erkrankungen.

Die Schlafdauer ist beim Menschen unterschiedlich ausgeprägt. Sie ist in jedem Fall abhängig vom Alter.

Der beste Gradmesser für einen gesunden und ausreichenden Schlaf ist das körperliche und geistige Wohlbefinden des Menschen.

Ein ausreichender Nachtschlaf ist auch für das Wohlbefinden und für den Genesungsprozeß des kranken Menschen außerordentlich wichtig. Von einem ständig bettlägerigen Patienten kann allerdings nicht grundsätzlich ein langer Nachtschlaf erwartet werden.

2.1.5.2. Schlafrhythmus

Ebenso wie die Schlafdauer ist auch der Schlafrhythmus bei den einzelnen Menschen individuell ausgeprägt. So gibt es Menschen mit einem „normalen" Schlafrhythmus und andere, die als „Nachtmenschen" oder als Frühaufsteher bezeichnet werden können. Bei einer zielgerichteten Therapie und Behandlung sollte der Schlafrhythmus ebenfalls Beachtung finden.

2.1.5.3. Schlafstörungen

Schlafstörungen sind oftmals Ausdruck von verschiedenen neurovegetativen oder organischen Leiden und kommen leider häufig vor. Sie sind nicht als eigenständige Erkrankung anzusehen, sondern lediglich als ein Symptom.
Ursachen von Schlafstörungen:

- psychisch bedingte Schlafstörungen bei
- psychischer Überbeanspruchung,
- Streß,
- Konfliktsituationen,
- psychischer Fehlentwicklung (Neurose);

- organisch bedingte Schlafstörungen bei
- körperlichen Schmerzzuständen, z. B. Unfälle, Operationen, Koliken,
- Erkrankungen des Gehirns, des Herzens,
- Einfluß von Arznei- oder Genußmitteln.

Formen von Schlafstörungen

- Einschlafstörungen
Diese werden vorwiegend neurovegetativ ausgelöst (Spannung, Angst, Konflikte).

- Durchschlafstörungen
Die Kranken schlafen ein, der Schlaf wird jedoch immer wieder durch Wachperioden unterbrochen.

- Vorzeitiges Erwachen
Besonders ältere Menschen leiden darunter. Sie sind nicht in der Lage, das frühe Erwachen durch erneutes Einschlafen hinauszuschieben.

> Eine medikamentöse Behandlung von Schlafstörungen muß die hier ausgeführten Formen berücksichtigen.

Bei der Betreuung von Patienten im Krankenhaus ist es wichtig, Schlafstörungen zu erfassen, die im Krankenhaus auftreten. Darunter zählen:

- Das Krankenhausbett
Dieses ist häufig höher als das normale Bett. Im Vergleich zur häuslichen Umgebung ist es im Raum anders eingeordnet, so daß der Patient verunsichert werden kann. Fremde Matratzen und Polster, die als zu hart oder zu weich empfunden werden können, sowie die nicht eigene Bettwäsche, die Bettdecke usw. beeinträchtigen das Wohlbefinden des Patienten.

- Die ungewohnte Lage des Patienten
Jeder Mensch hat bestimmte Schlafgewohnheiten; dazu gehört auch eine bestimmte Lage zum Einschlafen. Unter bestimmten Bedingungen (bei Atemnot, nach Operationen, bei Schmerzzuständen) kann diese Einschlaflage nicht bezogen werden, so daß Schlafstörungen entstehen.

- Lichtverhältnisse im Krankenzimmer
- Raumtemperatur
- Krankenhausgeräusche
- Mitpatienten
- Krankenhausgerüche
- der ungewohnte Tagesrhythmus
- Angst vor diagnostischen und therapeutischen Maßnahmen
- persönliche Sorgen und Probleme.

> Die Krankenschwester muß beim Auftreten von Schlafstörungen folgendes beachten:
> - Wann ist der Patient eingeschlafen?
> - Hat der Patient ruhig geschlafen?
> - Ist der Patient nach dem Aufwachen ausgeruht und erholt?
> - Ist er müde und erschöpft?

2.1.5.4. Sicherung des Schlafes

Die Krankenschwester hat dafür zu sorgen, daß sich auf den Schlaf des Patienten negativ auswirkende Störungen gemindert oder besser beseitigt werden. Dazu gehören:

Vermeidung von Lärm
Auf der Station ist äußerste Ruhe anzustreben. Notwendige Pflegeleistungen sind leise zu verrichten. Die Türen sollten lautlos geöffnet und geschlossen, tropfende Wasserhähne abgestellt werden. Es sind möglichst Schuhe mit Gummisohlen zu tragen. Der Patient kann Oropax bekommen.

Raumklima

Vor der Schlafenszeit ist das Krankenzimmer noch einmal ausreichend zu lüften. Die Temperatur sollte eher niedriger als zu hoch sein. Blumen müssen über Nacht aus dem Zimmer entfernt werden.

Sorge um das physische und psychische Wohlbefinden des Patienten

Das Bett sollte vor dem Einschlafen nochmals hergerichtet und der Kranke nach Wunsch unter Verwendung von Lagerungshilfen gelagert werden. Der Patient soll vor dem Schlafengehen die Möglichkeit erhalten, sich das Gesicht und die Hände zu waschen sowie die Zähne zu putzen. Die Harnblase ist zu entleeren. Vor der Schlafenszeit sollte bei Bedarf ein kleiner Imbiß gereicht werden. Auf dem Nachttisch ist Tee oder Wasser bereitzustellen. Schmerzen sind nach Absprache mit dem Arzt durch entsprechende therapeutische Maßnahmen zu lindern.

Schwerkranke und unruhige Patienten sind besser in einem Einzelzimmer unterzubringen.

Besonders wichtig ist die psychische Betreuung des Patienten vor der Schlafenszeit. Die Krankenschwester sollte bemüht sein, seine Wünsche zu verstehen und ihm damit das Gefühl der Geborgenheit vermitteln.

Das Gespräch mit dem Patienten vor dem Nachtschlaf hat für ihn eine große Bedeutung. Dabei soll sich der Patient aussprechen können. Der Krankenschwester bietet ein solches Gespräch die Möglichkeit des Erkennens von Sorgen und Nöten. Allein das Zuhören hat oftmals eine positive Wirkung auf den Kranken. Bei Bedarf kann der Patient nach ärztlicher Anordnung ein Schlafmittel erhalten. Die Einnahme muß jedoch rechtzeitig erfolgen, damit der Patient am nächsten Tag ausgeschlafen ist.

Bei Entlassung aus dem Krankenhaus ist der Patient nochmals über Möglichkeiten der Vermeidung von Schlafstörungen von der Krankenschwester aufzuklären.

2.1.5.5. Medikamentöser Schlaf

Trotz der Beachtung aller Möglichkeiten zur Sicherung des Schlafes, wird es oft notwendig, dem Kranken ein Schlafmittel (Hypnotikum) oder ein Beruhigungsmittel (Sedativum) zu geben.

Die Verordnung von Schlafmitteln darf nur durch den Arzt erfolgen!

Die Krankenschwester unterstützt den Arzt, indem sie ihn über das Schlafverhalten des Patienten informiert und somit zu einer rechtzeitigen Therapie beiträgt. Nach Einnahme des Schlafmittels beobachtet sie dessen Wirkung auf den Patienten.

Es gibt *Einschlafmittel* (Hexobarbital, Radedorm, Dormutil) und *Durchschlafmittel* (Lepinal, Kalypnon).

Hat der Patient ein Durchschlafmittel erhalten, muß er am Morgen genügend Zeit haben, um sich ausschlafen zu können.

Jede Einnahme eines Schlafmittels birgt den Keim zum wiederholten Gebrauch in sich und damit den ersten Schritt zur Abhängigkeit. In diesem Sinne aufklärend zu wirken, ist eine verantwortungsvolle Aufgabe der Krankenschwester. Schon das Gespräch mit dem Patienten kann zu einer Senkung des Schlafmittelverbrauches führen, wie soziologische Untersuchungen gezeigt haben (*Hüttner*).

2.1.5.6. Aufgaben der Krankenschwester im Nachtdienst

Der Nachtdienst in einem modernen Krankenhausbetrieb ist ein Teil der Krankenpflege. Er ist wegen des Umfanges pflegerischer Tätigkeiten und der Verantwortung der Krankenschwester nicht mehr mit der Nachtwache früherer Jahre zu vergleichen. Die sich immer intensiver gestaltende medizinische Behandlung verlangt auch von der Krankenpflege eine durchgängige Grundkrankenpflege, Behandlungspflege und Krankenbeobachtung. Meistens verrichtet die Nachtschwester den Dienst allein. Deshalb werden gerade im Nachtdienst hohe Anforderungen an ihr Wissen und Können, an ihre Beobachtungs- und Entscheidungsfähigkeit gestellt.

● *Beobachtung des Kranken*
Von der Nachtschwester sind regelmäßig zu erfassen und zu dokumentieren:

- das Schlafverhalten,
- der Allgemeinzustand,
- die Atmung des Patienten,
- Angabe von Schmerzen und anderen Befindensstörungen.

Darüber hinaus können vom Stationsarzt oder vom diensthabenden Arzt spezielle Beobachtungen verlangt werden, wie z. B.
- regelmäßiges Pulsen,
- regelmäßige Blutdruckkontrolle,
- spezielle Kontrolle der Atmung,
- Beobachtung zum Therapieverlauf.

Der Krankenbeobachtung dienen regelmäßige Kontrollgänge. Die Nachtschwester muß unter Beachtung des Zustandes des Patienten und der aktuellen Festlegungen des Stations- oder diensthabenden Arztes eigenverantwortlich entscheiden, wie oft sie diese Kontrollgänge durchführt und welche Patienten sie häufiger beobachtet.

● *Behandlungspflege*
Behandlungspflegerische Leistungen können im Nachtdienst sein
- Verabfolgung von Arzneimitteln,
- Entnahme von Untersuchungsmaterialien.

Der vom Arzt festgelegte Therapieplan ist exakt und pünktlich auszuführen.

Besondere Anforderungen werden an die behandlungspflegerische Arbeit der Nachtschwester auf intensivtherapeutischen und Wachstationen gestellt.

● *Grundkrankenpflege*
Gerade im Nachtdienst kommt es auf das einfühlsame Verhalten der Nachtschwester an, einem Patienten nach seinen physischen und psychischen Bedürfnissen Hilfe zu geben. Für den Patienten ist es sehr wesentlich, daß in den langen Nachtstunden seine Wünsche und die therapeutischen Notwendigkeiten in angemessener Form Beachtung finden.

Die Nachtschwester trägt eine hohe Verantwortung bei der Bestimmung der Art und des Umfangs grundpflegerischer Hilfe.

Grundpflegerische Arbeiten während des Nachtdienstes sind:

- das Umbetten eines Patienten, der geschwitzt hat, der blasen- oder darminkontinent bzw. dekubitusgefährdet ist,
- die Hilfe bei der Blasen- oder Darmentleerung,
- die Gewährleistung des Anspruches auf Sauberkeit,
- im Bedarfsfall die Darreichung einer Erfrischung,
- das Gespräch mit einem Patienten, der sich nachts besonders allein gelassen fühlt und keinen Schlaf findet.

2.2. Lagerung und Mobilisation Kranker

Es entspricht einem wichtigen Lebensbedürfnis des Menschen, sich zu bewegen und eine ihm angenehme und bequeme Lage einzunehmen. Da im Krankheitsfall dieses Bedürfnis oft nicht selbständig befriedigt werden kann, gehört es zur Krankenpflege, Hilfe und Unterstützung zu geben.

2.2.1. Die Körperhaltung

Beim Gesunden sollte die Haltung gerade, aufrecht und locker -harmonisch- sein (Abb. 14). Viele Menschen gehen jedoch gebückt, müde und ohne Spannkraft.
Hängende Schulterpartien und gebeugter Rücken können einerseits Ausdruck einer gewissen Lässigkeit sein, andererseits jedoch im Zusammenhang mit Sorgen und unbewältigten Problemen stehen. Aber auch Krankheiten können ähnliche Symptome haben. Vielfach gehen diese sogar anderen Krankheitserscheinungen voraus (Abb. 15).
Für die Körperhaltung gibt es folgende Kriterien:

● Stehen
Der Gesunde hält den Körper aufrecht und den Kopf erhoben; die Schulter ist leicht abduziert, das Abdomen flach und entspannt. Die Arme sind im Ellenbogen leicht gebeugt, die Handgelenke gestreckt und die Finger leicht angebeugt.
Die Beine sind im Kniegelenk leicht gebeugt, die Fußspitzen stehen geradeaus.
Der Kranke kann dagegen in vielen Fällen

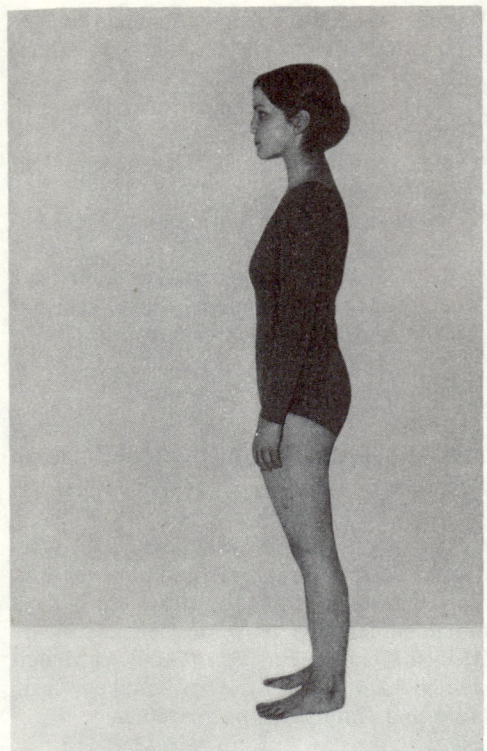

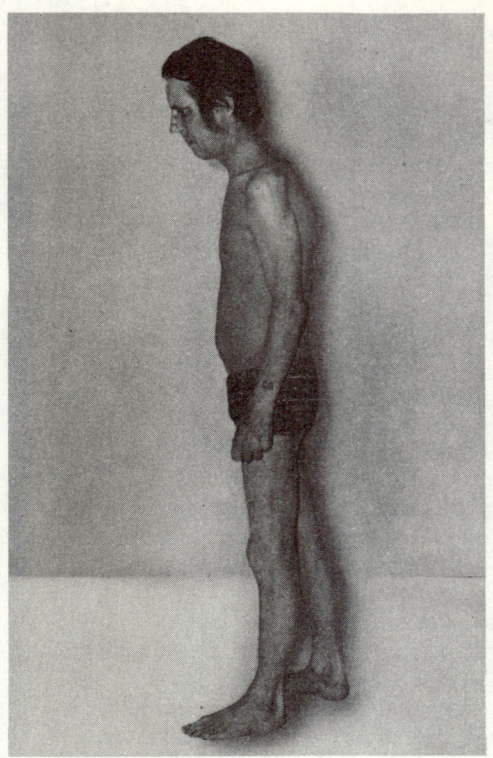

Abb. 14   Haltung eines gesunden Menschen   Abb. 15   Haltung eines kranken Menschen

nicht aufrecht stehen; seine Körperhaltung wirkt steif und unsicher, die Bewegungen sind eckig.

● Sitzen

Der Gesunde sitzt mit aufgerichtetem Oberkörper und erhobenem Kopf: Arme und Hände sind in Ruhestellung, die Schultern leicht nach vorn gebeugt. Im Hüftgelenk sind die Oberschenkel im rechten Winkel zum Körper abgewinkelt.

Der Unterschenkel hängt locker herab, die Füße werden auf den Boden gestützt.

Dem Kranken ist es oft nicht möglich, aufrecht zu sitzen, der Kopf oder manchmal der gesamte Oberkörper sinkt nach vorn über. Beschwerden in den Hüftgelenken bzw. im Bereich der Wirbelsäule erschweren das Sitzen.

● Liegen

Der Gesunde nimmt im Liegen eine ihm angenehme entspannte Lage ein, im Wechsel von Seitenlage (rechts, links), Rücken- oder Bauchlage. Der Kranke kann häufig nur mit Hilfsmitteln bequem liegen.

2.2.2.   Der Gang

Körperhaltung und Gang sind eng miteinander verbunden. Neben physischen und psychischen Faktoren wird auch der Gang durch Krankheit beeinflußt. Jüngere Menschen gehen gewöhnlich elastischer als ältere.

Die Krankenschwester sollte den Gang eines Kranken beobachten und zugleich lernen, diesen zu beschreiben. Hierzu eignen sich Begriffe, wie elastisch, unsicher, steif, ruckartig, hinkend, schlürfend, kraftvoll, kraftlos, trippelnd.

Erkrankungen des Skelettsystems und zentralnervöse Störungen sind Ursachen für einen krankhaft veränderten Gang.

2.2.3.   Bewegungsabläufe – Beweglichkeit

Die physiologischen Bewegungsabläufe (Gehen, Schreiten, Laufen, Springen) entstehen durch das Zusammenspiel des Bewegungsapparates. Die Muskeltätigkeit wird vom Nervensystem gesteuert. Gleichgewicht und Bewegungsabläufe werden vom Gleichgewichtsorgan (Labyrinth – Innenohr) beeinflußt. Für einen harmonischen Bewegungsablauf sind die Augen und das Tastempfinden unentbehrlich.

Bei Störungen der Bewegungsabläufe kommt es zu einer Einschränkung der Beweglichkeit, so daß folgende Formen zu unterscheiden sind:

● *Normale Beweglichkeit*
Die Bewegungen laufen ohne Mühe ab, sie können willkürlich gesteuert werden.

● *Verminderte Beweglichkeit*
Sie kann ihre Ursachen in Erkrankungen der Gelenke (Entzündungen, Degeneration) und der Muskulatur haben. Auch längere Bettlägerigkeit läßt Muskelatrophie, Muskelschwäche und Gelenkkapselschrumpfung mit einer erschwerten Bewegung entstehen.

● *Lähmungen*
Sie können vollständig (Paralyse) oder partiell (Paresen) sein. Bei der Parese ist noch eine deutlich abgeschwächte Bewegung möglich, bei der Paralyse dagegen besteht Bewegungsunfähigkeit.

2.2.4. Gestik

Die Gestik steht in einem engen Zusammenhang zur Beweglichkeit, sie widerspiegelt die augenblickliche physische und psychische Situation des Menschen. Sie bringt Freude, Angst, Leid und Schmerz zum Ausdruck. Gestik kann lebhaft, hastig, steif und leblos sein. Die Krankenschwester muß lernen, diese wortlosen Mitteilungen des Kranken zu begreifen und Schlußfolgerungen für die pflegerische Betreuung ziehen.

Die Beurteilung der Gestik läßt wichtige Rückschlüsse auf den Zustand des Kranken zu.

2.2.5. Das Lageverhalten

Die Art und Weise, wie sich der Kranke im Bett spontan lagert, läßt Rückschlüsse auf

sein Befinden und auf bestimmte Erkrankungen zu. Ein Gesunder oder nur leicht Erkrankter nimmt die Lage ein, die ihm am angenehmsten ist. Der Kranke muß wegen seiner Erkrankung (Extensionsbehandlung bei Knochenfraktur, Asthma bronchiale, Zustand nach einer Operation usw.) in eine bestimmte Lage gebracht werden, die nicht immer seinen Wünschen entspricht.

Für den Schwerkranken ist eine zweckbestimmte Lagerung besonders wichtig, da mit zunehmender Schwäche der Muskeltonus nachläßt und der Patient oft zusammengesunken im Bett liegt. In solchen Fällen vermag eine gute Lagerungstechnik dem Patienten Erleichterung zu geben.

Es ist zwischen einer aktiven, einer passiven, einer Zwangs- oder Schonlage des Patienten zu unterscheiden.

● *Aktive Lage*
Der Gesunde oder leicht Erkrankte kann seine Lage selbständig verändern. Das Bewegen, Drehen und Aufsitzen ist ihm nahezu unbehindert möglich.

● *Passive Lage*
Kranke, die nicht oder nur mit größten Anstrengungen fähig sind, selbständig einen Lagewechsel vorzunehmen, nehmen eine passive Lage ein. Ursachen hierfür können psychische oder physische Schwächezustände, Bewußtlosigkeit, Lähmungs- und Schmerzzustände sein.

Patienten mit einer passiven Lage sind durch Dekubitalulzera, Kontrakturen, Pneumonien und Thrombose erheblich gefährdet.

Diesen Patienten sollte sich die Krankenschwester besonders stark zuwenden und größte Sorgfalt bei der Lagerung, dem Herrichten des Bettes und der Absicherung der Grundbedürfnisse walten lassen.

● *Zwangs- oder Schonlage*
Der Patient nimmt eine bestimmte Lage ein, die zur Linderung bestehender Schmerzen beitragen kann:
– Ein Patient mit Atemnot sitzt häufig im Bett, um besser Luft holen zu können. Kinder nehmen bei Atemnot zeitweise eine Hockstellung ein.
– Patienten mit Schmerzen im Bauchraum,

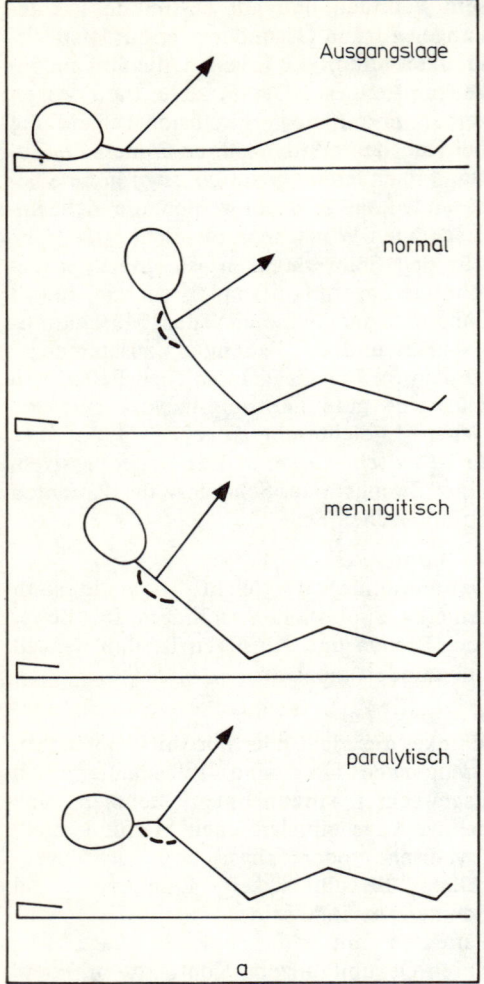

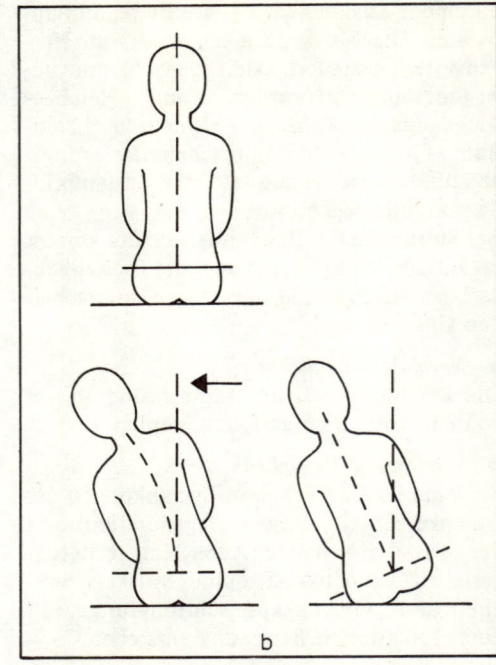

Abb. 16 Nackensteifigkeit bei Meningitis
a Handgriffe zur Feststellung eines Meningismus:
Ausgangslage, normal (Kind hilft mit)
Nacken steif (meningitisch)
Kopf fällt zurück (paralytisch)
b Ausgangsstellung wie a.
Bei Druck in Richtung des Pfeiles bleiben beim
Gesunden beide Gesäßhälften auf der Unterlage
(links). Nachgeben bei Meningitis, Abheben einer
Gesäßhälfte von der Unterlage bei Steifhalten des
Halses und des Rumpfes

z. B. bei Peritonitis oder Appendizitis, ziehen zur Linderung des Schmerzes die Beine an, so daß die Bauchmuskulatur entspannt wird.

– Patienten mit Meningitis zeigen eine Nackensteifigkeit und liegen mit überstreckter Wirbelsäule im Bett (Abb. 16).
– Patienten mit einer Pleuritis liegen häufig auf der kranken Seite, um ihre Schmerzen zu lindern.
– Patienten mit Gelenkbeschwerden (Rheumatismus) oder einer Knochenfraktur halten das betroffene Gelenk in einer schmerzlindernden Mittelstellung.
– Patienten mit Ohrenschmerzen drehen den Kopf auf die kranke Seite.

2.2.6. Lagerung des Kranken

Bei der Lagerung des Patienten ist stets die sog. Mittelstellung anzustreben, da sie am wenigsten belastend ist. Die Krankenschwester muß pathophysiologische Veränderungen bei der Lagerung berücksichtigen, auch wenn diese zu Abweichungen von den üblichen Lagerungsprinzipien führen.
Grundsätze für die Lagerung eines Kranken:

▶ Prinzipiell ist eine Flachlagerung anzustreben, da durch sie die Wirbelsäule weitestgehend entlastet und der Druck des Körpers durch sein Eigengewicht gleichmäßig auf die Auflagefläche verteilt wird.

▶ Lagerungshilfen sind nur wenn unbedingt notwendig und so kurzfristig wie möglich einzusetzen.

▶ Eine Hohllagerung ist der Weichlagerung vorzuziehen.

2.2.6.1. Heilhilfsmittel zur Lagerung des Kranken

Heilhilfsmittel zur Ruhigstellung
Zur Ruhigstellung eignen sich
– Spreukissen   – Schaumstoffmaterial
– Roßhaarkissen   – Nackenrolle (Abb. 17)
– Sandsäcke   – Knierolle (Abb. 17).

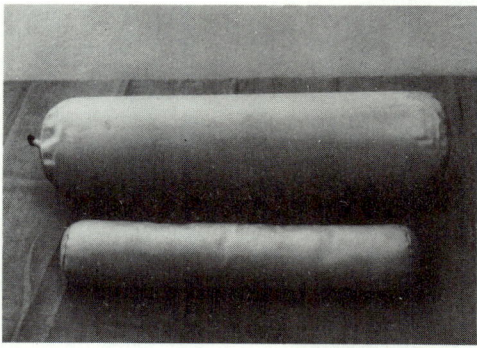

Abb. 17 Knierolle (oben), Nackenrolle (unten)

Schaumstoffe in jeglicher Form (vier-, rechteckig, keilförmig) sind günstig als Fuß- und Beinstützen. Der Überzug muß abwaschbar, zu desinfizieren und strapazierfähig sein. Sandsäcke verschiedener Größe werden zur Ruhigstellung der Extremitäten nach Frakturen (Verhinderung von Fehlstellungen) benutzt. Sie können auch zur blutstillenden Kompression auf Punktions- oder Operationsstellen aufgelegt werden. Als Fußstützen kommen neben dem bereits genannten Schaumstoffmaterial zum Einsatz:
– Holzkistchen
– Holzbrettchen
– aufgestellte Spreusäcke
– mechanische, verstellbare Spezialfußstützen.

Diese Heilhilfsmittel werden zur Ruhigstellung und zur Verhinderung eines Spitzfußes angewandt.

Zur absoluten Ruhigstellung, besonders in der Traumatologie (Frakturen), und bei entzündlichen Veränderungen der Extremitäten (Thrombophlebitis) dienen Schienen.

Wichtige Schienenarten sind:
– *Braunsche* Schiene (Abb. 18a u. b)
– *Volkmann*-Schiene (Abb. 19a u. b)
– *Cramer*-Schiene (Abb. 20a u. b)
– Schaumstoffschiene nach *Keel*.

Bei Rückenerkrankungen oder nach Operationen im Wirbelsäulenbereich erfolgt eine Ruhigstellung u. a. durch das Bettbrett oder durch ein Lattengerüst. Beide Materialien werden unter die Matratze geschoben.

Heilhilfsmittel zur Druckentlastung
Zur druckentlastenden Lagerung eignen sich:
– Luftringe (Abb. 21)
– Schaumstoffkissen
– Wasserkissen (Abb. 22)
– Antidekubitusmatratze (Abb. 23).

Luftringe werden bei Kranken mit Operationswunden, Abszessen und bereits aufgelegenen Druckstellen im Bereich des Anus, des Gesäßes oder der Genitalgegend eingesetzt. Luftringe bestehen aus Gummi. Sie dürfen nicht zu prall und auch nicht zu wenig aufgeblasen sein. Am besten legt man den Luftring in eine quadratisch zusammengelegte Unterlage ein. Das Ventil soll seitlich oder zwischen den Beinen des Kranken zu liegen kommen.

Schaumstoffkissen, mit einem Plastebezug versehen, sind ein sehr brauchbares Lagerungsmittel zur Druckentlastung. Sie müssen unter der Stoffunterlage eingebettet werden.

Zur frühzeitigen Prophylaxe von Druckgeschwüren eignet sich vor allem das Wasserkissen. Es besteht aus Gummi und benötigt keinen zusätzlichen Schutz. Reinigung und Desinfektion sind leicht möglich. Das Gummikissen wird direkt unter die Stoffunterlage geschoben. Wird es nicht benutzt, läßt es sich mit Luft gefüllt und vorher desinfiziert leicht lagern.

Zum Auffüllen des Wasserkissens werden benötigt:
– ein Stock
– Krug, Trichter, Schlauchverbindung
– Stoffunterlage.

Einfüllvorgang:
▶ In das bereitgelegte Wasserkissen wird warmes Wasser (um 38 °C) eingefüllt.
▶ Wenn das Kissen bis zur Hälfte gefüllt ist, wird ein Stock von unten her zur Öffnung gerollt. Hierdurch wird die noch im

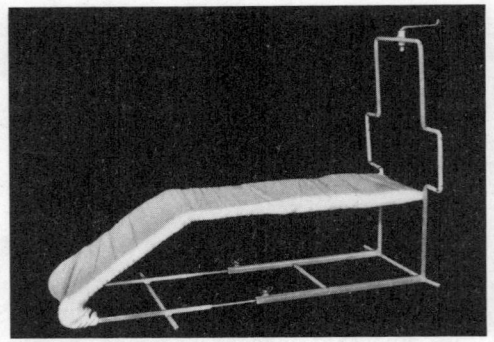

Abb. 18a Braunsche Schiene

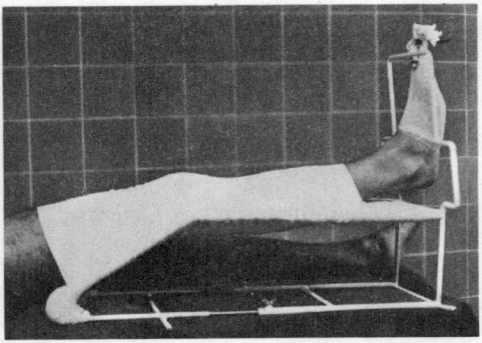

Abb. 18b Patient mit angewickelter Braunscher-Schiene

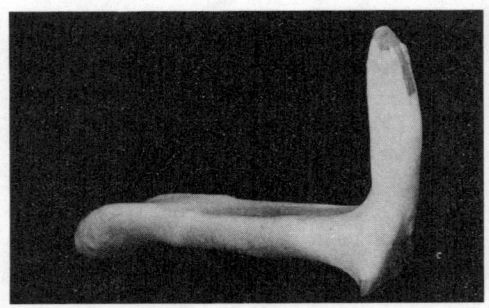

Abb. 19a Volkmann-Schiene

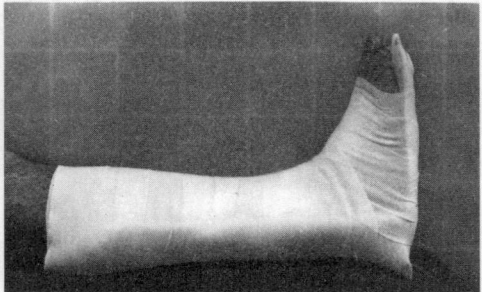

Abb. 19b Patient mit angewickelter Volkmann-Schiene

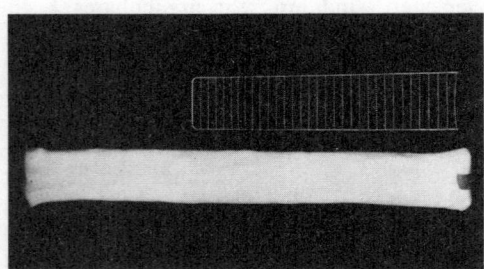

Abb. 20a Cramer-Schiene

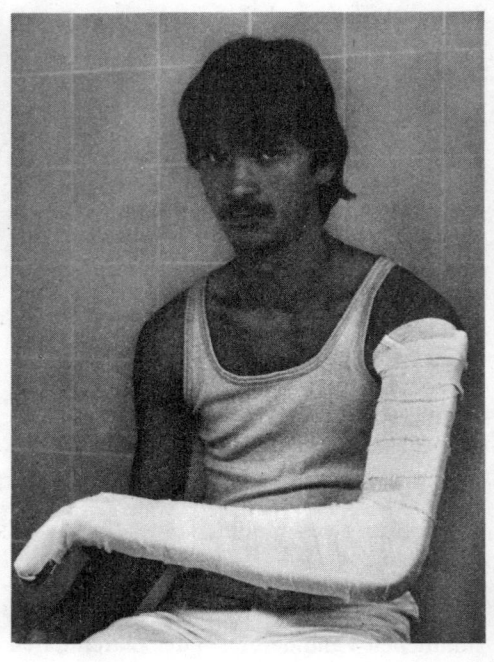

Abb. 20b Patient mit angewickelter Cramer-Schiene

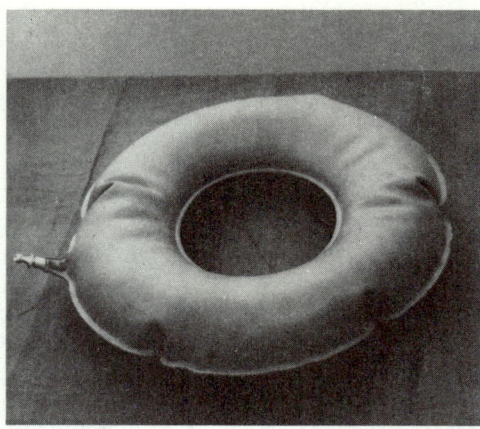

Abb. 21   Luftring

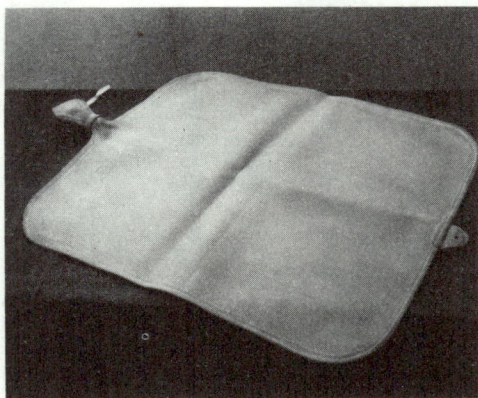

Abb. 22   Wasserkissen

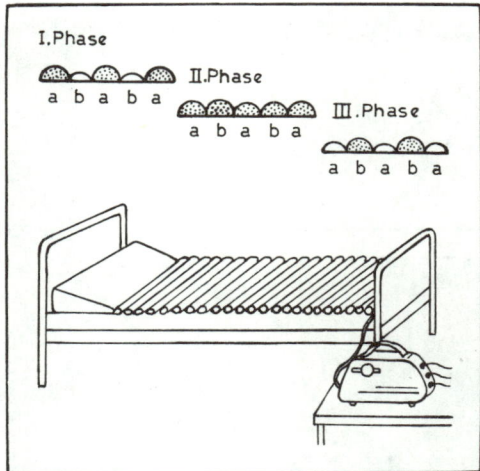

Abb. 23   Schematische Darstellung der Funktion einer Antidekubitusmatratze (nach Pacovsky)

Kissen enthaltene Luft herausgedrückt.

► Entfernung des Stockes, nachdem der Schraubverschluß des Kissens geschlossen ist.

► Prüfung auf sachgemäßen Fülldruck wie beim Luftring.

Die Antidekubitusmatratze (Wechseldruck-Auflegematratze) ermöglicht den kontinuierlichen Wechsel aller Druckzonen, die beim bettlägerigen Kranken entstanden sind. In der Matratze sind mehrere Systeme von Luftkammern in Längsrichtung angeordnet.

Fersenkissen sind oftmals zu hart. Fersenringe verschieben sich leicht. Sie eignen sich daher nur für bewegungsunfähige Kranke.

Zur Verminderung des Druckes, der durch das Gewicht der Bettdecke ausgeübt wird, werden Drahtbügel und der Bettbogen verwendet.

Felle jeglicher Art (Schaf-, synthetische Felle) sind aus hygienischen Gründen im Krankenhaus weniger geeignet.

Heilhilfsmittel zur Sicherung

Bei stark erregten und nicht immer voll orientierten Patienten besteht die große Gefahr des Herausfallens aus dem Bett. Der Krankenschwester steht zur Sicherheit für diese Patienten ein Bettrahmen (Bettgitter) zur Verfügung. Er sollte im Interesse des Kranken rechtzeitig angebracht werden, da ein Sturz aus dem Bett zu erheblichen Verletzungen führen kann (Abb. 24).

2.2.6.2.   Lagerungsarten

Eine wichtige Voraussetzung für die Heilung und das Wohlbefinden des Patienten ist in vielen Fällen eine ordnungsgemäße und fachgerechte Lagerung.

Falsche Lagerung kann zu Komplikationen (Dekubitalulzera, Pneumonien, Kontrakturen) führen.

Bei der Lagerung eines Kranken sind seine individuellen Wünsche und die objektiven therapeutischen Notwendigkeiten zu berücksichtigen. Deshalb sollte die Krankenschwester die Lagerungsarten ständig üben, um sie mit sicherer Hand ausführen zu können.

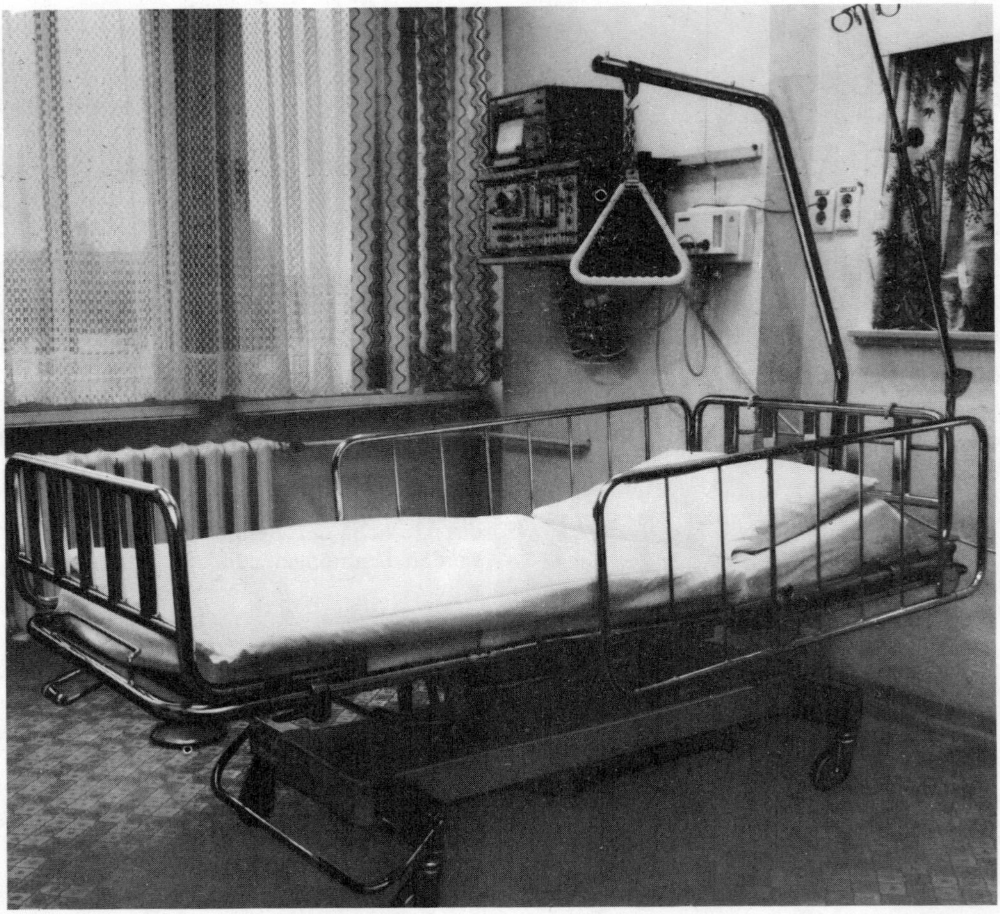

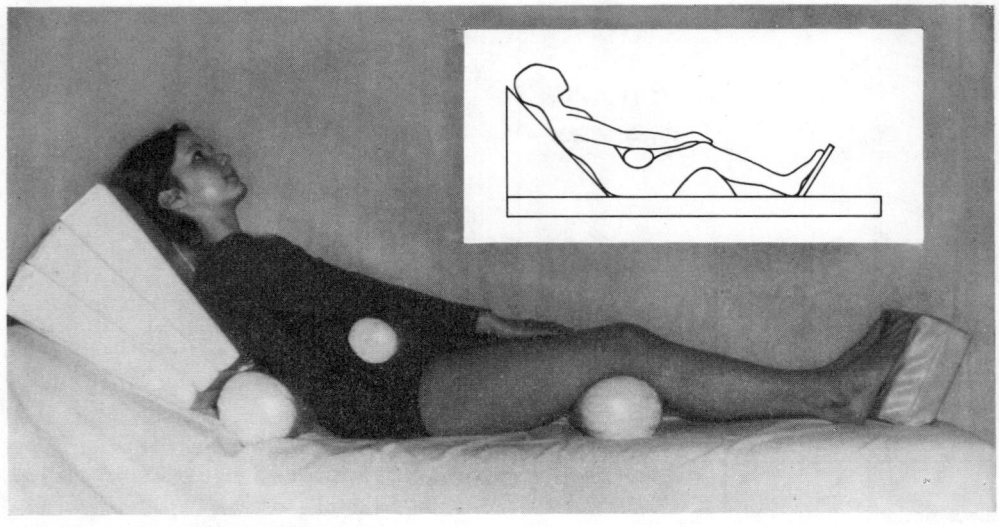

Abb. 24   Modernes Krankenhausbett mit Bettgitter, Bettstange, Bettbügel und Infusionshalterung

Abb. 25a, b   Oberkörperhochlagerung

Die Oberkörperhochlagerung (Abb. 25a u. b)

vergrößert die Bewegungsfreiheit, erleichtert das Essen und die Atmung – indem durch zweckmäßige Lagerung der Arme die Schulter- und die Atemhilfsmuskulatur unterstützt werden –, gibt bessere Bewegungsfreiheit und schafft günstige Kontaktmöglichkeiten zu den anderen Patienten im Zimmer. Insgesamt fördert diese Lagerungsart das Wohlbefinden des Patienten.

Benötigte Hilfsmittel:
– Rückenlehne,
– verschiedene Kissen zum Hochlagern und Unterstützen der Arme,
– Luftringe, Schaumstoffplatten,
– Knierolle,
– Fußstütze.

Durchführung der Lagerung

Nach dem Hochstellen der Rückenlehne ist der Oberkörper des Patienten in die richtige Höhe zu bringen. Der Kopf wird mit Kissen unterstützt, danach ist am Fußende maßgerecht die Fußstütze anzubringen, um ein Herunterrutschen der Füße zu verhindern und eine Spitzfußbildung zu vermeiden. Die Arme sind mit Kissen zu unterstützen. Statt dessen kann auch ein Bettisch benutzt werden.

Die halbhohe Oberkörperhochlagerung (Abb. 26a u. b)

ermöglicht eine bessere Beweglichkeit und ein leichteres Atmen des Patienten.

Benötigte Hilfsmittel:
– Kissen
– Fußstütze
– Knierolle.

Durchführung der Lagerung
s. Oberkörperhochlagerung.

Die flache Rückenlagerung (Abb. 27a u. b)

dient der Ruhigstellung, insbesondere nach Operationen, der Entlastung der Wirbelsäule und des Beckens.

Benötigte Hilfsmittel:
– Bettbrett
– Ohrenkissen
– Fußstütze.

Durchführung der Lagerung

Der Patient wird flach hingelegt, ein kleines Kopfkissen kann ihm verbleiben. Die Fußstützen werden maßgerecht angebracht.

Die Bauchlagerung (Abb. 28a u. b)

entlastet den Rücken, das Gesäß und die Fersen. Sie ist besonders zur Dekubitusprophylaxe, zur Korrektur von Kontrakturen und zur Schonung von Operationswunden im Bereich des Gesäßes und des Rückens geeignet. Vorrangige Anwendung bei Dekubiti, Verbrennungen, Rückenoperationen.

Benötigte Hilfsmittel:
– verschiedene Kissen,
– evtl. ein Bettbogen, um den Druck der Bettdecke zu verringern,
– Fußstütze.

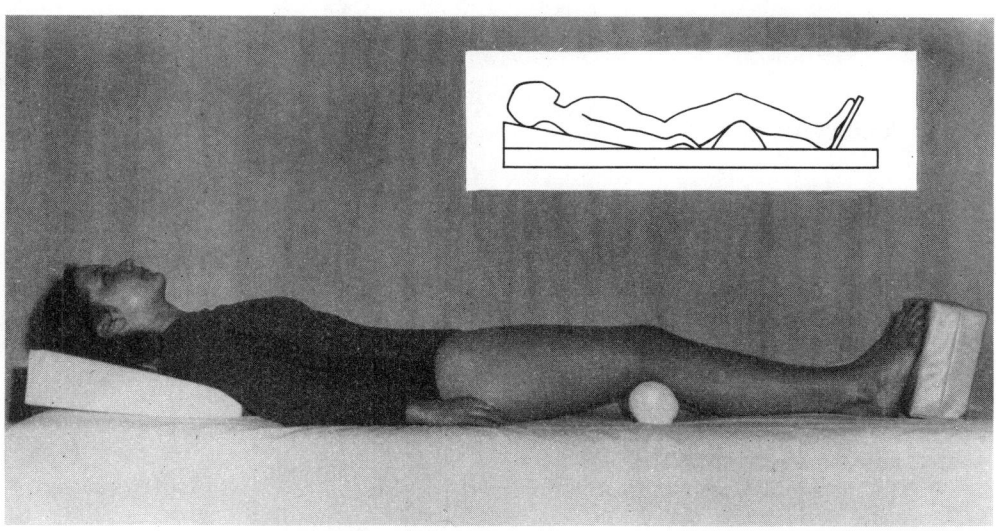

Abb. 26a, b   Halbhohe Oberkörperhochlagerung

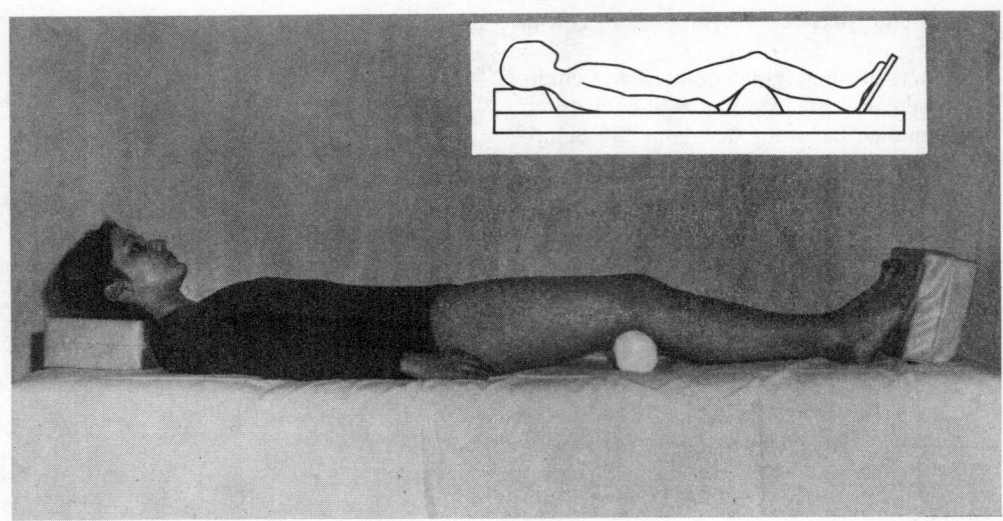

Abb. 27a, b Flache Rückenlagerung

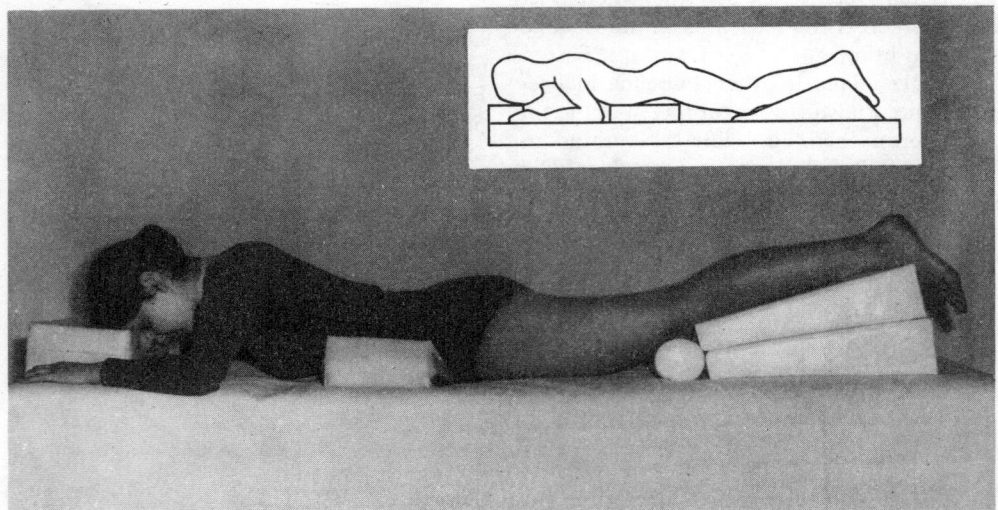

Abb. 28a, b Bauchlagerung

Durchführung der Lagerung
Der Patient wird auf den Bauch gedreht, gleichzeitig wird der Kopf zur Seite gelegt, um die Atemwege freizuhalten. Ein Kissen kann unter den Kopf und ein anderes unter den Bauch geschoben werden. Unter die Unterschenkel ist ein Keilkissen oder eine Fußrolle zu geben. Die Zehen müssen von der Unterlage abgehoben bleiben. Die Dauer dieser Lagerung muß sich neben den therapeutischen Notwendigkeiten auch nach dem Befinden des Patienten richten.

Die Seitenlagerung (Abb. 29a u. b)
dient der Entlastung einzelner Körperregionen, der regelmäßigen Umlagerung zur Dekubitus- und Pneumonieprophylaxe, einer besseren Atmung, soll aber auch eine Aspiration bei bewußtlosen Patienten und bei Patienten mit gestörtem Schluckakt vermeiden.

Benötigte Hilfsmittel:
– verschiedene Kissen,
– evtl. Seitengitter.

Durchführung der Lagerung
Der Patient wird auf eine stets flache Liege-

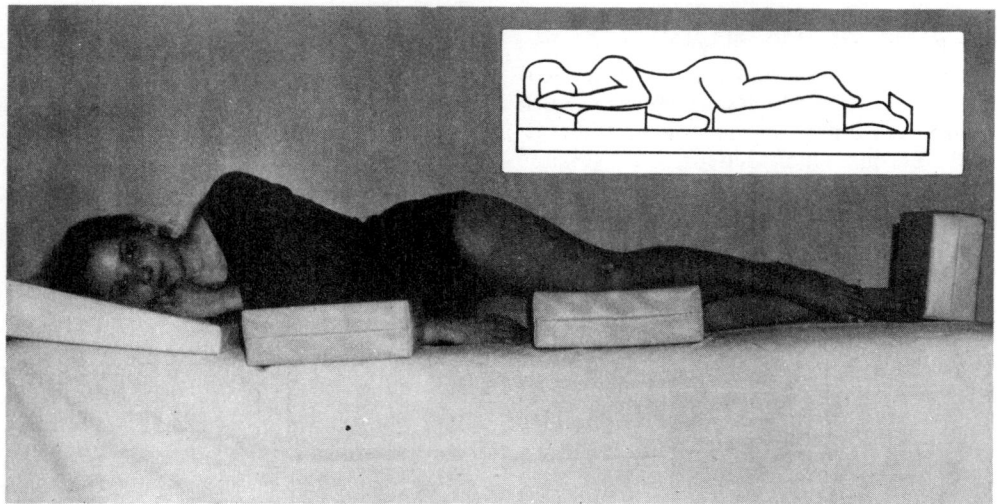

Abb. 29a, b   Seitenlagerung

fläche des Bettes zur Seite gedreht. Das untere Bein bleibt gestreckt, das obere wird gebeugt, nach vorn gezogen und das gebeugte Knie auf ein Kissen gelegt. Der Rücken ist mit einem Kissen abzustützen und die untere Schulter etwas nach vorn zu ziehen. Der untere Arm liegt neben dem Kopf. Unter den Kopf ist ein Kissen zu geben und der obere Arm in Beugestellung auf ein Kissen oder gestreckt auf den Körper zu lagern. Zur Sicherung des Patienten ist evtl. ein Seitengitter anzubringen.

Die Tieflagerung des Kopfes (Abb. 30a u. b) verbessert die Durchblutung des Gehirns, lebenswichtiger Zentren und fördert die venöse Durchblutung (Autotransfusion – Selbsttransfusion). Diese Lagerung wird vor allem bei Patienten im Schock, in Ohnmacht mit Blutverlust und nach Gefäßoperationen angewandt.
Benötigte Hilfsmittel:
– Knierolle
– Fußstütze
– Ohrenkissen.

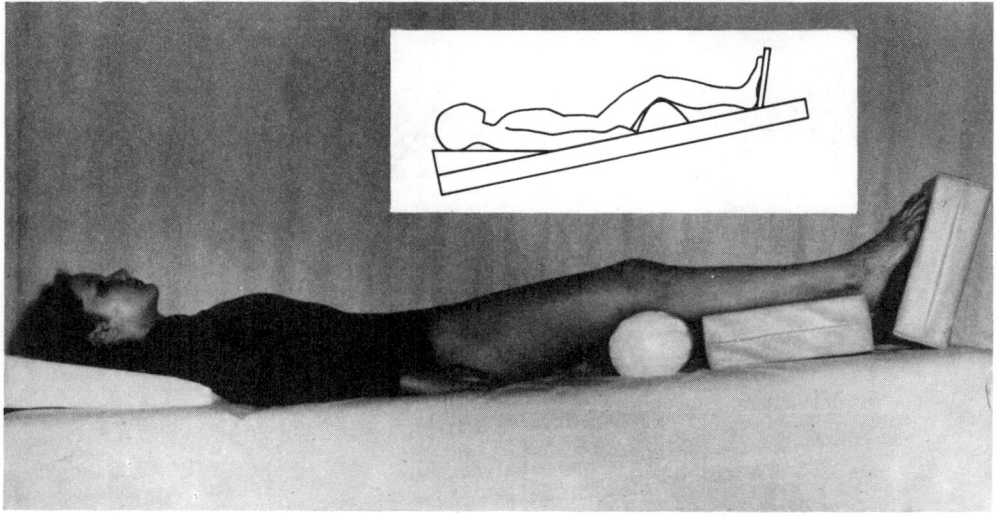

Abb. 30a, b   Tieflagerung des Kopfes

Durchführung der Lagerung
Der Patient wird flach gelagert, ein niedriges Kissen kann unter seinen Kopf gelegt werden. Zur Erhöhung des Fußendes werden Holzblöcke unter die hinteren Bettfüße gestellt. Bei modernen Betten ist die gesamte Liegefläche verstellbar.

Die Tieflagerung der Beine (Abb. 31a u. b) verbessert die arterielle Durchblutung und erfolgt deshalb bei Patienten mit arteriellen Durchblutungsstörungen an den unteren Extremitäten.
Benötigte Hilfsmittel:
– Kissen
– Fußstützen
– Bettbogen.

Durchführung der Lagerung
Unter die Füße am Kopfende des Bettes werden Holzblöcke gestellt. Der Patient liegt flach im Bett, es darf ein kleines Kopfkissen verwendet werden.
Das gesunde Bein wird mit einer Fußstütze abgestützt. Es ist dabei peinlichst darauf zu achten, daß sich am mangeldurchbluteten Fuß kein Dekubitus bildet. Deshalb rechtzeitig ein Fersenkissen oder einen Fersenring verwenden! Vom Patienten wird es als angenehm empfunden, wenn die Bettdecke

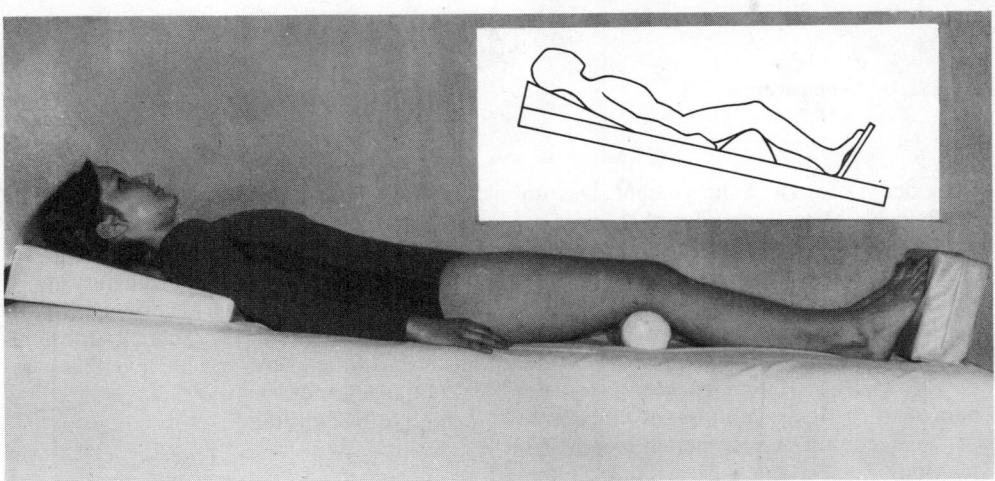

Abb. 31a, b   Tieflagerung der Beine

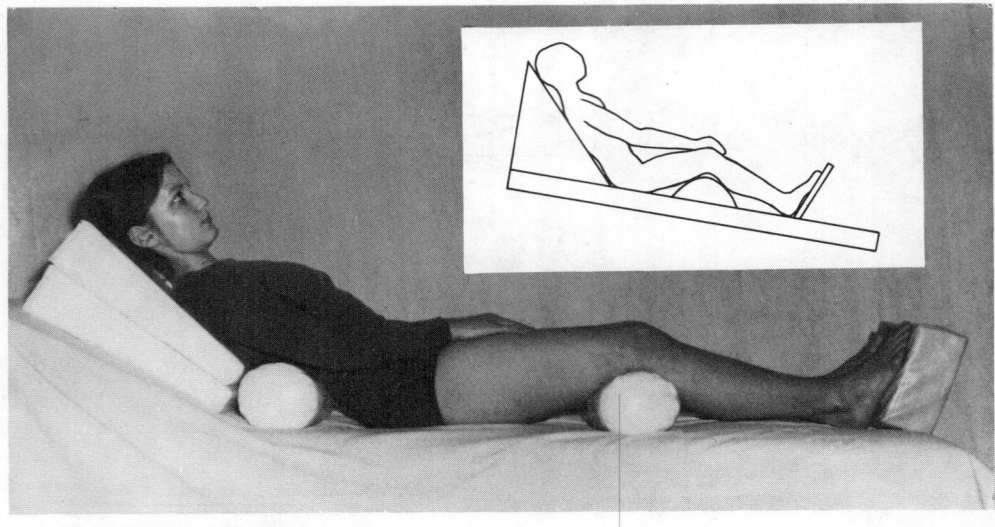

Abb. 32a, b   Beckentieflagerung

nicht auf dem kranken Fuß lastet; aus diesem Grunde ist ein Bettbogen angebracht.

Die Beckentieflagerung (Douglas)
(Abb. 32a u. b)
ermöglicht es, den Douglasraum an die tiefste Stelle zu bringen. Durch diese Lagerung können entzündliche Flüssigkeitsansammlungen im Douglasraum bei perforierter Appendizitis, bei Peritonitis oder bei Abszessen im Bauchraum abfließen.
Benötigte Hilfsmittel:
– Schaumstoffkissen
– Kniekissen (große Knierolle)
– Fußstütze.

Durchführung der Lagerung
Unter die Füße am Kopfende des Bettes werden Holzblöcke gelegt. Wenn möglich, wird die Lagerungsfläche des Bettes am Kopfende angehoben. Der Oberkörper des Patienten wird mit einem größeren Kissen oder einem Keilkissen zur Hochstellung des Rumpfes gestützt. Gleichzeitig wird eine Knierolle unter die Knie gegeben, die Füße bekommen eine Fußstütze.

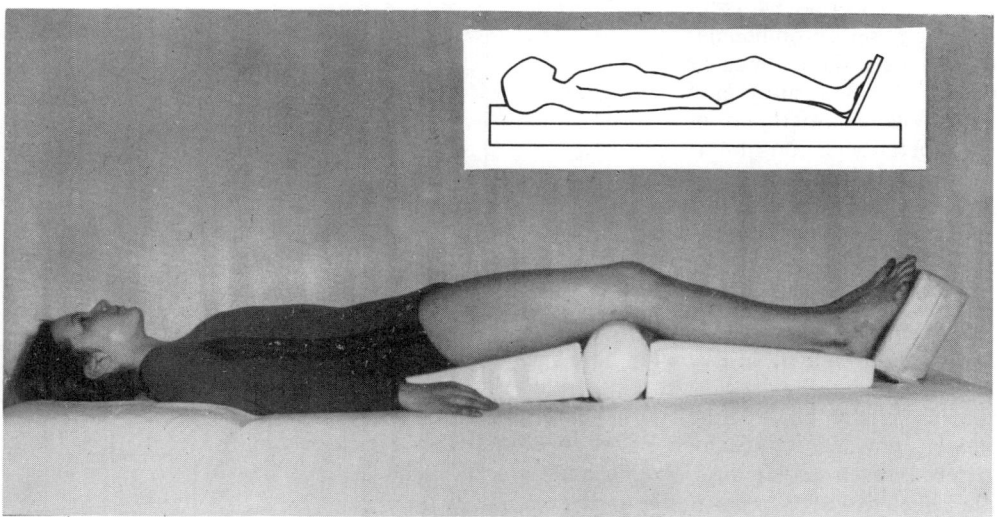

Abb. 33a, b   Trendelenburgsche Lagerung

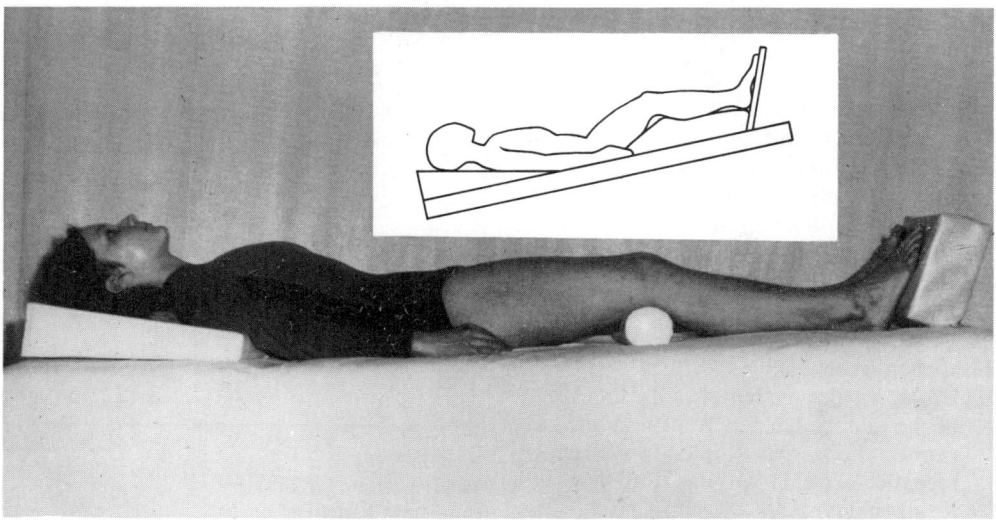

Abb. 34a, b   Beinhochlagerung

4*

Die Trendelenburgsche Lagerung (Abb. 33a u. b)

ist eine besondere Form der Tieflagerung des Kopfes. Das Becken liegt erhöht, wodurch bei ebenem Niveau des Bettes eine Tieflagerung des Kopfes und der unteren Extremitäten erreicht wird.

Benötigte Hilfsmittel:
- Kissen zur Beckenhochlagerung
- Ohrenkissen
- Fußstütze.

Die Beinhochlagerung (Abb. 34a u. b)

fördert die venöse Durchblutung. Sie wird außerdem bei Thrombophlebitis, Ulcus cruris, Ödemen, Hämatomen sowie nach operativen Eingriffen an den Unterschenkeln, nach Varizenentfernung oder nach Knochenoperationen vorgenommen.

Benötigte Hilfsmittel:
- Knie- und Fußstütze
- Lagerungskissen für die Beine
- Bettbogen
- Holzblöcke, Schienen.

Durchführung der Lagerung

Die Lagerungshilfen in das Bett hineingeben. Schienen sollten gepolstert sein. Grundsätzlich müssen beide Beine erhöht gelagert werden, um den gewünschten Effekt zu erzielen. Danach werden die Holzblöcke unter die Füße am Fußende des Bettes gestellt, so daß eine schiefe Ebene entsteht.

2.2.6.3. Das Umlagern

Nicht selten ist es notwendig, einen Kranken vorübergehend oder dauernd umzulagern. Das Umlagern kann in ein anderes Bett, auf eine Untersuchungsliege oder auf eine Trage erfolgen. Da dieses von den Pflegekräften sehr viel körperliche Kraft erfordert, müssen die räumlichen Verhältnisse und die neue Liegefläche des Patienten vorher genau eingeschätzt werden.

Das Umlagern kann in folgenden 3 Formen geschehen (Abb. 35):

● Umlagern des Patienten auf eine Liegefläche, die im rechten Winkel zum Krankenbett steht. Das Kopfende der neuen Liegefläche stößt an das Fußende des Krankenbettes.

● Umlagern des Patienten auf eine Liege-

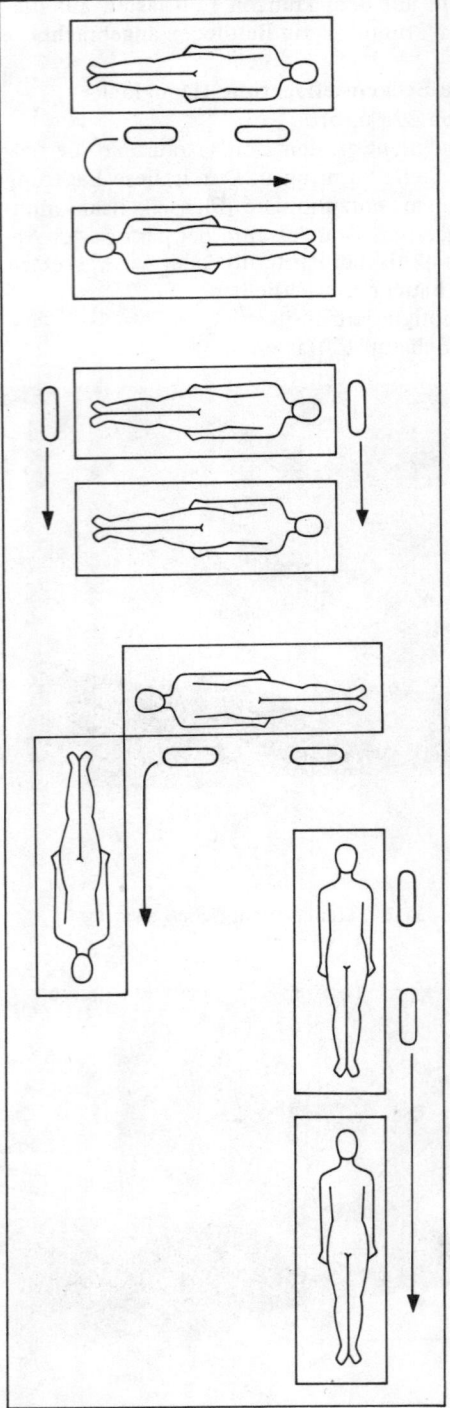

Abb. 35
Möglichkeiten der Umlagerung eines Patienten
(in Anlehnung an Juchli)

fläche, die sich an das Krankenbett direkt anschließt. Das Kopfende der neuen Liegefläche befindet sich dabei am Fußende des Krankenbettes.

● Umlagern des Patienten auf eine parallel zum Krankenbett stehende neue Liegefläche. Das Kopfende der neuen Liegefläche befindet sich gegenüber dem Fußende des Krankenbettes.

Zum Umlagern des Patienten werden je nach Gewicht des Kranken 2–3 Personen benötigt. Dadurch verteilt sich die Last gleichmäßig, und der Patient fühlt sich sicher.

> Niemals sollte die Krankenschwester allein versuchen, den Patienten umzulagern! Sie ängstigt damit den Kranken und gefährdet darüber hinaus ihre eigene Gesundheit.

Beim Umlagern eines Patienten ist zu beachten (Abb. 36):

▶ Die Krankenschwestern stehen an einer Seite des Bettes, die kräftigste in der Mitte.

▶ Der Patient legt seine Arme um den Hals der vorderen Krankenschwester. Bei bewußtlosen oder bei Patienten mit eingeschränktem Bewußtsein werden die Arme auf der Brust verschränkt.

▶ Die vordere Krankenschwester umfaßt mit einem Arm die Schultern des Kranken und stützt so gleichzeitig den Kopf des Patienten. Den anderen Arm schiebt die Krankenschwester unter die Lendengegend hindurch. Die mittlere Krankenschwester schiebt ihren Arm dicht neben den Arm der vorderen Krankenschwester in der Lendengegend durch. Mit dem anderen Arm umgreift sie die Oberschenkel nahe dem Gesäß des Patienten.

▶ Die dritte Krankenschwester umfaßt die Ober- und Unterschenkel des Patienten. Die Arme müssen jeweils so weit unter den Patienten durchgeschoben werden, daß die Hände auf der anderen Seite frei sind.

▶ Der Patient wird auf Kommando an die Bettkante gelagert, dann hochgehoben und auf die neue Liegefläche gebracht.

> Das Niederlegen des Patienten auf die neue Liegefläche muß äußerst behutsam erfolgen.

Für das Umlagern des Patienten werden auch mechanische Hilfsmittel, sog. Patientenheber, verwendet.

2.2.7. Lagerung und Prophylaxe

Durch länger dauernde Bettlägerigkeit und damit zusammenhängend Immobilisation, entstehen für den Kranken erhebliche Gefahren. Diesen Gefahren kann durch eine sachgemäße Lagerung und rechtzeitige Bewegungsaufnahme entgegengewirkt werden. Solche Komplikationen sind:

● Dekubiti

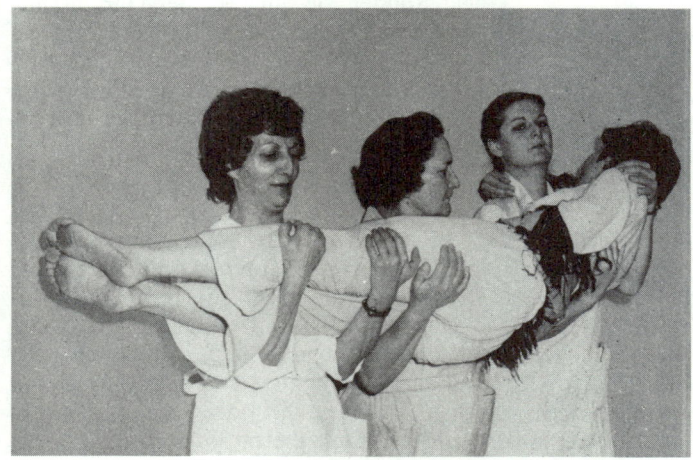

Abb. 36
Umlagerung einer Patientin mit Hilfe von 3 Krankenschwestern

- Thrombosen
- Kontrakturen
- Pneumonien.

2.2.7.1. Dekubitus

Unter einem Dekubitus wird eine durch Druck entstandene Hautschädigung verstanden (Aufliege- oder Druckgeschwür). Die Krankenschwester sollte stets bedenken, daß diese Komplikation ernste Störungen für das Wohlbefinden des Patienten mit sich bringt und die Genesung verzögern kann (Abb. 37).

> Dekubiti lassen sich durch entsprechende pflegerische Maßnahmen weitestgehend verhindern.

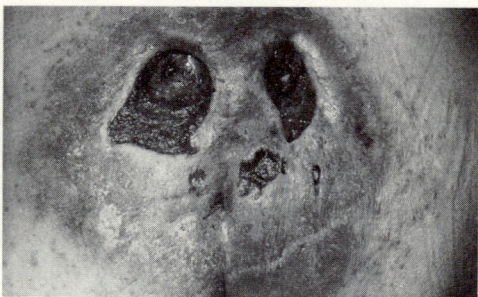

Abb. 37 Große Dekubitalgeschwüre über dem Kreuzbein bei einem bettlägerigen Patienten

Ursachen

Die Funktionsfähigkeit und Abwehrkraft der Haut sowie des darunterliegenden Gewebes sind von einer guten Durchblutung, einem gesunden Nervensystem, ausreichender Ernährung und einer sauberen Körperoberfläche abhängig. Auch der Ernährungszustand des Organismus insgesamt ist dabei entscheidend. Sind diese Voraussetzungen nicht gegeben und entsteht dazu eine einseitige Druckbelastung, so können sich Druckgeschwüre herausbilden.

> Durch einen ständigen Druck auf gefährdete Körperstellen kommt es zu einer Mangeldurchblutung und später zu einem lokalen Gewebstod.

Ein Druckgeschwür kann entstehen durch
- Kreislaufstörungen (allgemeine Arteriosklerose, arterielle Gefäßverschlüsse in-

folge Embolien, Thrombosen und andere Zirkulationsstörungen der venösen Gefäße, Minderdurchblutung bei Kälte und Schockzuständen, Ödeme verschiedener Genese, Verbrennungen),
- neurologische Störungen (motorische und sensible Ausfälle bei Bewußtlosigkeit, Querschnittsläsion, Apoplexie),
- Störungen des äußeren Milieus (Feuchtigkeit, Kälte, Fäulnis, Bakterien, Pilzansammlungen),
- Ernährungsstörungen (Eiweiß- und Vitaminmangelzustände),
- Mängel in der Krankenpflege.

Besonders gefährdet für die Herausbildung eines Druckgeschwürs sind:
- Kranke mit Lähmungen,
- Kranke mit Bewußtseinsstörungen,
- Kranke, deren Bewegungsfähigkeit durch Schmerzen beeinträchtigt ist (Patienten mit Verbänden und Schienen),
- Kranke mit Durchblutungsstörungen (Herz-, Kreislauf- und Gefäßerkrankungen, Anämien),
- Kranke mit Harn- und Stuhlinkontinenz,
- Kranke in einem stark reduzierten Ernährungszustand (kachektische Kranke, Marasmus),
- adipöse Kranke und solche, die infolge Schwäche und Fieber stark schwitzen.

Lokalisation

Druckgeschwüre entwickeln sich vorwiegend am Kreuzbein, an den Schulterblättern, den Schulter- und Ellenbogengelenken, den Dornfortsätzen der Wirbelsäule und der Ferse (Abb. 38). Liegt der Kranke in Seitenlage, können sie auch an der Ohrmuschel, am Darmbeinkamm, am Hüft- und Kniegelenk sowie am Knöchel entstehen. Es handelt sich um solche Körperteile, die nur mit wenig Unterhautfett- und Muskelgewebe bedeckt sind.

Erkennung

Die Krankenschwester sollte bei der Grundkrankenpflege gefährdete Körperstellen und Druckgeschwüre rechtzeitig erkennen. Vorübergehende Blässe von Hautstellen, rote oder blaurote Verfärbungen, die auch nach Lageveränderung nicht verschwinden, sind ernste Anzeichen. Werden keine vorbeugenden Maßnahmen eingeleitet, kommt es zu

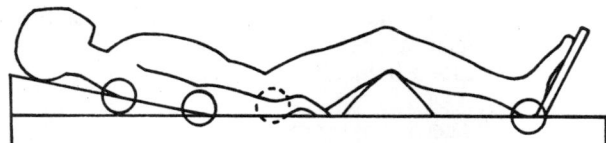

Abb. 38
Lokalisation von Druckge-
schwüren

Blasenbildung, oberflächlichen Hautläsionen und schließlich zum Gewebszerfall, der
durch Schwarzverfärbung bestimmter Hautbezirke erkennbar ist. Der Gewebszerfall
führt zu einer Infektion mit schmierig-eitri-
gen, leicht blutenden Belägen. Das Ge-
schwür vergrößert sich rasch und zeigt ohne
therapeutische Maßnahmen kaum eine Hei-
lungstendenz. Besonders gefährlich ist, daß
der Patient nur so lange Schmerzen empfindet, wie die Haut intakt ist. Hat sich ein Ge-
schwür gebildet, verspürt der Patient kaum
noch Schmerzen. Der Hautzerfall kann so
stark sein, daß der unter der Haut liegende
Knochen sichtbar wird.

Prophylaxe
Ziel der Prophylaxe muß es sein, den Haut-
stoffwechsel und die Durchblutung der Haut
zu fördern und die einem Druck ausgesetzten
Körperstellen zu entlasten. Dazu dienen folgende Maßnahmen:

● Druckentlastung
Sie erfolgt durch häufiges Umlagern und
Weichlagern der betroffenen Körperteile
auf Schaumstoffkissen, Antidekubitusma-
tratzen, Wasserkissen oder Hochlagerung von
Gliedmaßen mittels Luftring, Knierolle und
Lagerungskissen.

● Körperpflege
Gute Körperpflege führt zu einem Durchblu-
tungsreiz, gewährt die notwendige Sauberkeit und das chemische Gleichgewicht an
der Hautoberfläche. Bei inkontinenten und
stark schwitzenden Patienten sind zusätzliche Waschungen angeraten.
Gefährdete Hautpartien sind regelmäßig mit
fettigen oder öligen Substanzen, 70%igem
Alkohol, Kampferspiritus oder Franzbranntwein zu behandeln. Dazu wird der Patient auf
die Seite gedreht, etwas Öl, Fett oder Spiri-
tus in die Hand gegossen und auf der entsprechenden Körperstelle gut verrieben.
Es geht dabei nicht nur um das Aufbringen
fettiger oder alkoholhaltiger Substanzen,
sondern auch um die Hautmassage, welche
die Durchblutung anregt. Bei Verwendung

alkoholhaltiger Substanzen sollte anschließend ein Puder aufgetragen werden. Die Unterlage muß immer sauber und trocken sein!

● Eine eiweiß- und vitaminreiche Kost ist
anzuraten. Die Flüssigkeitszufuhr muß
ausreichend sein.

2.2.7.2. Thrombose

Bei der Thrombose ist ein Gefäß (meist der
unteren Extremitäten) durch einen Thrombus (Blutgerinnsel) teilweise oder ganz verschlossen (Abb. 39).

Ursachen
Eine Thrombose kann entstehen durch
● Strömungsverlangsamung des zirkulie-
renden Blutes, ausgelöst durch langes
Krankenlager, Bewegungsarmut bzw. Bewegungsunfähigkeit, Varizen, verminderte Herzleistung;
● Gefäßwandschädigungen infolge Entzündung, Gefäßverengung bei Sklerose, operativ oder traumatisch bedingte Veränderungen (mechanische Gefäßwandschädigungen);
● vermehrte Gerinnungsneigung des Blutes
(Hyperkoagulabilität);
● fett- und eiweißreiche Kost;
● vegetative Beeinflussung infolge meteoro-
troper Faktoren. Begünstigung durch eine
parasympathische Tonuslage.

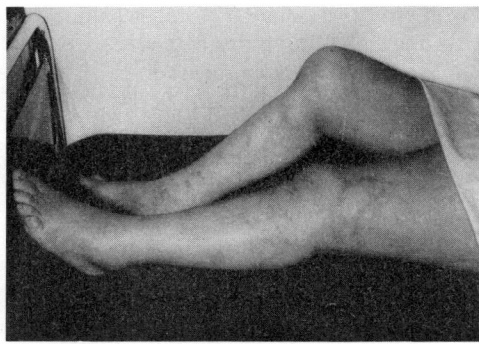

Abb. 39   Thrombose

55

Besonders gefährdet für die Herausbildung einer Thrombose sind

- präkomatöse und komatöse Kranke,
- Schwerstkranke mit deutlich eingeschränkter Bewegungsfähigkeit,
- Kranke nach operativen Eingriffen,
- Kranke mit verminderter Herzleistung (Herzinsuffizienz),
- Kranke mit Gefäßleiden,
- Kranke mit Blutgerinnungsstörungen,
- Kranke mit Venenwandschwäche und Krampfadern,
- Wöchnerinnen.

Erkennung

Im Anfangsstadium bestehen oft nur mäßige subjektive Beschwerden (Müdigkeit, Muskelkrämpfe, Sensibilitätsstörungen). Gelegentlich werden Schmerzempfindungen geäußert. Selbst geringe Schmerzen in den Venen (z. B. Unterschenkel – Wadengegend) sind bei entsprechendem Gefährdungsgrad frühzeitig zu beachten.

Spezielle Symptome sind durch die Druckempfindlichkeit der befallenen Gefäße (Fußsohle, Wade, Oberschenkel) erkennbar: Fußsohlenschmerz; Wadenschmerz, wenn bei gestrecktem Bein eine Dorsalflexion im Sprunggelenk ausgeführt wird; Schmerzen bei Palpation der befallenen Venenstränge; Schmerzempfindungen bei Schüttelbewegungen der entsprechenden Wade.

Ein zuverlässiges Hilfsmittel, um eine beginnende oberflächliche Beinvenenthrombose zu erkennen, ist der *Löwenberg*-Test: Um die erkrankte Extremität wird eine Blutdruckmanschette gelegt. Ein Manschettendruck von $105-133 \cdot 10$ Pa löst bereits eine deutliche Schmerzempfindung aus. Gefäßgesunde Patienten ertragen dagegen einen Druck von über $235 \cdot 10$ Pa.

Begleitsymptome einer Thrombose sind: Rötung und Schwellung der betroffenen Extremität, erhöhte Temperatur und ein treppenförmig ansteigender Puls.

Prophylaxe

Ziel der Prophylaxe muß es sein, die Bildung von Thromben in der Vene zu verhindern. Alle Maßnahmen sind darauf gerichtet, den venösen Blutrückfluß zu fördern und einen Stau zu vermeiden. Hierbei kommt es auch auf die Mitarbeit des Kranken an. Voraussetzung ist jedoch, daß er vom Arzt, von der

Krankenschwester und von der Physiotherapeutin über Sinn und Zweck der vorbeugenden Behandlung aufgeklärt wird.

Die Krankenschwester kann durch ihr konsequentes, umsichtiges und gewissenhaftes Handeln den ihr anvertrauten Kranken vor den schlimmsten Folgen einer Thrombose bewahren. Thrombose kann der Ausgangspunkt einer mitunter tödlich verlaufenden Lungenembolie sein.

Allgemeine Maßnahmen
- Wickeln der Beine

Es wird vor allem bei Kranken
- nach längerem Krankenlager,
- nach operativen Eingriffen,
- mit Varizen

notwendig werden. Die elastische Binde wirkt einer Erschlaffung der Venenwände entgegen, der venöse Blutrücklauf wird vergrößert.

Vorgehen (Abb. 40)

▶ Das Wickeln der Beine wird am Morgen bzw. nach der Mittagsruhe vorgenommen.

▶ Das Bein wird vor dem Wickeln zunächst hochgelagert (zusammengerollte bzw. zusammengelegte Decke unter die Füße legen). Dieses kann der Kranke mitunter selbst tun.

▶ Danach wird das Bein von der Krankenschwester oder einer Hilfsperson angehoben, am besten am Fußende des Bettes.

▶ Eine zweite Pflegeperson wickelt nun – vom inneren Fußrand oder inneren Knöchel beginnend – Fuß und Bein (Wade) in Schraubentouren mit einer elastischen Binde.

▶ Die Ferse muß unbedingt mit eingebunden werden. Ob der ganze Fuß, einschließlich der Zehen, mit einbezogen werden soll, entscheidet der behandelnde Arzt.

▶ Das Fußgelenk sollte nur zwei- bis dreimal umwickelt werden, um die Bewegungsfähigkeit nicht zu erschweren.

▶ Schwellen die Waden an, können an Stelle der Schraubentouren auch Achtertouren gewickelt werden.

▶ Der Verschluß des Wickels ist nach außen zu richten und mit Hilfe von Klammern oder Heftpflaster zu fixieren.

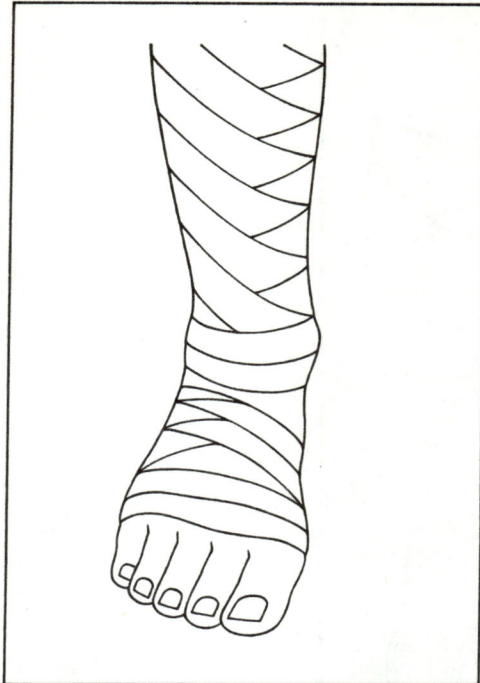

Abb. 40 Schematische Darstellung eines richtig gewickelten Beines

● Gummistrumpf
Neben elastischen Binden dienen Gummistrümpfe der Prophylaxe von Thrombosen. Die Handhabung ist für den Patienten einfacher und zeitsparender als das Wickeln der Beine. Die Verwendung elastischer Binden kann dagegen individueller erfolgen.

● Entstauende Lagerung
Um einer Stauung der Beine entgegen zu wirken, wird das Fußende des Bettes hochgestellt. Bei besonders gefährdeten Kranken können die Beine so hoch gelagert werden, daß sie über Herzhöhe liegen. Die Hüft- und Kniegelenke sollten dabei leicht gebeugt sein und die Waden frei liegen.

● Fußsohlendruck (Abb. 41)
Für den venösen Rückstrom des Blutes ist der Fußsohlendruck von Bedeutung. Mit Hilfe einer Fußstütze bzw. eines Bettkastens zwischen Fußsohlen und unterer Bettbegrenzung kann ein Druck auf die Fußflächen ausgeübt werden.

● Massage und Bewegungsübungen
Gezielte Massage sowie Spannungs- und Bewegungsübungen üben auf die Beine eine entstauende Wirkung aus. Zunächst wird mit rumpfnahen Ausstreichmassagebewegungen begonnen, die peripher fortgesetzt werden. Die Ausstreichungen erfolgen kontinuierlich mit einer Hand.
Weitere gezielte Übungen werden besser fachgerecht von der Physiotherapeutin durchgeführt.

Spezielle Maßnahmen
● Beseitigung auslösender Ursachen (Fokalgeschehen, mechanisch bedingte Gefäßwandschädigungen, Kreislaufverhältnisse, fortschreitende Sklerosierung des Gefäßsystems, hochkalorische Ernährung);
● lokale Anwendung feuchtkalter Umschläge bei entzündlichen Prozessen;
● Behandlung mit gerinnungshemmenden Arzneimitteln (Antikoagulantien).

Die Behandlung hat zum Ziel, der Entstehung eines Blutgerinnsels vorzubeugen bzw. das Weiterwachsen eines Thrombus zu vermeiden und seinen Abbau durch thrombolytische Reaktionen zu beschleunigen.
Es werden *Heparine* und *Kumarine* unterschieden. Heparine sind körpereigene Wirkstoffe, die das Thrombin binden und die Umwandlung von Fibrinogen in Fibrin verhindern. Sie werden parenteral verabfolgt.
Kumarine vermeiden die Prothrombinbildung. Sie werden oral eingenommen. Zur Einleitung einer gerinnungshemmenden Therapie werden Heparine und Kumarine kombiniert eingesetzt. Kumarine erreichen ihre Wirkung erst nach 2–3 Tagen.
Als Handelspräparate stehen zur Verfügung: Heparin bzw. Falithrom und Chlorathrombon. Gegenmittel des Heparins ist Protaminsulfat, des Kumarins Vitamin K_1 (Kanavit). Sie werden infolge von Überdosierung oder Komplikationen bei einer Antikoagulantientherapie (z. B. Blutung) angewendet.

Die Überwachung von Kranken, die Antikoagulantien erhalten haben, ist sehr verantwortungsvoll. Die Krankenschwester hat vor allem auf mögliche Blutungen (z. B. Schleimhaut, Gastrointestinaltrakt, Harnwegsystem) zu achten. Treten sie auf, ist sofort der Arzt zu verständigen.

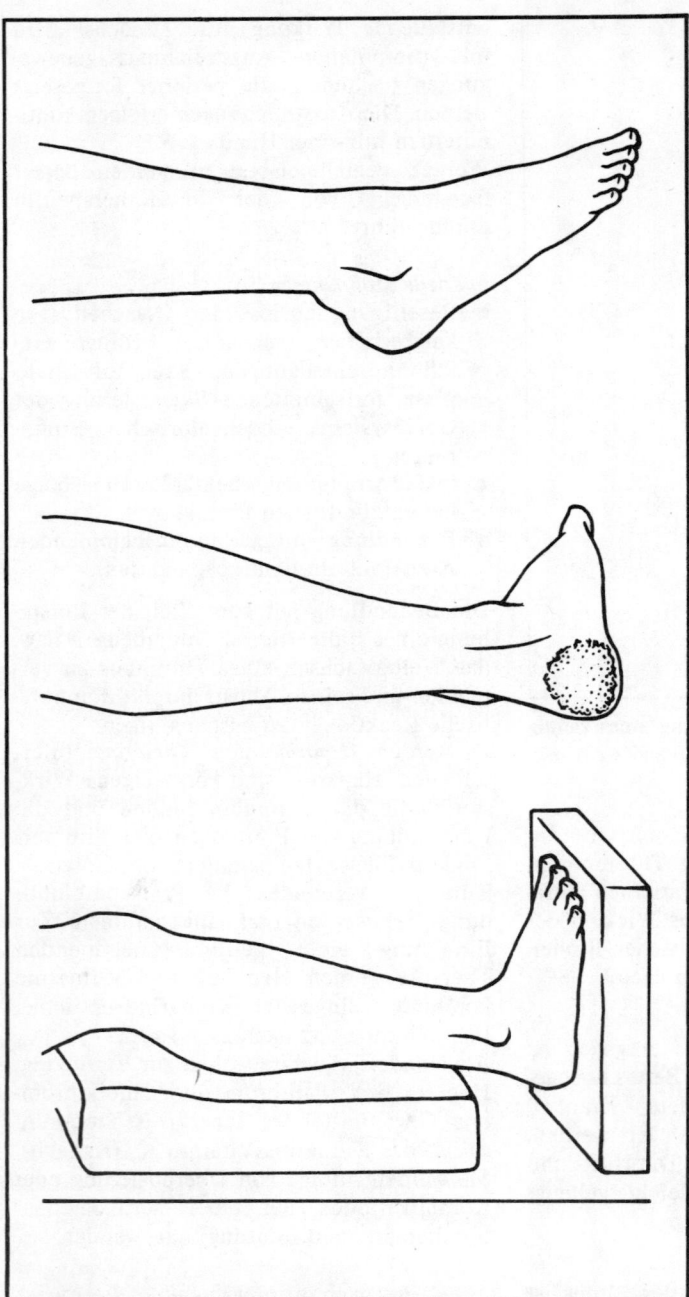

Abb. 41
Lagerung des Beines bei
schwerkranken Patienten.
Bei unsachgemäßer Lage-
rung kann es zu Druckul-
zera an den Fersen sowie
zu Kontrakturen des Fußes
in Form eines Spitzfußes
kommen

2.2.7.3. Kontrakturen

Kontrakturen sind erworbene Zwangshaltun-
gen von Gelenken, die infolge Inaktivität
durch Schrumpfung von Sehnen, Muskeln
und Gelenkkapseln entstanden sind. Die Gelenke nehmen oft eine fehlerhafte Stellung
ein, die in vielen Fällen zu einer erheblichen, leider auch schmerzhaften Bewegungs-
einschränkung führt (Abb. 42).

Ursachen
Kontrakturen können entstehen durch
● unsachgemäße Lagerung des Kranken,

58

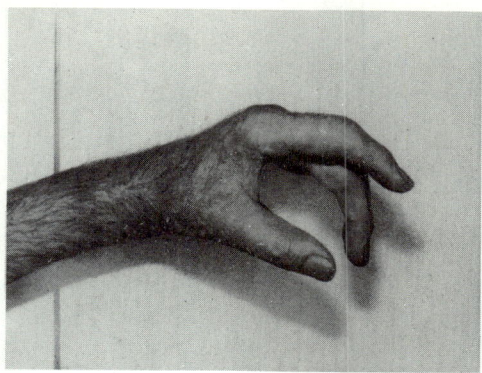

Abb. 42

- längere Ruhigstellung von Gliedmaßen in Gips- oder Streckverbänden,
- nervale Störungen der Muskeltätigkeit,
- Störungen in der Blutversorgung der Muskulatur.

Besonders gefährdet für die Herausbildung von Kontrakturen sind:

- Kranke nach Unfällen mit gelenksnaher Beteiligung,
- Kranke mit entzündlichen (Gelenkrheumatismus) oder degenerativen (Arthrose) Gelenkprozessen,
- Kranke mit Verbrennungen und großen Narbenzügen (Schrumpfung!),
- Kranke mit Nervenlähmungen.

Erkennung

Eine Gelenkkontraktur ist an der Zwangshaltung eines oder mehrerer Gelenke zu erkennen. Der Kranke ist nicht in der Lage, diese Zwangsstellung aufzuheben. Passive Bewegungen verursachen ihm mehr oder minder starke Schmerzen. Bei längere Zeit bettlägerigen Patienten, deren Füße nicht mit einer Fußstütze gelagert wurden, ist der sog. Spitzfuß zu beobachten.

Prophylaxe

Das Ziel der Prophylaxe besteht darin, eine anatomisch richtige und funktionstüchtige Stellung der Gelenke zu erhalten, die einen regelrechten Ablauf der Bewegungen zuläßt. Grundprinzipien der Vorbeugung von Kontrakturen sind:

- frühzeitige Mobilisation. Sofort nach Überwindung der akuten Erkrankung Beginn mit gezielten Bewegungsübungen, zunächst passiv, später aktiv,

- sachgemäße Lagerung in physiologischer Mittelstellung der Gelenke.

> Bewegungsübungen gehören nicht unmittelbar in den Aufgabenbereich der Krankenschwester, sondern in den der Physiotherapeutin.

Nicht immer können jedoch physiotherapeutische Fachkräfte beim Umgang mit bewegungseingeschränkten Kranken zugegen sein. Die Krankenschwester sollte deshalb die wichtigsten Maßnahmen zur Verhütung von Kontrakturen kennen und in der Lage sein, einige Bewegungsübungen mit dem Kranken selbst durchzuführen. Von ihren Kenntnissen und ihren Fähigkeiten hängt es wesentlich ab, ob der Kranke nach Überwindung der akuten Phase seiner Krankheit sich wieder vollwertig bewegen kann.

In Abstimmung mit der Physiotherapeutin darf die Krankenschwester mit dem Kranken einfache Bewegungsübungen ausführen, die sich aus den Freiheitsgraden der Gelenke bezüglich Beugung (*Flexion*) und Streckung (*Extension*) ergeben. Folgende Gelenkbewegungen sind zu unterscheiden: die *Abduktion* und *Adduktion* sowie die *Supination* und *Pronation*. Die Krankenschwester kann den Kranken zum Heben und Senken, Rotieren und Spreizen einzelner Gliedmaßen veranlassen (Abb. 43a–g).

Bei den Bewegungsübungen gibt es folgende Formen:

- *Passive Form*

Nachdem der Kranke bettlägerig geworden ist, beginnt die Krankenschwester (oder/und Physiotherapeutin) unverzüglich, mindestens zweimal täglich, die Gelenke zu bewegen. Arme und Beine sind stets mit beiden Händen zu halten. Das proximale Gelenk ist zu fixieren.

Besonderes Augenmerk muß auf das Schultergelenk gelegt werden. Die Bewegungen sind langsam auszuführen, große Bewegungen sind günstiger als kleine. Es ist ratsam, die Strecker intensiv zu beüben.

- *Assistive Form*

Die Bewegungen entsprechen denen der „Passiven Form". Der Kranke führt sie selbständig aus und wird dabei von der Krankenschwester assistiert.

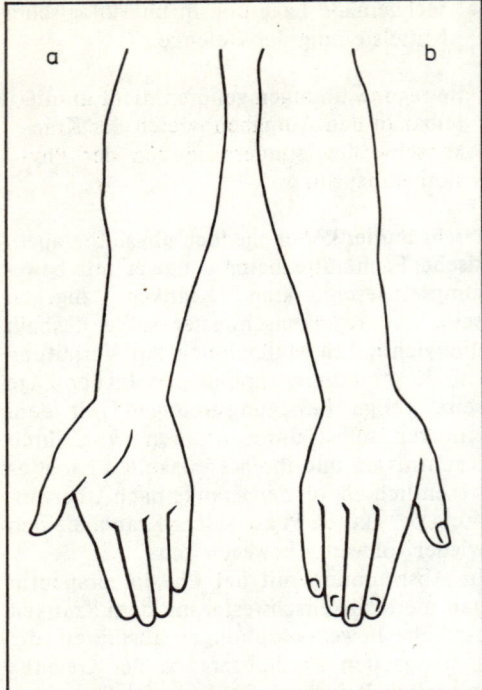

Abb. 43a, b   Bewegungsübungen
Supinationsstellung (a) und
Pronationsstellung (b) bei Bewegungsübungen an
der Hand

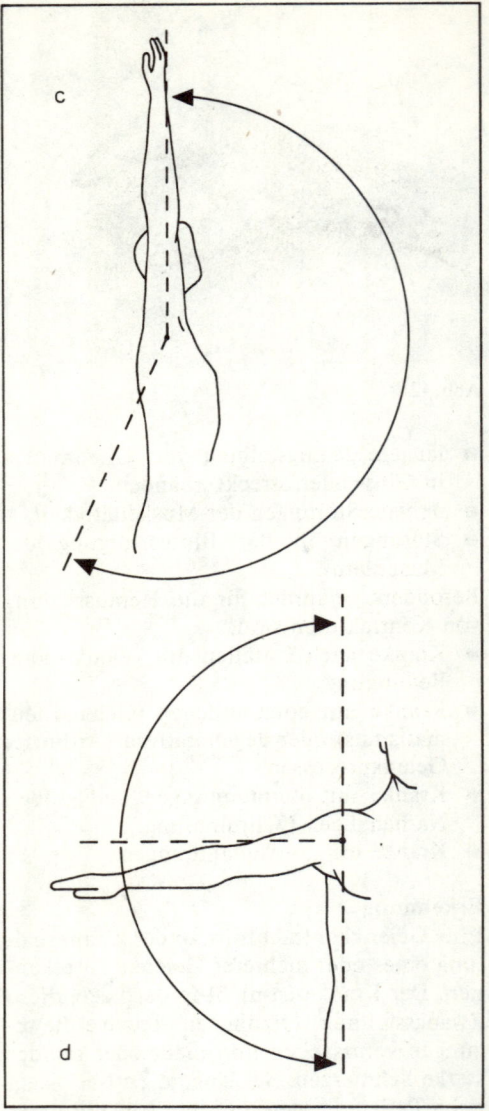

Abb. 43c, d   Bewegungsübungen
Extension (c) und Adduktion zum Körper aus der
Horizontalhaltung heran bzw. Abduktion – vom
Körper aus der Horizontalhaltung weg (d) bei Arm-
übungen

● *Aktive Form*
Der Kranke übt unter Anleitung der Krankenschwester selbständig.

● *Resistive Form*
Es werden die gleichen Bewegungen wie bei
der passiven Form vorgenommen, nur muß
der Kranke einen von der Krankenschwester
oder der Physiotherapeutin entgegengesetz-
ten Widerstand brechen.

2.2.8.   Mobilisation des Kranken

Mobilisieren bedeutet so viel wie beweglich
machen. Durch Mobilisationsmaßnahmen
wird das Grundbedürfnis des Menschen befriedigt, sich bewegen zu können. Sie müssen den Patienten befähigen, dieses Grundbedürfnis wieder selbständig zu befriedigen.

Die Mobilisation ist eine wichtige und
verantwortungsvolle pflegerische Arbeit,
die in jedem Fall von der Krankenschwester und nicht von Hilfskräften ausgeführt werden sollte. Art und Umfang der
Mobilisation sind stets mit dem Arzt zu
beraten.

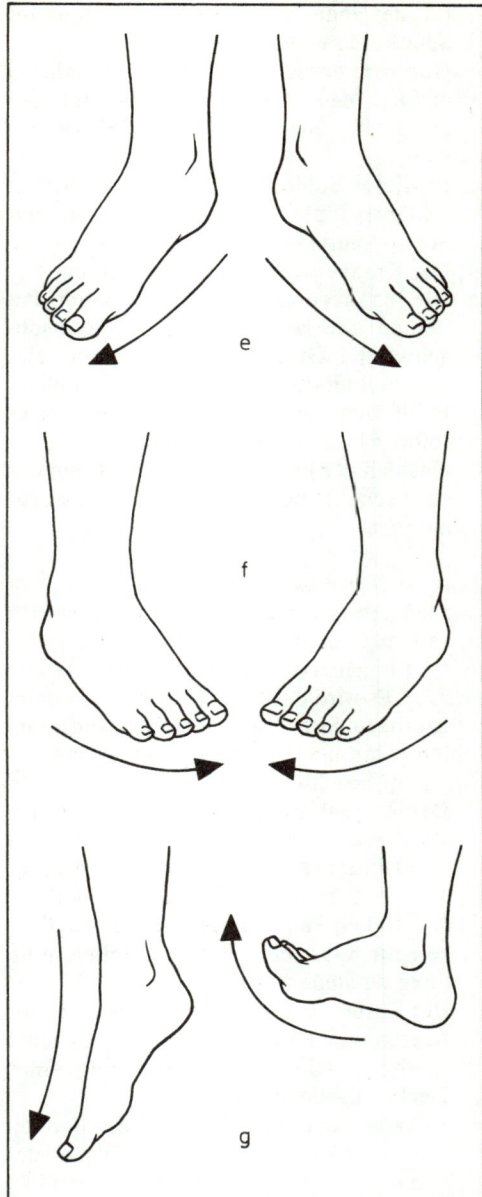

Abb. 43e, f, g   Bewegungsübungen
Abduktion (e), Adduktion (f) und Extension –
Streckung des Fußes nach unten bzw. Flexion –
Beugung des Fußrückens durch Anziehen der Ze-
hen nach oben (g) bei Bewegungsübungen an den
Füßen

Bei der Durchführung der Mobilisation –
beim ersten Aufsitzen am Bettrand, beim
Aufstehen oder bei der Frühmobilisation
nach einer überstandenen Operation – ist
der Patient aufmerksam zu beobachten, um
auftretende Schwächezustände oder Komplikationen rechtzeitig zu erkennen. Sehr wichtig ist es, mit dem Patienten über die vorgesehenen Mobilisationsmaßnahmen zu spre-
chen. Verständnis für seine Situation hilft
ihm, erste Scheu und Angst zu überwin-
den.

Bewegungsübungen
Leichte aktive Bewegungsübungen werden
durch das Kreislauftraining und die Stoff-
wechselgymnastik durchgeführt mit dem
Ziel, den venösen Rückfluß und arteriellen
Zufluß anzuregen. Besonders bei Kreislauf-
instabilen, Bettlägerigen und Rekonvales-
zenten sind aktive Bewegungsübungen indiziert.
Beispiele:
▶ Ellenbogen aufstützen, Hände kreisför-
▶ mig bewegen,
   Öffnen und Schließen der Fäuste bei auf-
▶ gestützten Ellenbogen,
   Strecken von Händen und Armen,
▶ Beine hochhalten und strecken, Kniegelenk beugen, Radfahren.
Spezielle Übungen werden von der Physiotherapeutin angeleitet.

Isotonische Bewegungsübungen
Unter einer isotonischen Muskelanspannung
ist dynamische Arbeit = Bewegung zu verstehen. Wird der Muskel angespannt, verändert er seine Lage: Er verkürzt sich und
nimmt an Umfang zu. In dieser Phase drückt
der Muskel auf die Venenwand. Durch die
Gelenkbewegung entsteht außerdem eine
Druck-Sog-Wirkung auf die Venen. Isotonische Übungen können aktive Maßnahmen
gegen Widerstand (manuell, apparativ) bzw.
passive Maßnahmen (Bewegung bei völlig
entspannter Muskulatur durch Krankenschwester oder Physiotherapeutin) sein oder
im physiologischen Milieu (Aktivierung der
Muskelgruppen bei regulären äußeren Verhältnissen) ablaufen.

Isometrische Spannungsübungen
Bei den isometrischen Spannungsübungen
wird statische Haltearbeit = Fixation betrie-

ben. Die Lage der Muskulatur bleibt unverändert, der Muskel ändert nur seine Spannung.

Isometrische Übungen haben einen stimulierenden Reiz auf den Stoffwechsel des Muskels. Sie eignen sich daher zum Training nach Inaktivität der Muskulatur infolge längerer Krankheit. Ohne wesentlich die Herz-, Kreislauf- und Atemfunktion zu beeinflussen, wird mit diesen Übungen einer Muskelatrophie entgegengewirkt.

Massage

Die Massage ist eine wichtige Behandlungsgrundlage und gehört in den Fachbereich der Physiotherapie. Sie bildet oft die Basis für aktivierende Maßnahmen. Durch Ausstreichungen, Knetungen, Lockerungs- und Schwingungsgriffe sowie Vibrationen lassen sich Behandlungen an Haut, Bindegewebe und Muskulatur vornehmen.

Massagen werden ausschließlich von Physiotherapeuten vorgenommen!

2.2.8.1. Sitzen auf dem Bettrand
(Abb. 44 a–g)

Kurzzeitiges Sitzen auf dem Bettrand

Das Sitzen auf dem Bettrand mit Herunterhängen der Beine ist für den Patienten eine der ersten Mobilisationsmaßnahmen. Nach Abstimmung mit dem Arzt, nach Puls- und Blutdruckkontrollen und unter Beachtung des Befindens des Patienten ist folgendes Vorgehen angezeigt:

▶ Der Patient wird über die vorgesehene Mobilisierungsmaßnahme verständigt und zur Aktivität ermuntert.
▶ Die Beine des Patienten werden mit elastischen Binden gewickelt, ggf. ist ein Gummistrumpf anzuziehen.
▶ Bei im Rumpfbereich frischoperierten Patienten sollte eine elastische Binde um den Rumpf gewickelt werden.
▶ Der Kranke rückt in liegender Stellung an den Bettrand heran.
▶ Das Kopfende des Bettes wird etwas hochgestellt.
▶ Die Füße des Patienten sind leicht anzuwinkeln.
▶ Die Krankenschwester faßt die Kniegelenke des Patienten mit der einen Hand,

mit der anderen gibt sie Hilfestellung im Schulterbereich.
▶ Nun wird der Kranke an Ort und Stelle so gedreht, daß er zum Sitzen kommt und die Beine über den Bettrand herunterhängen.
▶ In dieser Stellung ist der Patient aufzufordern, Füße und Zehen sowie den Schultergürtel locker zu bewegen.
▶ Der Kranke sollte zugedeckt werden.
▶ Die Krankenschwester bleibt beim Patienten. Sie kontrolliert den Puls, beobachtet die Gesichtsfarbe und erkundigt sich aufmerksam nach seinem Befinden.
▶ Fühlt sich der Patient nicht wohl, ist er sofort wieder flach zu lagern.
▶ Hat sich der Patient hingelegt, ist ihm der elastische Bindenverband wieder abzunehmen.

Längeres Sitzen auf dem Bettrand

Das längere Sitzen auf dem Bettrand betrifft vor allem Patienten mit chronischen Herz- und Lungenerkrankungen sowie ältere Kranke. Es wird dasselbe Vorgehen wie beim kurzzeitigen Sitzen auf dem Bettrand empfohlen. Darüber hinaus ist beim längeren Sitzen zu beachten:

▶ Der Patient muß Strümpfe und Hausschuhe anziehen.
▶ Die Höhe des Bettes ist so einzurichten, daß der Patient die Füße auf den Fußboden stellen kann. Besteht diese Möglichkeit nicht, ist eine Fußbank unter seine Füße zu stellen.
▶ Der Körper ist mit Lagerungskissen abzustützen, der Patient sollte sich möglichst anlehnen können. Er muß mit einer Decke zugedeckt werden.
▶ Es kann auch ein Bettisch an das Bett gestellt werden, der zum Abstützen der Arme oder als Unterlage für notwendige Gegenstände dient.
▶ Die Klingel muß in Reichweite des Patienten liegen.

2.2.8.2. Das Aufstehen (Abb. 44 a–g)

Wenn ein Kranker nach längerer Liegezeit oder nach einer Operation wieder aufsteht, fühlt er sich besonders unsicher und ängstlich. In solchen Situationen muß die Krankenschwester helfend eingreifen.

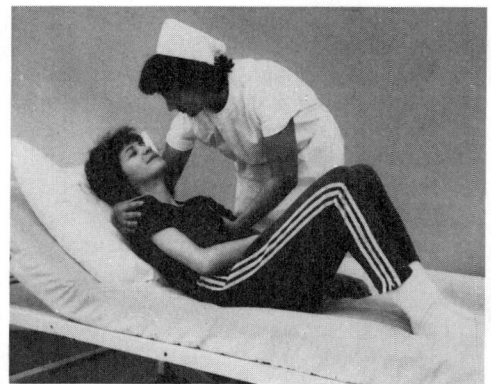
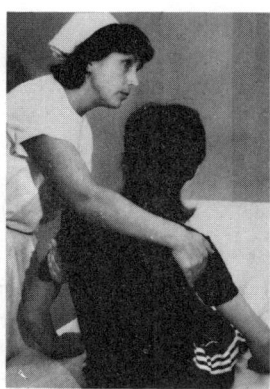

Abb. 44
Hilfeleistung beim
Aufsitzen und Auf-
stehen

a   Das Aufrichten des Patienten   b   Unterstützung beim Aufsitzen

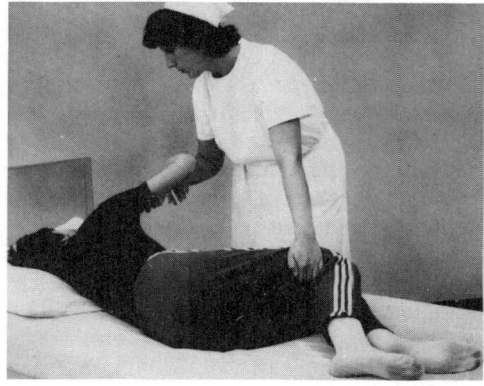
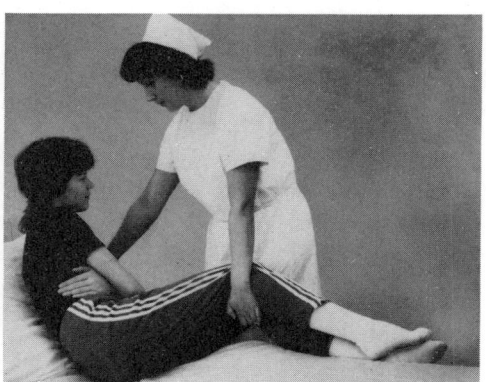

c und d   Das Herausdrehen des liegenden Patienten

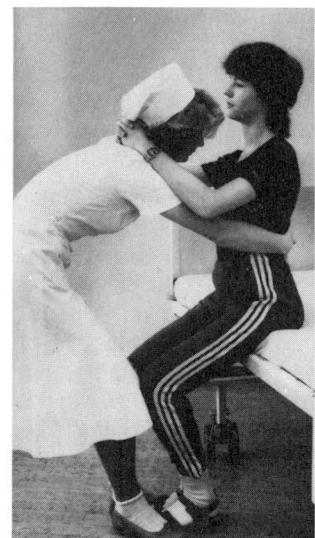
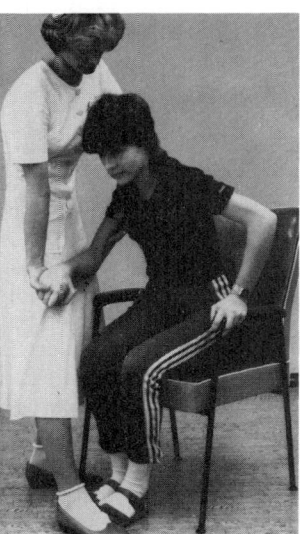
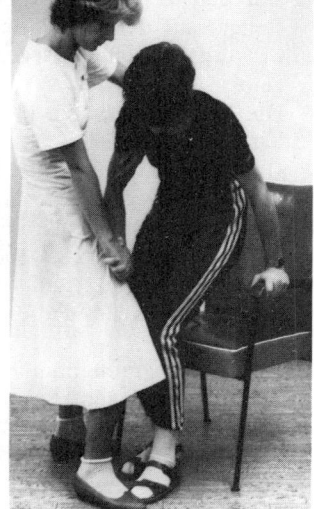

e   Hilfeleistung beim Aufstehen;   f und g   Hilfeleistung beim Aufstehen aus dem Lehnstuhl

Bei der Beobachtung von bettlägerigen Kranken, die erste Aufstehversuche unternehmen, trägt die Krankenschwester eine hohe Verantwortung.

Der Patient sollte nach dem ersten Aufstehversuch in einem Lehnstuhl sitzen, der am Bett bereitgestellt wird.

Das Sitzen des Kranken im Lehnstuhl
Der Patient ist zweckmäßig anzuziehen. Der Lehnstuhl wird an das Kopfende des Bettes gestellt und Kissen sowie eine Decke zurechtgelegt. Nachdem der Patient auf den Bettrand gesetzt wurde, wird er mit Hilfe von einer oder zwei Pflegekräften in den Lehnstuhl umgelagert.

Hilfeleistungen der Krankenschwester
► Sie stellt sich vor den auf dem Bettrand sitzenden Patienten, greift mit beiden Händen unter seine Achselhöhlen und hilft ihm so aus dem Bett in den Lehnstuhl.
► Die Höhe des Bettes wird vermindert oder, wenn dies nicht möglich ist, ein Fußbänkchen unter die Füße des Patienten gestellt.
► Der Patient soll sich im Lehnstuhl wohlfühlen. Er muß ausreichend atmen und das Zimmer überblicken können. Wünschenswert wäre es, wenn der Patient vom Lehnstuhl aus Grünanlagen sehen könnte.
► Vor den Lehnstuhl ist ein Bettisch zu stellen, auf den der Patient seine Arme bzw. gewünschte Gegenstände legen kann.
► Die Klingel muß sich in Reichweite des Patienten befinden.
► Über die Zeitdauer, die der Patient im Lehnstuhl verbringen darf, entscheidet die Krankenschwester in Übereinstimmung mit dem Arzt. Dabei sind der Gesundheitszustand und das subjektive Wohlbefinden des Patienten zu berücksichtigen.
► Der Patient muß immer mit Unterstützung der Krankenschwester in das Bett zurückgelegt werden.

Das erste Aufstehen
Die Vorbereitung dazu erfolgt wie beim Sitzen im Lehnstuhl. Auch beim ersten Aufstehen ist die Hilfe von einer oder zwei Krankenschwestern notwendig.

Der Patient wird auf den Bettrand gesetzt und zweckmäßig angekleidet. Wenn möglich, wird die Höhe des Bettes verringert, oder es wird ein Fußbänkchen bereitgestellt. An das Fußende des Bettes wird ein Lehnstuhl gerückt, damit der Patient sich ausruhen kann. In Hausschuhen versucht der Kranke dann seine ersten Schritte.
► Wird er von zwei Krankenschwestern begleitet, so nehmen ihn diese in die Mitte. Sie umfassen mit einer Hand den rechten bzw. den linken Oberarm des Patienten, während die andere Hand seinen jeweiligen Unterarm stützt.
► Ist nur eine Krankenschwester anwesend, umfaßt sie den Oberkörper des Patienten mit dem rechten Arm und stützt ihn mit ihrer Hand in der Achselhöhle. Der Kranke legt seinen linken Arm um die Hüfte der Krankenschwester, die seine Hand mit ihrer linken Hand festhält.
Während der Kranke seine Gehversuche unternimmt, wird sein Bett gemacht.
Möchte der Patient wieder in sein Bett zurück, wird er zunächst unterhalb des leicht erhöhten Kopfendes mit Blick auf das Fußende des Bettes hingestellt. Er wird aufgefordert, sich mit einer Gesäßhälfte auf den Bettrand zu setzen und mit der bettnahen Hand den Bettbügel zu fassen. Mit Hilfe der Krankenschwester läßt sich der Patient dann in das Bett hineingleiten.

2.2.8.3. Transport von Kranken

Der Transport von Kranken kann auf verschiedene Art vorgenommen werden.

● Transport des Kranken mit dem Bett (Abb. 45a)
Transporte mit dem Krankenbett sollten möglichst unterbleiben (Gefahr der Beschädigung von Wänden, Türen usw., Übertragung von Hospitalkeimen). Es gibt jedoch Krankheitszustände, bei denen eine andere Transportmöglichkeit nicht gegeben ist (z. B. bei Herzinfarkt, Bewußtlosigkeit, künstlicher Beatmung, Infusionen, Drainagen, Drahtextensionen).

● Transport des Kranken mit der Trage (Liegewagen) (Abb. 45b)

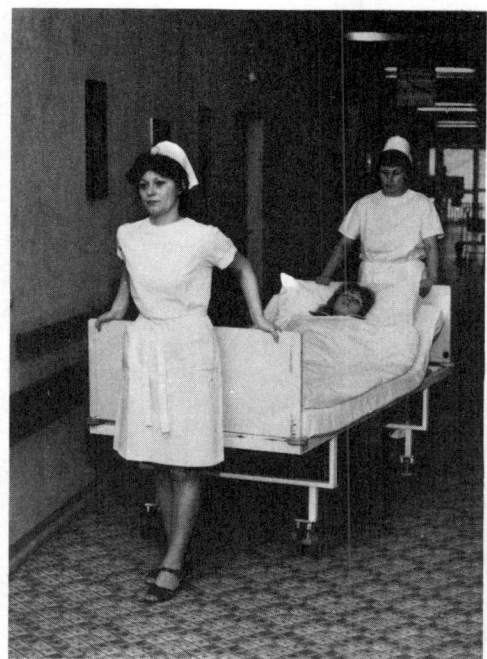

Abb. 45a   Transport des Kranken mit dem Bett

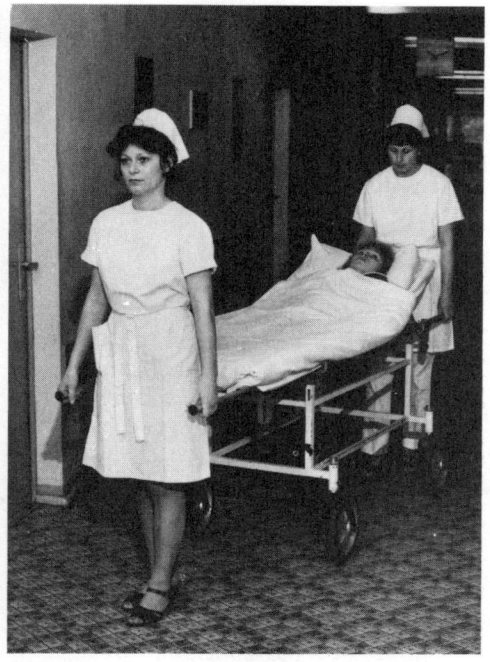

Abb. 45b   Transport des Kranken mit der Trage

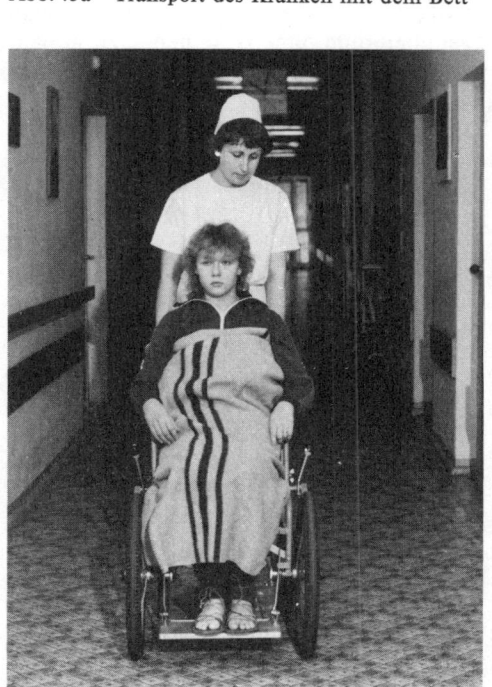

Abb. 45c   Transport des Kranken mit dem Rollstuhl

In den meisten ambulanten und stationären Einrichtungen werden Schwerkranke und Bettlägerige mit der Trage transportiert. Es handelt sich dabei vor allem um Transporte von der Station zu diagnostischen oder therapeutischen Eingriffen (Endoskopie, Röntgenaufnahme, Bestrahlung, Operation) bei stationärer Aufnahme und Entlassung.

● Transport des Kranken mit dem Rollstuhl (Abb. 45c)

Im Krankenhaus und in der Poliklinik ist der Rollstuhl das häufigste Transportmittel. Er wird eingesetzt für gehbehinderte und geschwächte Kranke, Gelähmte sowie Prothesenträger.

Der Rollstuhl wird mit einer Decke ausgelegt, der Patient darauf gesetzt und mit der Decke zugedeckt. Die Beine bekommen eine Beinstütze.

Beim Transport eines Patienten mit dem Rollstuhl ist zu beachten:

– Der Patient ist immer in Blickrichtung zu transportieren.
– Es sollte langsam gefahren werden, besonders an Ecken und unübersichtlichen Stellen.
– Unebenheiten des Fußbodens, Aus- und

Eingänge sowie Schwellen müssen vorsichtig passiert werden.
- Der Patient darf keine Zugluft bekommen.
- Unruhige oder besonders hilfsbedürftige Patienten sind von zwei Pflegekräften zu begleiten.

2.2.8.4. Gehen mit Kranken

● Gehen mit Hilfe von Krücken (Abb. 46a)
Es ist notwendig, vor dem Gebrauch der Krücken den Gummipfropf zu kontrollieren; bei Abnutzung muß er ausgewechselt werden. Der Gummipfropf ist stets sauber zu halten. Armstützen müssen richtig angepaßt werden. Sie sollen knapp unter die Ellenbogen des Kranken reichen. Die Körperhaltung ist leicht nach vorn gebeugt.
Die Krankenschwester oder die Physiotherapeutin vermittelt dem Kranken einige Grundsätze über das Gehen mit Krücken:
▶ Zweipunktgang erfolgt, wenn das kranke Bein nicht belastet werden darf. Beide Stöcke nach vorn, krankes Bein unbelastet nach vorn, Schritt mit dem gesunden Bein.
▶ Dreipunktgang wird angewendet, wenn eine teilweise Belastung möglich ist. Beide Stöcke nach vorn, krankes Bein nach vorn, abrollen lassen, Schritt mit dem gesunden Bein.
▶ Vierpunktgang bei weiterer Belastung bis zur Vollbelastung: linkes Bein und rechter Stock, rechtes Bein und linker Stock.

● Gehen mit Hilfe einer Krankenschwester (Abb. 46b, c, d)
Beim Gehen mit dem Kranken ist zwischen dem Gehen vor, hinter und neben dem Kranken zu unterscheiden.
Geht die unterstützende Person vor dem Kranken, muß sie rückwärts gehen. Diese Art der Hilfe ist daher nur für kurze bekannte Strecken (Bett-, Lehn- bzw. Rollstuhl) geeignet. Die Unfallgefahr ist relativ groß, weil Krankenschwester und Kranker die Wegstrecke nicht übersehen können.
Beim Gehen hinter dem Kranken hilft die Krankenschwester durch Stützen am Brustkorb und unter den Armen des Patienten. Gefahren erwachsen daraus, daß ein Kranker, der kollabiert oder in den Knien einknickt, nicht von der Krankenschwester gehalten werden kann. Außerdem können Krankenschwester und Kranker leicht stolpern.
Für das Gehen neben dem Kranken sind entsprechend seinem Gesundheitszustand ein oder zwei Personen zum Führen erforderlich. Bei Schwerbehinderten (Gelähmten) sind unbedingt zwei Hilfspersonen nötig.

● Gehen mit Gehhilfe und Gehwagen (Abb. 46e)
Das Gehen am Gehwagen nach Eulenburg und mit dem sog. Gehmeister kann ärztlicherseits nicht mehr befürwortet werden.

2.2.9. Körperliche Arbeitshaltung der Krankenschwester

Die Krankenschwester muß einige Grundsätze der richtigen körperlichen Arbeitshaltung kennen, um die Sicherheit des Patienten zu gewährleisten und ihre eigene Gesundheit zu schützen. Es ist falsch, eine Last allein und ohne Hilfe heben zu wollen, wenn dies ihre körperlichen Kräfte übersteigt.

Zur Bewältigung einer Last gehört vor allem die Einschätzung des eigenen Kräftevermögens!

Für eine schonende Arbeitsweise sind folgende Grundsätze zu berücksichtigen (Abb. 47):

● Ausgangsstellung
Eine richtige Ausgangsstellung vergrößert die unterstützende Fläche und stabilisiert den Stand. Eine Grätsch- oder Schrittstellung ist als optimal anzusehen. Die Fußspitzen sind nach vorn gerichtet, und es wird mit der ganzen Fußsohle auf den Boden aufgetreten. Dies führt zu einem Gleichgewicht und zur Standfestigkeit. Die Schrittstellung ermöglicht eine richtige Schwerpunktverlagerung.

● Schwerpunktverlagerung
Eine richtige Schwerpunktverlagerung erfolgt durch wechselnde Belastung der Beine (Spielbein – Standbein), durch Mitschwingen des Rumpfes und federndes Nachgeben im Hüft-, Knie- und Fußgelenk.

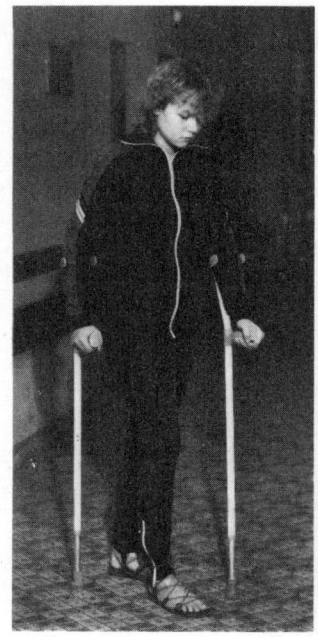

Abb. 46a   Gehen mit Hilfe von
Krücken

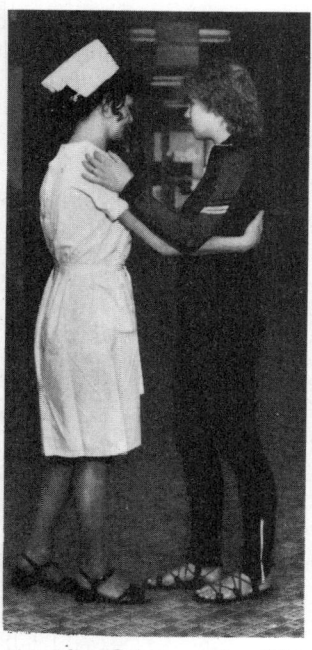

Abb. 46b Gehen   mit   Hilfe
einer Krankenschwester (Hilfe
von vorn)

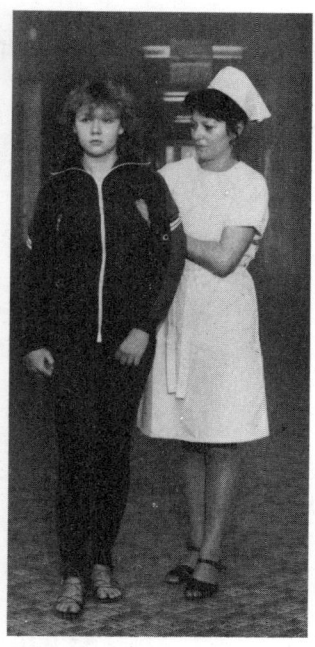

Abb. 46c Gehen   mit   Hilfe
einer Krankenschwester (Hilfe
von der Seite)

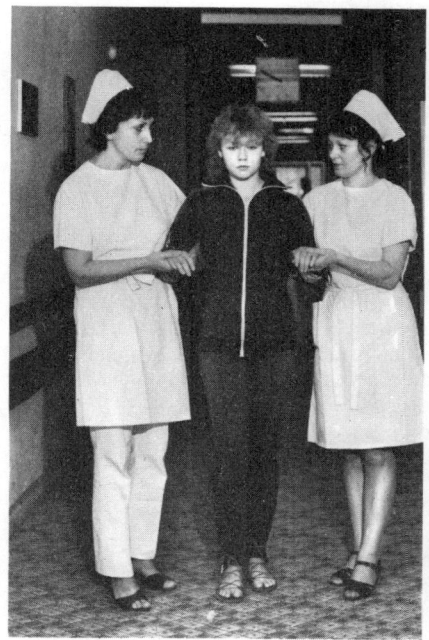

Abb. 46d   Gehen mit Hilfe von
2 Krankenschwestern

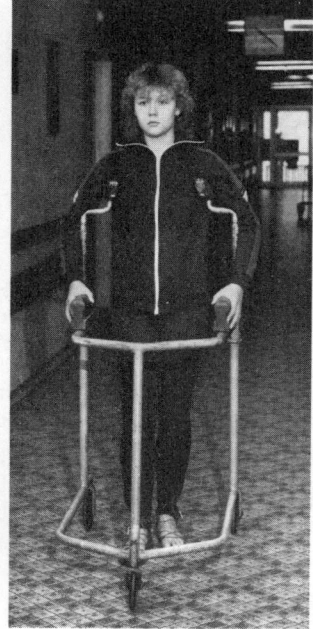

Abb. 46e   Gehen mit Gehwagen

● Heben einer Last
▶ Die Krankenschwester sollte immer frontal zur Last stehen.

▶ Das Gewicht muß genau abgeschätzt und im Verhältnis zum eigenen Kräftevermögen gestellt werden.
▶ Immer richtig zufassen!
▶ Die Last mit gestrecktem Rücken und steil aufgerichtetem Oberkörper von den Beinen her langsam durch Strecken der Fuß-, Knie- und Hüftgelenke hochheben. Beim Heben mit aufrecht gestelltem Rücken werden niemals die Bandscheiben verformt, sondern gleichmäßig belastet. Dagegen erfolgt beim Heben mit gebeugtem Rücken eine keilartige Verformung der Bandscheiben, und sie werden von den Wirbelkanten her stark belastet.
▶ Die Last so nahe am Körper anheben wie nur möglich.
▶ Vor dem Anheben tief einatmen. Bei kurzem Anheben und schwerer Last den Atem anhalten. Während des Absetzens der Last kann ausgeatmet werden.

● Abstellen einer Last
▶ Der Oberkörper soll aufgerichtet und die Last so nahe wie möglich am Körper bleiben. Das Abstellen oder Niederlassen der Last erfolgt durch Beugen des Hüft- bzw. des Kniegelenkes.

● Tragen einer Last
▶ Den Körper möglichst gestreckt halten. Der Schwerpunkt der Last sollte senkrecht über den Füßen liegen.
▶ Regelmäßig atmen, wenn die Last über

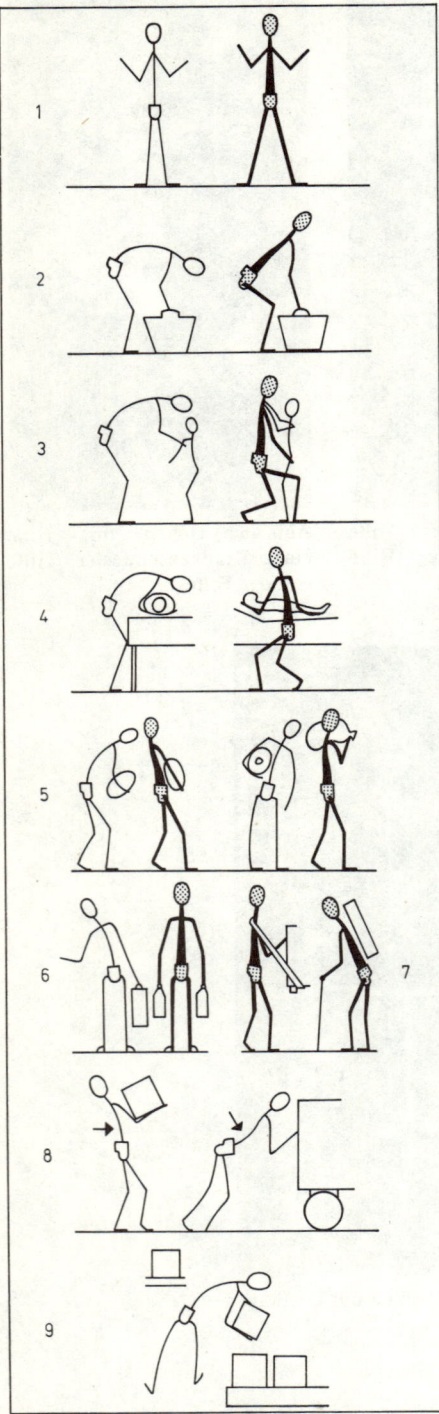

Abb. 47 Arbeitshaltung der Krankenschwester (in Anlehnung an Juchli). Jeweils stärker dargestellte Figuren zeigen richtiges Heben und Tragen, schwächer gezeichnete dagegen falsches Heben und Tragen.
1 Schritt- oder Grätschstellung, dadurch Vergrößerung der Standfläche
2 gerader Rücken und steile Oberkörperhaltung; kein Katzbuckel
3 Knie- und Hüftgelenk betätigen
4 Anspannen der Bauchmuskulatur
5 Last nahe an den Körper heranbringen
6 gleichmäßige (beidseitige) Verteilung der Last
7 bei Muskelarbeit freie Hand zum Abstützen des Körpers benutzen
8 gefährliche Hohlkreuzhaltung
9 Verdrehungen der Wirbelsäule vermeiden, keine gleichzeitige Rumpfdrehung beim Heben und Abstellen

eine längere Strecke getragen werden muß.

▶ Sind beim Heben und Tragen einer Last mehrere Krankenschwestern beteiligt, so ist das Verfahren vorher zu besprechen, damit Heben und Tragen im gleichen Rhythmus erfolgen können.

▶ Ein Verdrehen der Wirbelsäule beim Heben und Tragen sowie beim Abstellen von Lasten ist unbedingt zu vermeiden.

▶ Die zur Verfügung stehenden Hilfsmittel für die Lagerung, das Heben und den Transport von Kranken sollten von der Krankenschwester unbedingt genutzt werden. Dazu gehören:
– Patientenheber (Abb. 48),
– beräderte Nacht- und Krankentische,
– fahrbare Gestelle für Wäsche- und Abfallsäcke,
– Mehrzweckwagen für die Ausgabe von Essen und Arzneimitteln sowie für den Transport von Gegenständen zur Pflege des Patienten.

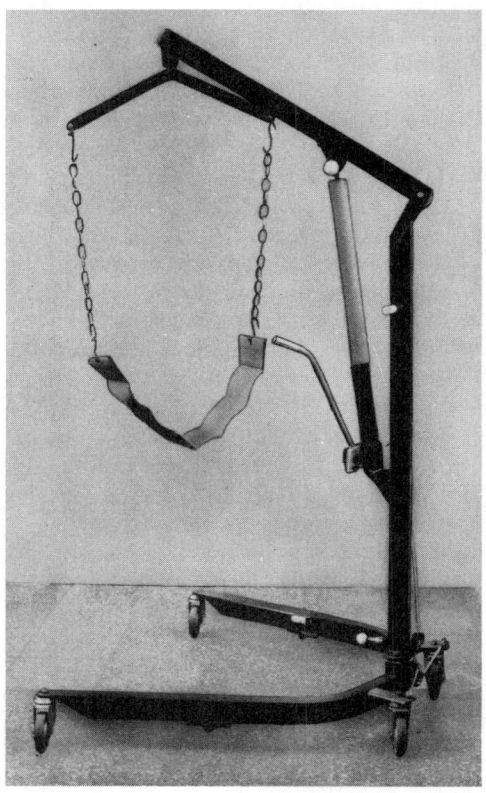

Abb. 48 Patienten-Hebegerät mit einfachem Gurt

Trotz Anwendung arbeitserleichternder Geräte wird die Krankenschwester dennoch einen hohen Anteil körperlicher Arbeit bei der Betreuung der Patienten zu leisten haben. Deshalb erscheint es angeraten, daß sie täglich eine Ausgleichsgymnastik durchführt, die zu einer Stabilisierung der Rükken- und zu einer Kräftigung der Bauchmuskulatur beiträgt.

2.3. Körperpflege Kranker

Die Bedürfnisse nach Sauberkeit, Pflege des Körpers und nach persönlicher Hygiene sind wichtige Grundbedürfnisse des Menschen. Der Patient kann diese Bedürfnisse entsprechend seinem Gesundheitszustand nicht immer in vollem Umfang selbst befriedigen. Deshalb muß die Krankenschwester den Patienten bei der Durchführung körperpflegerischer Maßnahmen und der Sicherung der persönlichen Hygiene unterstützen. Dies verlangt von der Krankenschwester nicht nur manuelles Geschick, sondern darüber hinaus Einfühlungsvermögen, Taktgefühl und Höflichkeit.

Die Bedürfnisse nach Sauberkeit, Pflege des Körpers und persönlicher Hygiene sind bei den Menschen nicht gleichmäßig ausgebildet. Dies hängt von der Erziehung zur Körperpflege und zur persönlichen Hygiene ab.

Bei der Bestimmung der Art und des Umfangs der Hilfeleistung bei der Körperpflege ist zu beachten, daß der Patient entsprechend seinem physischen und psychischen Befinden diese weitestgehend selbständig vornehmen sollte. Außerdem sind bei der Körperpflege die Beobachtung des Kranken, ein vertrauensvolles Gespräch mit dem Patienten und die gesundheitserzieherische Einflußnahme möglich.

2.3.1. Beobachtung des Aussehens des Kranken

Nachstehend werden einige grundsätzliche Hinweise für die Beobachtung des Aussehens des Kranken gegeben.

2.3.1.1. Das Gesicht

Das Gesicht läßt Rückschlüsse auf das Befinden des Patienten zu. In ihm können sich Schmerzen, Angst, Verstörtheit, Unwillen, Hoffnungslosigkeit, aber auch Freude und Optimismus widerspiegeln.

> Die Krankenschwester muß lernen, das Gesicht des kranken Menschen zu deuten. Das setzt langjährige Erfahrung, vor allem aber Aufgeschlossenheit und Verständnis voraus.

Bei der Beurteilung des menschlichen Gesichtes gibt es 2 wesentliche Kriterien:

Gesichtsausdruck
Er prägt das individuelle Aussehen des Menschen, ist relativ gleichbleibend und verändert sich mit den Lebensjahren. Die Individualität des Menschen zeigt sich auch in solchen äußerlich wahrnehmbaren psychischen Erscheinungen, wie Weinen, Lachen, Schweißausbruch, Erröten, Sprechweise, Stimme und Mimik. Der Gesichtsausdruck ist abhängig

- von der Beschaffenheit der Haut und des Unterhautfettgewebes. Bei Verringerung des Unterhautfettgewebes kommt es zu einem stärker ausgeprägten Gesichtsausdruck;
- vom Alter. Mit zunehmendem Alter werden die Gesichtszüge markanter;
- von Erlebnissen und Empfindungen.

Mimik
Unter Mimik ist der situationsbedingte Ausdruck von Empfindungen und Erlebnissen durch das Zusammenwirken der mimischen Muskulatur zu verstehen. Es kommt zur Prägung einer mimischen Spur, zur Physiognomie.
Aus dem Gesicht, dem Gesichtsausdruck und der Mimik lassen sich Schlußfolgerungen auf bestimmte Krankheitsbilder ziehen:

- schmerzerfülltes und -verzerrtes Gesicht bei Patienten mit langdauernden Schmerzzuständen (chronische Gastritis, Ulkus, Karzinom);
- verfallenes Gesicht, blasse, eingefallene Wangen, spitze Nase, ängstlicher Blick, hohle Augen, kalte Ohren, blauzyanoti-

sche Lippen bei Patienten mit abdominellen, besonders peritonealen Erkrankungen (Peritonitis). Es wird auch von Facies abdominalis gesprochen;
- verkrampfter, abweisender Gesichtsausdruck deutet auf psychische Störungen hin (endogene und exogene Depressionen, Neurosen);
- verbitterter Gesichtsausdruck bei Patienten mit unbewältigten psychischen und/oder körperlichen Leiden.
- Beim geröteten Gesicht (Facies rubra) lassen sich Nuancen differenzieren, dadurch ist eine Zuordnung zu verschiedenen Krankheiten möglich:
Die Facies rubra beim essentiellen Hypertonus unterscheidet sich nur graduell von derjenigen der Polyglobulie, bei der jedoch besonders die geröteten Konjunktiven auffallen. Gerötete Wangen bei „Vollmondgesicht" und blondem Haartyp weisen oft auf einen Diabetes mellitus hin. Die Mitralklappenverengung (Mitralstenose) zeigt im fortgeschrittenen Stadium eine auffallende Rötung der Wangen, die durch erweiterte Gefäße hervorgerufen wird (Mitralgesicht). Es ist der Kontrast zur Lippenzyanose hervorzuheben. Der chronische Alkoholismus ist an einem geröteten Gesicht mit Venektasien (Erweiterung der Venen) an Wangen und Nase (häufig zusätzlich chronische Konjunktivitis, „leerer" Blick, feinschlägiger Tremor der Hände) zu erkennen. Ein Rhinophym unterstützt den Verdacht auf chronischen Alkoholabusus.
- Intensiv gerötetes Gesicht mit Nasenflügelatmung bei akut fieberhaften Erkrankungen (bakterielle Pneumonie). Im Gegensatz dazu steht das blaßfahle Gesicht bei Pleuritis exsudativa tuberculosa;
- „Vollmondgesicht" bei Morbus Cushing (Nebennierenrindenüberfunktion);
- aufgedunsenes und geschwollenes Gesicht bei Patienten mit einem nephrotischen Syndrom;
- unbewegliches, starres Aussehen (Masken- oder Salbengesicht), steife Mimik, zähe und disharmonische Muskelbewegungen bei Patienten mit Parkinsonscher Erkrankung. Eine gesteigerte Talgbildung der Hautdrüsen (Seborrhoe) führt zu einem gesalbten Aussehen der Gesichtshaut. In schweren Fällen sind diese

Symptome mit Speichelfluß kombiniert. Die äußere Starre steht im Widerspruch zu der wachen Intelligenz des Kranken.

Ein ähnlicher Gesichtsausdruck wird mitunter bei Patienten mit Polyarthritis rheumatica beobachtet.

2.3.1.2. Die Augen

Die Betrachtung der Augen muß in die Krankenbeobachtung einbezogen werden, da sie wichtige diagnostische Schlußfolgerungen zuläßt. Die Augen sind am Gesichtsausdruck des Menschen wesentlich beteiligt, sie vermitteln einen Eindruck vom körperlichen und psychischen Zustand des Kranken. Das Auge reagiert relativ schnell auf allgemeine und lokale Erkrankungen. Augen können matt, müde, betrübt, Unruhe und Spannungszustände widerspiegeln, aber auch freudig strahlend sein.

Veränderungen der Augen bei bestimmten Krankheiten
- Glänzende, trübe und matte Augen bei Patienten mit Fieber;
- extrem harte Bulbi bei Patienten mit hypoglykämischem Schock;
- extrem weiche Bulbi bei Patienten im Coma diabeticum;
- ein- oder doppelseitiges Heraustreten der Bulbi (Exophthalmus) bei verschiedenen Erkrankungen (doppelseitig = Hyperthyreose, einseitig = Tumor, Blutung);
- eingesunkene Bulbi (Enophthalmus) bei akutem Flüssigkeitsverlust oder Abbau des Fettgewebes hinter dem Augapfel im Gefolge einer Kachexie;
- unwillkürliche Zitterbewegungen der Bulbi (Nystagmus) bei Erkrankungen des Gleichgewichtsorgans oder bei Vergiftungen;
- Schielen (Strabismus) auf Grund angeborener oder erworbener Ursachen.

Veränderungen der Augenlider
- Schwellung der Augenlider bei Entzündungen, Allergien, Herz- und Nierenerkrankungen, Hagel- und Gerstenkorn, Hauterkrankungen und Unfällen;
- Herabhängen eines Augenlides (Ptosis) infolge Lähmungen (Abb. 49a);

- Einwärtsdrehen eines Augenlides (Entropium) infolge Narbenverziehungen (Abb. 49b);
- Auswärtsdrehen eines Augenlides (Ektropium) bei Erkrankungen der Lidmuskulatur oder des Fazialisnerven.

Veränderungen der Bindehaut (Konjunktiva)
- Entzündung der Bindehaut bei Konjunktivitis;
- Gelbfärbung der Bindehaut bei Leber- und Gallenerkrankungen;
- blasse Bindehaut bei Anämie.

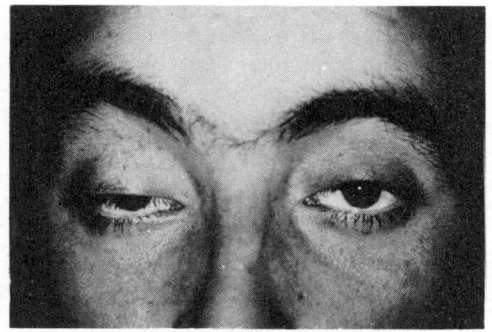

Abb. 49   Veränderungen der Augenlider
a Ptosis

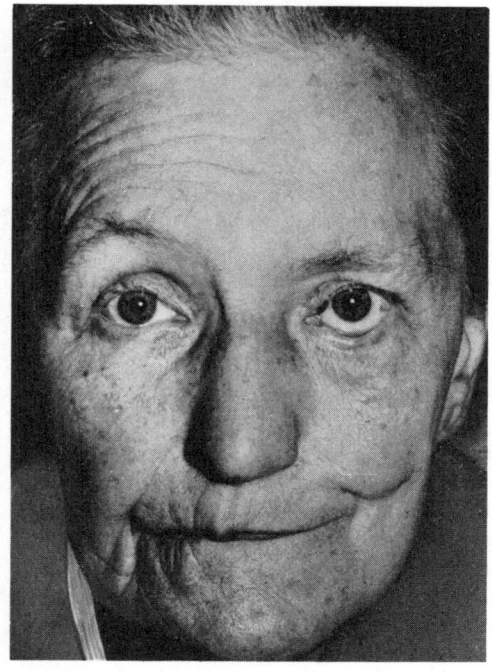

b Entropium

Veränderungen der Lederhaut (Sklera)
- Gelbfärbung bei Ikterus,
- stärkere Rötung bei Entzündung,
- stark blutunterlaufene Stellen nach Unfällen.

Veränderungen der Hornhaut (Kornea)
- Austrocknen bei seltenem Lidschlag, bei Veränderungen an den Augenlidern oder bei verminderter Tränensekretion,
- Entzündung; Verletzung durch Fremdkörper, Verätzung durch Säuren und Laugen,
- bei virus- oder bakteriell bedingten Erkrankungen.

Veränderungen der Regenbogenhaut (Iris)
- Entzündungen bei Verletzungen, Allergien, Infektionen.

Veränderungen der Pupillen
Sie sind normalerweise rund, gleichweit, erscheinen schwarz, passen sich den Lichtverhältnissen an. Bei stärkerem Lichteinfall verengen (Miosis), bei Dunkelheit erweitern sie sich (Mydriasis).
- Verengung bei Gabe von Morphium,
- Erweiterung bei Gabe von Atropin,
- unterschiedlich weite Pupillen entweder angeboren oder durch organische Erkrankungen.

2.3.1.3. Die Ohren

Auch die Ohren können wichtige diagnostische Hinweise geben:
- Abstehen einer oder beider Ohrmuscheln bei Entzündungen im Ohrbereich und der Ohrspeicheldrüse;
- Einlagerungen im Gewebe der Ohrmuschel bei Gicht (Ablagerung von Harnsäurekristallen = Tophy);
- Rötung der Ohrmuschel bei Verbrennungen oder Erfrierungen, Blässe bei Anämie;
- Schuppenbildungen oder Entzündungen bei Hauterkrankungen des Außenohres;
- Entzündungen, Furunkel, Ekzeme und Geschwülste am äußeren Gehörgang;
- dünn- oder dickflüssiger, eitriger, stinkender oder blutiger Ausfluß aus dem Gehörgang bei Mittelohrentzündung. Austreten von Liquor aus dem Ohr bei Schädelverletzungen;

- Ohrengeräusche, wie Sausen, Klingeln, Rauschen;
- Schwerhörigkeit.

2.3.1.4. Die Nase

Die Nase sollte ebenfalls in die Krankenbeobachtung einbezogen werden:
- Gerötete Nase bei niedriger Außentemperatur, bei Erfrierungen oder bei Gefäßerweiterungen, blasse Nase bei Anämie, Kollaps, Schock oder bei psychischer Belastung;
- blaurot verfärbte Nase bei Herzerkrankungen (Zyanose);
- erheblich vergrößerte und gerötete Nase bei Rhinophym;
- entzündliche Veränderungen der Nasenschleimhäute bei Schnupfen (akuter Schnupfen, chronischer Schnupfen, nervöser Schnupfen, Heuschnupfen);
- lokale Schwellungen, starke Schmerzen, zeitweise Temperaturerhöhung bei Nasenfurunkel;
- Blasenbildungen (Herpes nasales) am Naseneingang;
- Nasenbluten (Epistaxis).

2.3.1.5. Körpergeruch

Die Beurteilung des Körpergeruches ist von besonderer Bedeutung. Sie erfordert Erfahrung und Übung. Die Art des Körpergeruches ist für die Diagnose außerordentlich wichtig.
Der individuell sehr verschiedene Körpergeruch ist bedingt durch Absonderungen der Schweißdrüsen, Zersetzung des Schweißes, Abstoßung von Oberflächenepithelien der Haut, Körperausscheidungen und die Art der Speisenaufnahme. Der Körpergeruch wird entscheidend von der Körperpflege und der persönlichen Hygiene beeinflußt. Bestimmte Erkrankungen können zu einer spezifischen Veränderung des Körpergeruches führen:
- süßlicher Azetongeruch (Geruch nach frischem Obst) beim Coma diabeticum;
- urinöser Geruch beim Coma uraemicum oder bei chronischen Nierenerkrankungen mit Retention harnpflichtiger Substanzen;

- schwefel-wasserstoff-ähnlicher Geruch bei Magenblutungen;
- Geruch nach frischer Leber bei akutem Leber-Zellgewebszerfall (Coma hepaticum);
- aashaft-widerlicher, süßlicher Gestank bei Lungengangrän;
- saurer Geruch bei Tuberkulose;
- urinöser Geruch oder Geruch nach Kot bei schlecht gepflegten inkontinenten Kranken;
- starker Mundgeruch bei Erkrankung des Magen-Darm-Traktes, der Tonsillen oder bei Zahnkaries.

Unangenehmer Körpergeruch kann beim Patienten zu psychischen Störungen führen und läßt Rückschlüsse auf die Qualität der Krankenpflege zu.

2.3.1.6. Die Haut

Der Zustand der Haut ist für den Menschen lebenswichtig, da sie eine wichtige Schutz-, Stoffwechsel-, Ausscheidungs-, Wärmeregulations- und Sinnesfunktion ausübt. Die gesunde Haut ist gut durchblutet, geschmeidig, elastisch, trocken und intakt.

Farbliche Veränderungen der Haut
Die Farbe der Haut ist individuell verschieden und abhängig von der Stärke der äußeren Hautschichten, der Durchblutung und der Hautpigmentierung.
Es werden folgende farbliche Veränderungen der Haut unterschieden:

- Blässe
- abnorme Blässe der Haut und der Schleimhäute bei schweren Anämien,
- Blässe gepaart mit gelblichgrauer Hautfarbe bei Karzinomen,
- Blässe bestimmter Hautbezirke infolge Gefäßverschlüsse durch Embolie,
- langsam einsetzende Blässe bei chronischem Blutverlust und schlechtem Ernährungszustand,
- plötzlich auftretende Blässe bei Schock (schwere Blutungen, Herz-Kreislauf-Kollaps, Angst, Schreck, Aufregung, Kälteeinwirkung).

- Gelbfärbung (Ikterus)
- bei Leber-, Bauchspeicheldrüsen- und Bluterkrankungen,

- bei Verschluß der Gallenwege durch Gallensteine oder Tumor,
- häufig bei Neugeborenen.

- Blaufärbung (Zyanose)
- Blaurote Verfärbung der Haut wird durch eine mangelhafte Sauerstoffsättigung des Blutes ausgelöst. Dieses kann lokal (Zirkulationsstörungen) oder generell (Atemstörungen, Herz- und Lungenerkrankungen) sein. Die Zyanose ist auch an Fingernägeln, Lippen, Nasenspitze oder Ohrläppchen ausgeprägt (Akrozyanose).

- Rötung
Die Rötung der Haut kann die ganze Hautoberfläche erfassen (Hitzeeinwirkung, Anstrengung, Erregung), wobei sie im Gesicht am stärksten ausgeprägt ist.
Eine Rötung kann auch lokal bedingt sein:
- Dermographismus nach festem Bestreichen oder Kratzen der Haut,
- bei allergischen Hautreaktionen,
- bei Entzündungen oder Eiterungen,
- bei kleinsten Blutaustritten (Petechien) infolge Gerinnungsstörungen,
- als Spidernaevi bei Leberkrankheiten,
- bei Infektionskrankheiten.
Scharf umschriebene, nässende oder schuppende Rötungen, die besonders an aufeinanderliegenden Hautstellen, z. B. Achselfalte, unter der weiblichen Brust, Analfalte oder im Genitalbereich, auftreten, sind häufig bei adipösen und leicht schwitzenden Patienten zu finden.

- Pigmentation
Umschriebene Hyperpigmentierungen können bei verschiedenen physiologischen Zuständen und Krankheiten entstehen:
- als Sommersprossen,
- bei Schwangerschaft,
- bei Einnehmen der Pille (Ovulationshemmer),
- bei Leberzirrhose,
- bei der Addisonschen Krankheit (Nebennierenrindeninsuffizienz),
- bei Hyperthyreose,
- bei Vitaminmangel,
- bei Arzneimittelnebenerscheinungen,
- bei Hämochromatose (Eisenspeicherkrankheit),
- bei Melano-Sarkom,
- bei Neurofibromatose.
Hypopigmentierungen und Albinismus sind

oft angeboren. Manchmal sind sie auch krankheitsbedingt (Lebererkrankungen).

Temperatur der Haut

Die gesunde Haut fühlt sich warm an. Kühle Haut kann entstehen bei niedrigen Außentemperaturen oder durch Verdunstungskälte beim Schwitzen. Kühle Haut ist jedoch auch ein Symptom bei Herzerkrankungen, bei Kreislauffunktionsstörungen und bei größeren Blutverlusten.

Bei erhöhten Außentemperaturen ist die Haut ebenfalls warm. Sie fühlt sich heiß an bei Fieber, bei Entzündungen und nach Verbrennungen.

Feuchtigkeit der Haut

Die gesunde Haut fühlt sich trocken an. Trockene und schuppende Haut haben Patienten mit einer Hypothyreose (Unterfunktion der Schilddrüse) und alte Menschen.

● Feuchte Haut bei sehr nervösen Patienten, die unter Störungen im vegetativen Nervensystem leiden;
● vermehrte Schweißsekretion als Folge hoher Außentemperaturen, eines raschen Fieberabfalls, einer Arzneimittel- oder physikalischen Therapie (Heißluft, Schwitzpackungen), körperlicher Anstrengungen oder psychischer Belastungen;
● kalter, klebriger Schweiß, lokalisiert auf Stirn, Hände, Füße, Achselhöhlen, ist typisch für einen Schockzustand.

Spannungszustand der Haut (Turgor)

Der gesunde Mensch hat eine elastische Haut. Beim Anheben einer Hautfalte verschwindet diese von selbst, beim Eindrücken bleiben keine Dellen zurück.

● Verminderte Spannung (Schrumpfung)
Im Alter ist ein zunehmender Verlust der Spannung und Elastizität der Haut physiologisch bedingt. Eine aufgehobene Hautfalte glättet sich nicht sofort wieder. Der Schwund von Fettgewebe und das Austrocknen der Haut führen zur Runzel- und Faltenbildung. Diese kann auch durch krankheitsbedingte Abmagerung (Kachexie) oder Austrocknen (Exsikkose) nach lang anhaltendem Erbrechen, Durchfällen oder schweren verzehrenden Krankheiten entstehen.

● Erhöhte Spannung
Die Haut ist glänzend, gespannt, evtl. Vorkommen von Striae. Eine erhöhte Hautspannung ist zu beobachten
– im Bereich des Rumpfes
   bei einem Aszites,
   bei Tumoren im Bauchraum,
   in der Schwangerschaft;
– im Bereich des Gesichtes
   beim Morbus Cushing (Erkrankung der Hypophyse),
   bei Nierenerkrankungen.
Auch bei entzündlichen Anschwellungen oder Blutergüssen der Haut kann eine erhöhte Spannung auftreten.

Bildung von Ödemen

Als Ödem wird eine Ansammlung von Wasser im subkutanen Bindegewebe bezeichnet. Nach ihren Ursachen werden die Ödeme wie folgt eingeteilt:
● Ödeme durch Erhöhung des hydrostatischen Druckes
Der Druck im Gefäßsystem und im umgebenden Interstitium ist normalerweise ausgeglichen. Deshalb tritt keine Flüssigkeit aus dem Gefäßsystem aus. Bei Stauungen steigt der Druck vor dem Hindernis an, und aus den Kapillaren kommt Flüssigkeit heraus. Stauungen können entstehen durch
– Thrombophlebitis
– Beckenvenenthrombose
– chronische Lungenveränderungen
– Leberzirrhose
– Rechtsherzinsuffizienz.
Patienten, die sehr viel stehen, haben häufig Beinödeme (besonders an den Unterschenkeln und an den Füßen), liegende Patienten dagegen ein Sakralödem (über dem Kreuzbein).

● Ödeme durch Erniedrigung des onkotischen Druckes
Der Eiweißgehalt im Gefäßsystem bestimmt zugleich den onkotischen Druck, der in den Blutgefäßen höher als im Interstitium ist. Bei Verringerung des Bluteiweißgehaltes fließt Flüssigkeit aus dem Blut in das Gewebe über. Die Ursachen hierfür können sein:
– chronische Nierenerkrankungen (Nephrose) mit Eiweißverlust,
– chronische Lebererkrankungen mit Störungen in der Eiweißsynthese (Albumine),

- Eiweißmangel bei Hungerzuständen oder falscher Ernährung,
- chronischer Alkoholismus mit Störungen des Eiweißstoffwechsels.

Im Gegensatz zu den hydrostatisch bedingten Ödemen sind die onkotisch verursachten nicht lageabhängig. Es herrschen jedoch Gesichts-, Lid- und allgemeine Gewebsödeme vor.

● Ödeme durch Schädigungen der Kapillarwand

Die Durchlässigkeit der Kapillarwände (Erhöhung der Permeabilität) ergibt sich aus der Einwirkung von Toxinen (Bakterien) oder auf Grund von Allergien. Die Ödeme treten lokal (an der Einwirkungsstelle – Biß, Stich) oder generalisiert (Nahrungs-, Arzneimittelallergie) auf.

● Ödeme durch Störungen des Elektrolythaushaltes

Der Wasser- und Elektrolythaushalt wird durch Aldosteron (aus der Nebennierenrinde) und Adiuretin (aus der Hypophyse) reguliert. Störungen im Hormonhaushalt und in der renalen Durchblutung können zu einer Retention von Wasser und Salz (Elektrolyten) führen. Die so entstandenen Ödeme sind unabhängig von der Körperlage zu beobachten.

● Ödeme durch Störungen des Lymphabflusses

Sie sind Folge einer Lymphstauung (Lymphknotenexstirpation, Entzündungen der Lymphknoten). Der Zustand braucht nicht dauernd zu sein (oftmals vorübergehend nach operativen Eingriffen). Die ausgeprägteste Form des Lymphödems ist die Elephantiasis (schmerzloses Ödem in einem oder in beiden Beinen).

● Ödeme durch hormonelle Störungen

Hierzu zählen allgemeine Ödeme (Myxödem) bei Verminderung der Produktion von Schilddrüsenhormon und die zyklusbedingte, zeitweilige Wasser- und Natriumretention (Ödeme vorwiegend im Gesicht, in den Augenlidern).

● Ödeme durch Witterungseinflüsse

Sie entstehen besonders in der warmen Jahreszeit an Füßen und Beinen (Hitzeödeme).

Die Einteilung der Ödeme ist auch nach größeren Krankheitsgruppen möglich (z. B. kardiales, renales, hepatogenes Ödem).

Anhangsorgane der Haut
Nägel
Finger- und Zehenkuppen werden durch gewölbte elastische Hornplatten = Nägel bedeckt. Sie werden durch einen sich vorschiebenden Nagelfalz gebildet, der zunehmend verhornt, und üben eine Schutzfunktion aus. Nägel sind nicht schmerzempfindlich, sie schützen aber ein sehr sensibles Gewebe. Das unter dem Nagel befindliche Gewebe ist stärker durchblutet, daher sind die Nägel rosafarben.

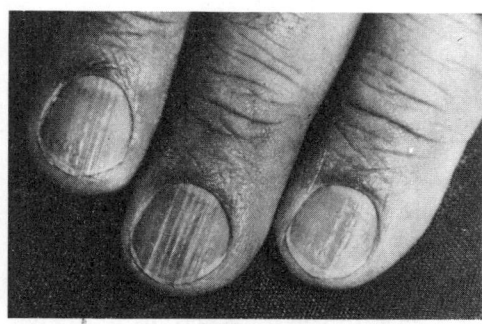
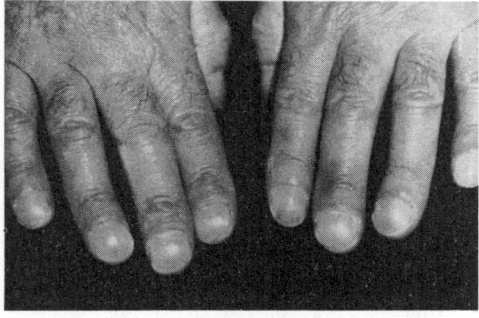
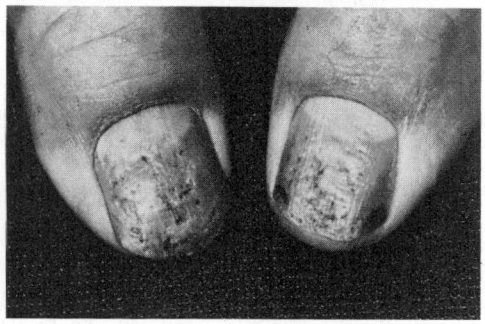

Abb. 50 Formveränderungen der Nägel
a Längsrillen
b Trommelschlegelfinger
c Zerstörung des Nagels durch Pilze

75

Formveränderungen der Nägel (Abb. 50a–c)
- dünne, brechende, lamellenförmig aufgesplitterte Nägel (Hohlnägel, Löffelnägel). Typisch bei Eisen- oder Calciummangel (ernährungs- oder stoffwechselbedingt).
- Uhrglasnägel (allseitig stark gewölbte Nägel) bei chronischem Sauerstoffmangel (Herz-, Lungenerkrankungen). Die Finger sind zusätzlich an den Enden trommelschlegelförmig aufgetrieben.
- Querrillen bzw. -kerben in den Nägeln haben trophische Störungen als Ursache (schwere Infektionskrankheiten, Tetanie, Unterernährung, Nagelekzem, Pilzbefall).

Farbveränderungen der Nägel
- mangelnde Durchblutung (Zyanose), Hämatome (blauschwarze Farbe) und Nikotin (gelbe Farbe) können zu Abweichungen von der Normalfarbe führen,
- weiße, unregelmäßige Tupfen entstehen durch Lufteinschlüsse ins Nagelbett (ohne Bedeutung).

Haare
Es werden Langhaare (Kopf-, Bart-, Achsel-, Schamhaare), Borstenhaare (Wimpern, Augenbrauen) und Wollhaare (übrige Körperbehaarung) unterschieden. Haare sind biegsame, meist pigmentierte Hornfäden.

Veränderungen der Haare
- Physiologischer Haarausfall
  Im Alter besonders bei Männern.
- Krankheitsbedingter Haarausfall
  Unerwünschte Nebenerscheinung einer Zytostatika- und/oder Röntgenstrahlentherapie.
- Störungen des Haarwuchses
  Fehlanlage oder hormonelle Fehlregulationen.

2.3.1.7. Umfangsmessungen

Die Körperpflege des Patienten bietet die Möglichkeit, den Umfang bestehender Körperschwellungen zu messen. Solche Messungen sind von Bedeutung für die Therapie und die Krankenpflege.

Umfangsmessungen
- sollten täglich an genau festgelegten

Punkten (Fettstiftmarkierungen) vorgenommen werden, wobei sich der Patient immer in der gleichen Körperlage befindet,
- müssen dokumentiert werden,
- sind notwendig bei entzündlichen Ergüssen in Gelenken, bei Bein- und Beckenvenenthrombosen, bei Lymphabflußstauungen, bei Erkrankungen, die zu einer Flüssigkeitsansammlung im Bauchraum führen können (Lebererkrankungen, Herzerkrankungen), bei Erkrankungen im Halsbereich (Schilddrüsenerkrankungen, Lymphdrüsenschwellungen).

2.3.2. Tägliche allgemeine Körperpflege des Kranken

Während einer stationären medizinischen Betreuung wird es oft notwendig, daß die Körperpflege des Patienten von der Krankenschwester unterstützt bzw. ausgeführt werden muß. Dabei ist folgendes zu beachten:
- In dem betreffenden Raum, in dem die Körperpflege vorgenommen wird, sind zur Vermeidung von Zugluft die Fenster zu schließen. Die Zimmertemperatur muß kontrolliert werden und sollte 22 °C betragen.
- Frühmorgens ist es nicht notwendig, daß jeder Patient eine Ganzwaschung oder ein Vollbad erhält. Es genügt, die Zähne zu putzen sowie Hände und Gesicht zu waschen.
- Die gründlichere Körperpflege kann auf einen Tagesabschnitt verlegt werden, der arbeitsorganisatorisch am günstigsten ist und dann mit dem Patienten vereinbart wird.
- Notwendige Wäsche, Pflegegegenstände und -mittel sind bereitzulegen.
- Der Patient sollte bei seiner Körperpflege aktiv mithelfen.

Die Körperpflege ist eine wichtige aktivierende pflegerische Maßnahme. Die Einbeziehung des Patienten fördert sein Selbstvertrauen. Die Krankenschwester muß entscheiden, was der Patient selbständig tun und wobei er lediglich mithelfen kann.

- Nach Möglichkeit ist die Körperpflege

immer von derselben Krankenschwester vorzunehmen, um den Patienten nicht zusätzlich psychisch zu belasten.

Der Patient sollte nur so weit wie notwendig ausgezogen und vor den Blicken unbeteiligter Personen geschützt werden.

- Gespräche während der Körperpflege sind sehr rücksichtsvoll und einfühlsam zu führen, um dem Patienten das Gefühl der Hilflosigkeit zu nehmen.
- Muß der Patient von zwei Krankenschwestern gewaschen werden, sollten sie ihn möglichst in ihr Gespräch miteinbeziehen. Äußert er diesen Wunsch nicht, ist seine Haltung zu respektieren.

Die Krankenschwester hat darauf zu achten, daß ihre Hände warm und weich, ihre Fingernägel kurzgeschnitten sind sowie Ringe und andere Schmuckgegenstände vor Arbeitsbeginn abgelegt werden (Hygiene, Verletzungsgefahr).

▶ Körperpflege muß bei möglichst flach gestellter Rückenlehne durchgeführt werden. Alle Lagerungsmittel sind zu entfernen.
▶ Der verwendete Seifenlappen darf nicht zu naß, aber auch nicht zu trocken sein.
▶ Das Waschwasser ist zwei- bis dreimal zu wechseln.
▶ Beim Waschen und Abtrocknen des Patienten darf kein starker Druck auf die Haut ausgeübt werden (nicht reiben!).
▶ Besondere Sorgfalt ist auf die Pflege der großen Hautfalten (weibliche Brust, Bauchfalten, Leistenbeugen) zu legen und auf die Finger- und Zehenzwischenräume. Sie sind gründlich zu trocknen und evtl. zu pudern.

Entsprechend dem Hauttyp muß nach dem Waschen feuchte Haut gepudert und zu trockene Haut mit Öl abgerieben werden.

2.3.2.1. Ganzwaschung des Patienten

Bei frischoperierten, bewußtlosen, schwerstkranken, ggf. auch bei körperlich und geistig stark behinderten Patienten wird die Körperpflege von der Krankenschwester ausgeübt.

Vorbereitungen

Der Patient ist über die einzelnen Vorgänge beim Waschen zu informieren; seine Wünsche sind weitestgehend zu berücksichtigen. Vor dem Waschen oder Baden sollte der Patient noch einmal die Harnblase entleeren.

- Für die Ganzwaschung sind die notwendigen Hilfsmittel bereitzustellen:
- Bettisch oder Stuhl für die Waschschüssel. Dabei ist die Abstellfläche dem Bett so zuzuordnen, daß unnötige Wege erspart werden. Bei Verwendung eines Stuhles muß die Sitzfläche abgedeckt werden;
- Waschschüssel mit warmem Wasser;
- zwei Seifenlappen (für die obere und für die untere Körperhälfte möglichst unterschiedlich gekennzeichnet), desgleichen zwei Handtücher;
- Seife, Körperpuder, Öl, Creme;
- ein Glas mit Wasser zum Zähneputzen, Zahnbürste, Zahnpasta, Mundwasser;
- Kamm, Haarbürste, bei Männern evtl. ein Rasierapparat (für Naß- oder Trockenrasur);
- Nachthemd oder Schlafanzug
  Bei schwerkranken Patienten ist aus praktischen Gründen krankenhauseigene Wäsche zu bevorzugen. Wäsche aus synthetischen Fasern ist für schwerkranke Patienten unbedingt zu vermeiden.

- Nach Bereitstellung der Hilfsmittel ist der Patient an den Bettrand zu rücken, um die Arbeit der Krankenschwester zu erleichtern. Der Patient ist nur so weit wie notwendig zu entkleiden.

Vorgehen

▶ Gesicht, Ohren und Hals des Patienten waschen und abtrocknen.
▶ Unter einen Arm wird ein kleines Handtuch gelegt, dann Hand, Arm und Achselhöhle waschen und abtrocknen. Das gleiche geschieht mit dem anderen Arm.
▶ Bettdecke bis zur Taille zurückschlagen, die Brust waschen und abtrocknen. Mit dem Hemd zudecken.
▶ Bettdecke bis zu den Oberschenkeln zurückschlagen, Bauch waschen und ab-

trocknen, vor allem den Nabel beachten. Danach Patienten wieder zudecken.

► Zum Waschen des Rückens Patienten aufsetzen oder ihn, je nach Befinden, in Seitenlage bringen. Über das Bettlaken ist ein Handtuch zu legen. Den Rücken waschen, abtrocknen und Patienten zurücklegen.

► Das Hemd anziehen, dabei zuerst die Ärmel über die Arme ziehen und dann das Hemd schließen oder über Kopf und Oberkörper streifen.

► Ein Bein abdecken, Handtuch unterlegen, anschließend Fuß und Bein erst der einen, dann der anderen Seite waschen, abtrocknen und zudecken.

► Das Genitale waschen und abtrocknen. Diese Waschung sollte möglichst vom Patienten selbst vorgenommen werden. Die Krankenschwester ist behilflich, indem sie den Seifenlappen zureicht und auswäscht. Bei der Intimpflege muß die Krankenschwester Handschuhe tragen.

► Nach dem Waschen des Patienten sind die Seifenlappen gründlich auszuspülen und zu trocknen.

► Die Handtücher sind am Bettrahmen oder am Nachtkästchen aufzuhängen.

► Abschließend wird der Patient entsprechend seinem Gesundheitszustand und seinen Wünschen gelagert.

► Das Waschwasser wird ausgegossen, die Waschschüssel gesäubert und desinfiziert.

2.3.2.2. Das selbständige Waschen des Patienten

In diesen Fällen handelt es sich um Kranke, die zwar nicht aufstehen dürfen, jedoch in der Lage sind, die Körperpflege fast selbständig im Bett vorzunehmen. Sie bekommen das benötigte Wasser an das Bett gebracht.

Auf der Station sind Voraussetzungen zu schaffen, daß sich diese Kranken noch vor dem Frühstück waschen können.

Vorbereitungen
● Der Kranke ist möglichst in eine sitzende Stellung zu bringen.
● Er bekommt die benötigten Toilettenartikel gereicht, damit er sie in seiner Nähe

ablegen und jederzeit selbst erreichen kann.
● Frische Wäsche ist bereitzuhalten.

Vorgehen
► Der Kranke darf beim Waschen nicht unter zeitlichem Druck stehen.
► Die Art und Weise des Vorgehens beim Waschen sollte dem Kranken selbst überlassen bleiben.

Die Krankenschwester ist für die Sauberkeit des Patienten verantwortlich. Sie soll nicht kontrollieren, sondern taktvoll beobachten und ggf. korrigierend eingreifen.

► Gelingt es dem Kranken nicht, alle Körperstellen zu erreichen, so hilft die Krankenschwester in angemessener Weise.
Kann der Patient aufstehen, so ist in jedem Fall dafür zu sorgen, daß er im Krankenzimmer, besser jedoch im Stationsbad seinen Körper gründlich reinigen kann. Falls notwendig, sollte die Krankenschwester ihn auf dem Weg zum Bad begleiten oder ihn beim Waschen unterstützen. Dies kann erfolgen durch das Hinstellen eines Sessels oder Stuhles am Waschbecken oder das Bereitlegen der Toilettengegenstände.

Wäscht sich der Patient in einem Mehrbettzimmer, sollte er sich durch einen Wandschirm vor den Blicken Dritter schützen können. Wäscht er sich im Stationsbad, sollte er ebenfalls ungestört bleiben. Hier wäre ein Schild mit der Aufschrift „Bitte nicht stören!" angebracht.

2.3.2.3. Morgentoilette

Durch das Waschen von Gesicht und Händen sowie durch Mundspülen und Zähneputzen soll die Morgentoilette den Kranken erfrischen. Kann er sie nicht selbst ausführen, so hat die Krankenschwester dafür zu sorgen, daß dem Patienten diese wenig zeitaufwendige, für ihn jedoch nicht minder wichtige Hilfe zuteil wird.
Eine Morgentoilette ist bei solchen Kranken angezeigt,
● bei denen, zumeist aus arbeitsorganisato-

rischen Gründen, intensive Körperpflege nicht am Morgen, sondern erst im Laufe des Tages vorgenommen werden kann,

- die mit oder ohne Hilfe am Vormittag aufstehen dürfen und damit die Körperpflege verbinden können.

2.3.2.4. Abendtoilette

Es gehört zur Körperpflege der meisten Menschen, daß sie vor dem Schlafengehen nochmals die Zähne putzen und sich waschen. Dieses Vorgehen vermittelt ihnen Wohlbefinden und schafft beste Voraussetzungen für einen erholsamen Nachtschlaf. Auch den Patienten sollte diese Möglichkeit zur Abendtoilette gegeben werden.

Patienten, die aufstehen dürfen, können die Abendtoilette selbständig vornehmen. Hilfsbedürftige Patienten sollten von der Krankenschwester taktvoll unterstützt werden.

Bettlägerige Patienten erhalten das Waschwasser und notwendige Toilettengegenstände ans Bett gebracht.

Schwerkranke bettlägerige Patienten bedürfen bei der Abendtoilette der besonderen Zuwendung der Krankenschwester.

2.3.2.5. Intimtoilette

Sie ist für das Wohlbefinden des Kranken besonders wichtig. Die Intimpflege besteht in der Reinigung der Intimgegend, um Entzündungen vorzubeugen und Geruchsbildung zu vermeiden.

Intimtoilette bei der Ganzwaschung
Die Hilfeleistung bei der Intimpflege richtet sich nach dem Zustand des Patienten. Es ist jedoch anzustreben, daß der Kranke die Intimpflege weitestgehend selbst übernimmt. Besondere Aufmerksamkeit hat die Krankenschwester auf die Intimpflege älterer und schwerstkranker Patienten zu richten.
Bei der Intimpflege ist zu beachten:

- Es sind gesonderte Körperpflegemittel und gesonderte Wäsche zu benutzen.
- Bei Patienten mit Hauterkrankungen in der Intimgegend, mit Durchfallsleiden, Inkontinenzerscheinungen oder vermehr-

tem Ausfluß ist mit besonderer Sorgfalt vorzugehen.

Bei der Intimtoilette ist die Gefahr der Keimübertragung besonders groß. Deshalb sollte die Krankenschwester Handschuhe tragen!

Intimtoilette bei der Frau
Wegen ihrer kurzen Harnröhre neigen Frauen vermehrt zu bakteriellen Entzündungen der ableitenden Harnwege, vor allem der Blase. Deshalb ist bei ihnen der Intimtoilette besondere Aufmerksamkeit zu widmen. Es ist folgendes zu beachten:

- strenges hygienisches Vorgehen,
- spezielle Waschschüssel; frisches sauberes Wasser; gesondertes Handtuch und gesonderte Seifenlappen,
- Waschen und Abtrocknen immer von der Symphyse zum Anus hin,
- nach dem Wasserlassen stets eine einfache Intimtoilette bei der Kranken vornehmen (halbnassen Seifenlappen benutzen),
- oberflächliche Entzündungen mit Hautdefekten (besonders bei adipösen Frauen) mit Kaliumpermanganat oder Mercurochromlösung behandeln,
- gründlich abtrocknen.

Bei Frauen mit Neigung zu Entzündungen und Hautläsionen hat sich für das Abtrocknen der Intimgegend ein Fön bewährt. Um Entzündungs- und Mazerationsgefahr zu vermeiden, sollten in großen Hautfalten Streifen aus weichem Mull (kein Zellstoff!) gelegt werden.

Intimtoilette beim Mann
Bei schwerkranken und unbeholfenen Männern sollte die Intimpflege von Krankenpflegern vorgenommen werden. Es wird jedoch nicht zu vermeiden sein, daß auch die Krankenschwester für die Intimpflege des Mannes hinzugezogen wird. Es ist folgendes zu beachten:

- Beim Waschen des Penis Vorhaut zurückschieben, nach Säuberung der Glans Vorhaut wieder nach vorn schieben,
- Hautfalten des Skrotums waschen und evtl. mit Fön trocknen,
- Penis und Skrotum auf Veränderungen (Sekretion, Schwellungen, Ekzeme) betrachten,

- bei Entzündungen und Krustenbildung mildes Desinfektionsmittel benutzen. Oft ist nur so eine gründliche Reinigung der Harnröhrenöffnung möglich,
- besondere Fürsorge ist bei Trägern eines Dauerkatheters erforderlich,
- nach dem Waschen ist immer auf gutes Trocknen zu achten,
- Skrotalödemen ist durch Hodenhochlagerung entgegenzuwirken.

2.3.2.6. Inkontinente Patienten

Unter Inkontinenz ist zu verstehen, daß Patienten nicht in der Lage sind, willkürlich Harn oder Stuhl zurückzuhalten. Die Pflege solcher Patienten stellt an die Krankenschwester hohe Anforderungen, viel Taktgefühl und Einfühlungsvermögen. Sie muß davon ausgehen, daß auch der Kranke unter seinem Zustand sehr leidet.
Die Krankenschwester muß dafür sorgen, daß

- ein ausreichender Bettschutz vorhanden ist,
- die Körperpflege des Kranken besonders sorgfältig erfolgt,
- eine Dekubitusprophylaxe betrieben wird,
- mit dem Kranken ein Blasen- und Darmtraining durchgeführt wird.

2.3.3. Tägliche spezielle Körperpflege des Kranken

2.3.3.1. Handpflege

Handbad
Bei bettlägerigen Patienten, bei denen Ganzwaschungen notwendig sind, ist auf die Handpflege besonderes Augenmerk zu legen, da die Hände immer Träger von Mikroorganismen sind. Neben dem regelmäßigen Händewaschen vor jeder Mahlzeit, nach dem Stuhlgang oder dem Wasserlassen ist anzustreben, daß der Schwerkranke mindestens einmal am Tag ein Handbad erhält. Es liegt nahe, dieses mit der Ganzwaschung zu verbinden.

Patienten mit Lähmungen oder Deformierungen an den Händen, oder solche, die wegen einer speziellen Lagerung oder eines Gipsverbandes ihre Hände nicht selbst waschen können, bedürfen der besonderen Zuwendung der Krankenschwester.

- Das Waschen der Hände des Kranken erfolgt mit den eingeseiften Händen der Krankenschwester. Kranke, die sich selbst behelfen können, bekommen die Seife direkt in die Hände gelegt.
- Die Hände werden entweder einzeln oder zusammen im Waschbecken oder in der Waschschüssel gewaschen. Die Waschschüssel wird auf ein kleineres Tuch auf den Bettrand gestellt. Nach gründlichem Abtrocknen werden die Hände eingecremt.

Pflege der Fingernägel (Abb. 51a)
Die Pflege der Fingernägel ist außerordentlich wichtig, da sich unter ihnen oftmals Nahrungs- oder Stuhlreste befinden, die das Vermehren und Ausbreiten von Keimen bewirken.

Gepflegte Fingernägel des Kranken sind ein Nachweis für das krankenpflegerische Niveau einer Station.

- Die Fingernägel des Patienten sind mit Seife und Bürste zu säubern. Anschließend ist die Nagelpflege vorzunehmen.
- Vor der Nagelpflege ist ein Handtuch unter die Hände zu legen.
- Die Nägel werden mit der Nagelschere geschnitten. Es ist anzustreben, daß der Patient dieses selbständig ausführt. Rechtshänder brauchen oftmals für die rechte Hand Hilfe, Linkshänder für die linke Hand.
- Die Fingernägel sind kurz und rund zu schneiden.
- Die das Nagelbett umgebende Haut sollte wegen der bestehenden Verletzungs- und Infektionsgefahr nicht beschnitten werden.
- Manche Patienten bevorzugen das Feilen der Nägel. Das ist auf der Station im allgemeinen nicht üblich, es sei denn, daß der Patient dazu selbst in der Lage ist.

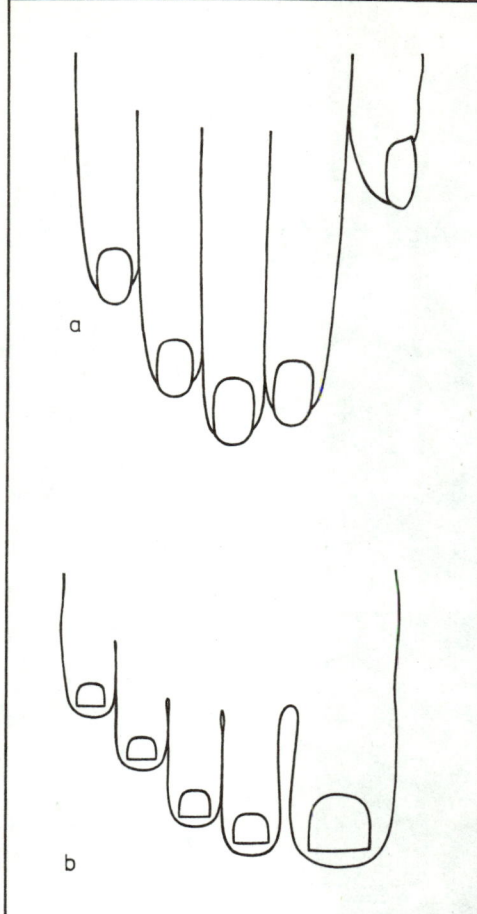

Abb. 51
a richtiges Verschneiden der Fingernägel
b richtiges Verschneiden der Fußnägel

2.3.3.2. Fußpflege

Fußbad
Das Fußbad ist eine wichtige Pflegemaßnahme, die zum Wohlbefinden des Patienten beiträgt. Es verhindert Geruchsbildung,
erfrischt den Patienten und sollte deshalb so
oft wie möglich durchgeführt werden.
Bei bettlägerigen Patienten erfolgt das Fußbad mit Hilfe und Unterstützung der Krankenschwester. Bei Aufsteh- und bei bettlägerigen, aber schon aktivierten Patienten kann
die Hilfeleistung seitens der Krankenschwester dagegen reduziert werden.
Bei einem Fußbad ist folgendes zu beachten
(Abb. 52a u. b):

▶ Der Patient wird so dicht an den Bettrand
gesetzt, daß seine Füße herunterhängen.
▶ Sein Rücken bzw. auch die Arme sind
mit Kissen abzustützen.
▶ Die Waschschüssel oder die Fußbade-
wanne ist auf einen Schemel oder einen
Hocker zu stellen, so daß der Patient mit
den Füßen hineinreicht.
▶ Bei streng bettlägerigen Patienten wird
das Fußbad im Bett durchgeführt. An das
Fußende des Bettes wird eine Plastefolie
oder Gummiunterlage zum Schutz der
Bettwäsche gelegt, darauf kommt die
Waschschüssel. Wenn die Möglichkeit
besteht, kann auch das untere Matratzen-
drittel entfernt werden.
▶ Es ist zweckmäßig, jeden Fuß einzeln zu
waschen. Das Bein sollte angewinkelt
und das Knie mittels einer Knierolle abgestützt werden.
▶ Die Dauer des Fußbades beträgt etwa
15−20 min.
▶ Die Füße sind gründlich mit Seife zu waschen, danach sorgfältig abzutrocknen,
insbesondere die Zehenzwischenräume
(Gefahr des Pilzbefalls).

Geruchsbildung an den Füßen ist Zeichen einer ungenügenden Pflege. Deshalb sollte die Krankenschwester bei allen Patienten auf eine ausreichende Fuß-
pflege achten.

▶ Nach erfolgtem Bad sind die Füße aus-
giebig zu pflegen. Hautkrusten und Horn-
häute müssen entfernt werden. Dazu dienen mechanische Hilfsmittel, aber auch
fettende und hornhautlösende Hautcre-
mes, wie Vaseline, 3−10 %ige Salizyl-
salbe.
▶ Zum Schutz der Bettwäsche sind bei Anwendung von Salben die Füße mit einem
Verband zu versehen.
▶ Die Entfernung von sog. Hühneraugen
und stärkeren Hornhautbildungen ist
Fußpflegern zu überlassen.

Pflege der Zehennägel (Abb. 51b)
Für die Pflege der Zehennägel gilt analog
das, was bereits zur Pflege der Fingernägel
ausgeführt wurde.
▶ Nach dem Fußbad sind die Zehennägel
sorgfältig zu schneiden. Im Gegensatz zu

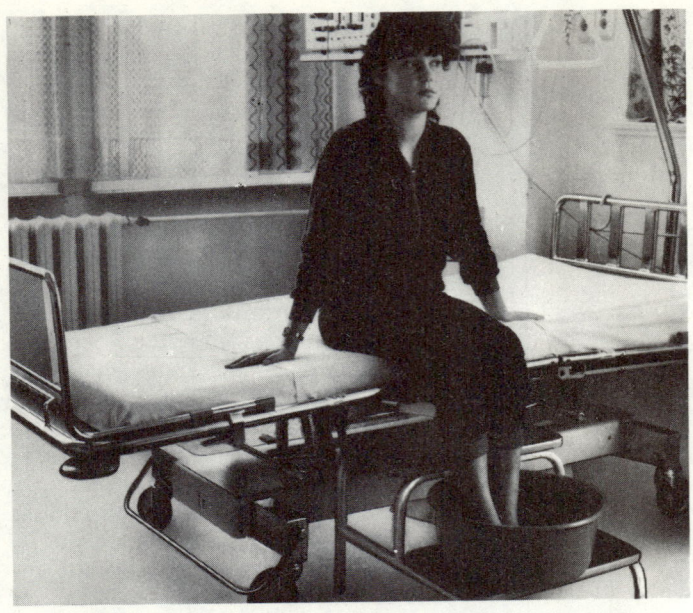

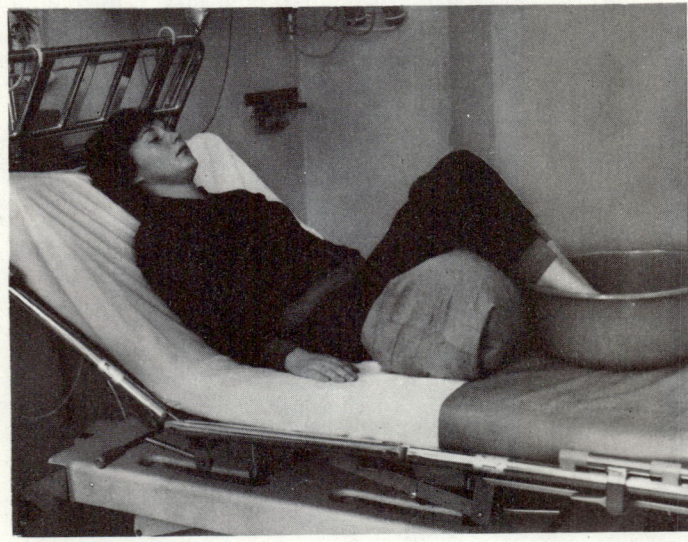

Abb. 52   Das Fußbad
a auf dem Bettrand sitzend
b im Bett liegend

den Fingernägeln sind die Zehennägel gerade zu schneiden, um ein Einwachsen in das Nagelbett zu verhindern.

▶ Die das Nagelbett umgebende Haut darf nicht verletzt werden. Dies gilt besonders für Patienten mit Diabetes mellitus oder mit Durchblutungsstörungen, da hier die Gefahr einer Wundinfektion oder einer Gangrän besteht.

▶ Ist trotz aller Sorgfalt die Haut verletzt worden, so ist großer Wert auf Wunddes-infektion sowie auf Haut- und Wund-pflege zu legen.

▶ Sehr harte Nägel lassen sich mit einer Sa-lizyl-Vaseline-Packung aufweichen und dann leichter schneiden.

2.3.3.3.   Haarpflege

Das Kämmen oder Bürsten der Haare wird von der Krankenschwester täglich durchgeführt. Patienten, die in der Lage sind, Arme und Hände zu bewegen, können ihr Haar selbständig pflegen. In solchen Fällen braucht die Krankenschwester nur helfend einzugreifen. Bei Schwerstkranken oder Gelähmten muß die Haarpflege von der Krankenschwester oder von Mitpatienten übernommen werden. Unter den Kopf und die Schulterpartie wird ein Handtuch gelegt. Bei langem Haar wird der Kopf erst auf die rechte, dann auf die linke Seite zum Kämmen gedreht. Bei Schwerstkranken wird die Seitenlage beim Betten dazu genutzt. Wegen der Druckgefahr soll die Krankenschwester möglichst auf die Verwendung von Klemmen und Haarnadeln bei bettlägerigen Patienten verzichten. Die Haare werden straff gescheitelt und seitlich zusammengebunden. Das Flechten von Zöpfen ist möglich und nützlich. Zu beachten sind dabei immer die individuellen Wünsche des Kranken. Bei hilflosen Patienten ist die Haarpflege mehrmals am Tag durchzuführen. Das Haar sollte kurz gehalten werden, da sich zu langes Haar leicht verfilzt.

Das Kämmen der Haare ist in vielen Fällen auch eine Form der aktivierenden Bewegungsübung. Der Patient sollte stets dazu angehalten werden; Anerkennung und Zuspruch sind wichtig.

Spezielle Haarpflege

Unter der speziellen Haarpflege wird das Waschen und Trocknen der Haare verstanden. Aufstehfähigen Patienten mit längerem Krankenhausaufenthalt sollte die Möglichkeit gegeben werden, die Haare in Abständen selbst zu waschen. Sind die Patienten aufstehfähig, jedoch durch körperliche Leiden behindert, muß die Krankenschwester Unterstützung geben. Bettlägerigen Patienten ist mindestens im Abstand von 14 Tagen das Haar zu waschen. Sofern sich die Haarwäsche nicht mit dem wöchentlichen Bad kombinieren läßt, ist folgendes Vorgehen angezeigt (Abb. 53):

▶ Unter den Oberkörper wird ein Schrägkissen eingefügt, das mit der oberen Schulterpartie abschließt. Der Patient rutscht

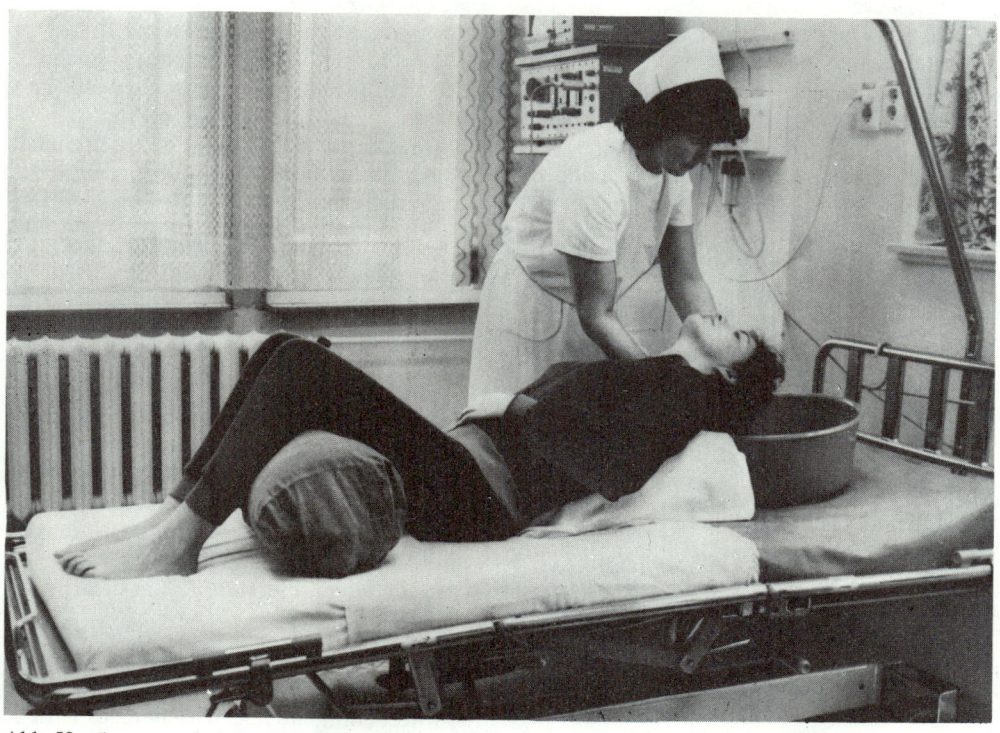

Abb. 53   Lagerung bei der Haarwäsche

dabei ein wenig nach unten. Die Kniegelenke kommen in Beugestellung.

▶ Unter die Knie ist eine Knierolle zu geben. Über die Schultern wird ein Handtuch gelegt, das Bett wird mit Plastetüchern ausreichend geschützt.

▶ In den oberen Rand des Schrägkissens wird eine Waschschüssel oder ein Haarwaschbecken gestellt.

▶ Das Haarwaschbecken schließt mit dem oberen Rand des Schrägkissens ab. Der Kopf wird über das Haarwaschbecken schwebend gehalten, so daß nunmehr die Haarwäsche leicht vorgenommen werden kann.

Vorbereitung der Haarwäsche

Es werden bereitgestellt:
- Haarwaschmittel,
- Handtücher, evtl. Watte für die Ohren,
- ein Krug mit warmem Wasser,
- ein Kamm,
- ein Fön.

Durchführung der Haarwäsche

▶ Zum Schutz der Gehörgänge ist evtl. Watte hineinzugeben.

▶ Die Haare werden angefeuchtet und ein Teil des Haarwaschmittels auf die Haare verteilt.

▶ Mit den Fingerkuppen wird die Kopfhaut massiert. Der Patient darf diesen Vorgang nicht als unangenehm empfinden.

▶ Dann werden die Haare abgespült; es wird der zweite Teil des Haarwaschmittels im Kopfhaar verteilt und wieder auf der Kopfhaut verrieben.

▶ Anschließend sollte so lange gespült werden, bis das Wasser klar bleibt.

▶ Das Wasser aus den Haaren drücken. Dann die Haare mit einem Handtuch bedecken und abfrottieren.

▶ Die Watte ist aus dem Gehörgang herauszunehmen und das Bett wieder in Ordnung zu bringen.

▶ Die Haare werden gekämmt und die entsprechende Frisur gelegt, anschließend geföt, bis sie trocken sind.

▶ Der Patient ist entsprechend der gegebenen Notwendigkeit zu lagern.

2.3.3.4. Pflege der Nase

Die Pflege der Nase gehört bei Schwerkranken (Frischoperierten, Bewußtlosen, Gelähmten, Behinderten) zum Routineprogramm der Grundkrankenpflege. Durch sie wird dem Patienten die Nasenatmung erleichtert. Nasenpflege wird deshalb vom Patienten wohltuend empfunden.

Bei Patienten mit einer Nasensonde (Sauerstoff-, Ernährungssonde) muß die Pflege der Nase besonders sorgfältig erfolgen, da diese häufig Krusten und Borken in der Nase haben.

Zur sachgemäßen Nasenpflege werden benötigt:
- Physiologische Kochsalzlösung und Schälchen,
- Vaseline,
- Tupfer,
- Watteträger,
- Benzin zur Entfernung von Pflasterresten,
- Schale für den Abfall.

Durchführung der Nasenpflege

▶ Bei Kranken ohne Nasenverweilsonde
- Nasenlöcher zunächst mit feuchtem (NaCl-Lösung) und anschließend mit trockenem Watteträger reinigen;
- Watteträger mit Vaseline beschmieren und in die Nasenöffnung einführen, leicht drehen.

▶ Bei Kranken mit Nasenverweilsonde
- Heftpflasterbefestigung mit Benzin lösen, evtl. schon vorher anfeuchten;
- Rückstände vom Heftpflaster an den Klebestellen beseitigen. Nicht zu stark reiben, mit Wasser oder vorsichtig mit Benzin betupfen und anschließend abwischen;
- Sonde zurückziehen und mit Wasser reinigen;
- Reinigung der Nase wie ohne Nasenverweilsonde;
- Sonde erneut mit Heftpflaster befestigen.

2.3.3.5. Pflege der Ohren

Sie wird beim täglichen Waschen des Patienten vorgenommen. Unter Pflege der Ohren ist die Säuberung der Ohrmuschel und des äußeren Gehörganges zu verstehen. Zusätzlich sollte der äußere Gehörgang mit einem Watteträger vorsichtig gereinigt und Ansammlung von Ohrenschmalz beseitigt werden. Durch leichtes Ziehen der Ohrmuschel nach hinten und oben wird der äußere Gehörgang gestreckt und besser zugänglich.

2.3.3.6. Pflege der Augen

Bei einem gesunden Menschen brauchen die Augen keine besondere Pflege. Augenpflege ist aber notwendig

- bei Kranken mit stärkerer Augensekretion und Verklebung der Augenlider,
- bei Patienten mit vermindertem oder fehlendem Lidschlag.

Durchführung der Augenpflege
▶ Mittels Tupfer und destilliertem Wasser werden die Augen vom äußeren zum inneren Augenwinkel ausgewaschen, wobei

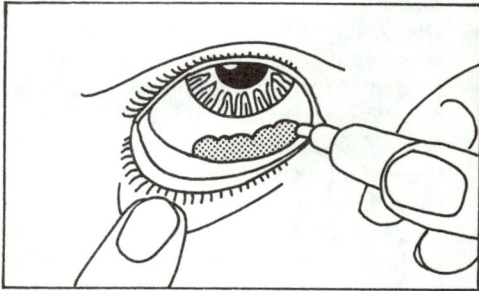

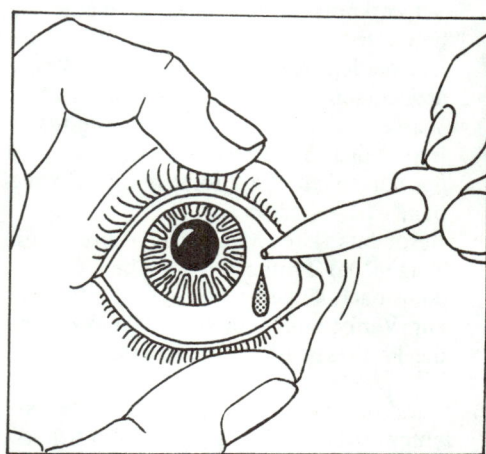

Abb. 54
Abb. 55

jeder Tupfer nur einmal zu benutzen ist.
▶ Diese Handlung kann durch die Verwendung von Augensalbe oder -tropfen unterstützt werden, die jedoch vom Arzt verordnet werden muß (Abb. 54, 55).
▶ Bei fehlendem Lidschlag sollte ein Uhrglasverband angelegt werden, welcher der Feuchthaltung des Auges dient (Abb. 56).

Anlage des Verbandes:
- Feuchte Watteflocken auf das Unterlid legen,
- Verband auflegen und fixieren.

Der Verband ist dann gut angelegt, wenn das Innenglas beschlägt. Uhrglasverbände sind in den Apotheken fertig zu bekommen.

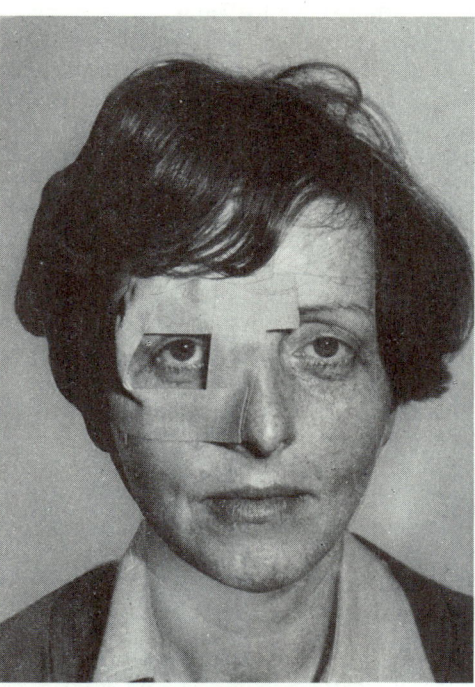

Abb. 56   Uhrglasverband des Auges

2.3.3.7. Zahn- und Mundpflege (Mundhygiene)

Die Mundhöhle bietet Bakterien und Pilzen ideale Lebensbedingungen, da sie feucht und warm ist. Sie enthält vielfältige Nährstoffe für die Mikroorganismen. Bei der Nahrungsaufnahme und dem Kauvorgang wird Speichel produziert, der im allgemeinen desinfizierende Wirkung hat.

Diese normal ablaufenden Mechanismen, die einer Erkrankung des Menschen vorbeugen, können durch verschiedene Ursachen gestört werden, so daß der Zahn- und Mundpflege im Erkrankungsfall große Aufmerksamkeit zu widmen ist.

Die Mund- und Zahnpflege dient der Prophylaxe von Austrocknungserscheinungen im Mund-Schleimhaut-Bereich und ist ein wirksames Mittel gegen Rissigwerden, Entzündungen, Zahnfleischblutungen und Karies. Sie ist geeignet, Mundgeruch zu verhindern.

Die Mund- und Zahnpflege trägt dazu bei, lokale und allgemeine Infektionen zu vermeiden und ist ebenfalls notwendig für das Wohlbefinden des Patienten.

Aus den genannten Gründen ist es wichtig, daß die Krankenschwester auf die tägliche Mund- und Zahnpflege der Patienten achtet. Sie sind anzuhalten, die Mund- und Zahnpflege täglich zwei- bis dreimal vorzunehmen.

Dies erfolgt durch

- Putzen der Zähne mit Bürste und Zahnpasta,
- Spülen des Mundes (evtl. mit Zusatz von Mundwasser).

Ist der Patient zur Zahn- und Mundpflege nicht selbständig in der Lage, so hat die Krankenschwester entsprechende Unterstützung zu geben.

Es sind bereitzustellen:

– ein Glas Wasser,
– eine Nierenschale zum Auffangen des Spülwassers,
– Zahnbürste und Zahnpasta,
– Mundwasser, Handtuch zum Abtrocknen.

Vorgehen

▶ Dem Patienten wird ein Schluck Wasser zum Anfeuchten der Mundhöhle gereicht.
▶ Nach Spülen des Mundes dreht er den Kopf auf die Seite und läßt das Wasser in eine Nierenschale ausfließen.
▶ Die Krankenschwester putzt seine Zähne mit Zahnpasta.
▶ Dann spült der Patient nochmals den Mund.
▶ Beim Bürsten der Zähne ist zu beachten,

daß die Kau-, Außen- und Innenflächen der Zähne des Ober- und Unterkiefers gleichmäßig gebürstet werden. Auch das Zahnfleisch ist zu berücksichtigen, um die Durchblutung anzuregen.
▶ Das Bürsten sollte 3 min lang in kleinen kreisförmigen Bewegungen erfolgen.

Mundhygiene bei Trägern von Zahnprothesen

Zahnprothesen sollten mindestens zweimal am Tag gereinigt werden. Ist der Patient dazu nicht in der Lage, muß es die Krankenschwester übernehmen oder angemessene Hilfe leisten.

Die Pflege der Zahnprothese sollte wie folgt geschehen:

▶ Die Prothese wird in einen für ihre Aufbewahrung vorgesehenen Wasserbehälter gegeben.
▶ In das Waschbecken ist eine Nierenschale zu stellen und mit Wasser zu füllen, damit die Prothese, falls sie beim Bürsten aus der Hand gleitet, nicht zerbricht.
▶ Die Zahnprothese ist unter fließendem Wasser gut abzubürsten und zu spülen.
▶ In den für die Zahnprothese vorgesehenen Wasserbehälter wird erneut frisches Wasser gegeben und die gereinigte Prothese dem Patienten gereicht, damit er sie sich selbst einsetzen kann.
▶ Es ist zu berücksichtigen, daß die Zahnprothese von vielen Patienten auch nachts getragen wird. Die Prothesen von Schwerkranken sollten nachts in eine vorbereitete und gekennzeichnete Schale gelegt werden. Am Morgen wird das Wasser abgegossen und die Schale mit frischem Wasser aufgefüllt. Nach dem Mundspülen – vor Einnahme des Frühstücks – ist dem Kranken die Prothese zurückzugeben.
▶ Besonders alte Menschen sollten zum Tragen der Prothese angehalten werden, da es nach längerer Zeit des Nichttragens zur Verformung der Kiefer kommt und die Prothesen nicht mehr passen.

Eine Zahnprothese bedeutet für viele Patienten, insbesondere für Frauen, oftmals eine starke psychische Belastung. Dieses ist unbedingt zu berücksichtigen. Die be-

Mundhygiene bei Kranken, bei denen Zähneputzen nicht möglich ist

Unter bestimmten Umständen können kranke Menschen nicht oder nur erschwert ihre Zähne putzen, z. B. bei starker Mundschleimhautentzündung oder nach kieferchirurgischen Eingriffen. In solchen Fällen ist die Mundhygiene besonders wichtig.
Die Zähne werden wie folgt gereinigt:

▸ Abtupfen der Mundschleimhaut und der Zähne mit 1–2%igem Wasserstoffperoxid,

▸ Ausspritzen der Zahnzwischenräume mit einer Mundusche.

2.3.3.8. Entzündungen von Mundschleimhaut und Parotis

Bei gestörter Abwehrkraft und Veränderungen der physiologischen Mundflora unter dem Einfluß von Arzneimitteln (Antibiotika) kommt es vor allem bei älteren und bettlägerigen Kranken zu entzündlich-ulzerösen Erscheinungen an der Mundschleimhaut:

● Stomatitis (Mundschleimhautentzündung). Begleiterscheinung bei infektiösen Erkrankungen mit Fieber.

● Soor (Infektion mit Candida albicans). Besonders Kinder und ältere Patienten erkranken an dieser Pilzinfektion. Die Abwehrkraft ist bei ihnen durch den Grunderkrankungsprozeß herabgesetzt.

● Herpes labialis (Fieberbläschen). Begleitsymptom bei Virusinfektionen.

● Mundaphthen (Schleimhautdefekte). Zu diesen sehr schmerzhaften Schleimhautdefekten in der Mundhöhle (Wangenschleimhaut, Zunge) führen Eiweiß- und Vitaminmangel.

● Rhagaden (schmerzhafte Einrisse an Mund- und Nasenwinkel). Ursache hierfür sind Eisen- und Vitaminmangelzustände.

● Parotitis (Ohrspeicheldrüsenentzündung). Durch mangelnde Kautätigkeit (Frischoperierte, Entzündungen im Mundbereich) entstehen Stauungen in der Ohrspeicheldrüse mit sekundärer bakterieller Entzündung.

Als gefährdet sind anzusehen:

● Patienten nach operativen Eingriffen,

● Patienten mit hochfieberhaften Erkrankungen,

● Patienten mit Nahrungskarenz, parenteraler oder Sondenernährung,

● Patienten mit eingeschränkter Abwehrlage, vorwiegend ältere,

● Patienten mit Prednisolon- und Antibiotika-Langzeitbehandlung.

Krankheitsbilder und Symptome

● *Stomatitis:* gerötete und geschwollene Schleimhaut, unangenehmer Geschmack, Trockenheit und brennender Schmerz, Foetor ex ore.

● *Soor:* grauweißer, fleckiger, fest auf seiner Unterlage haftender Belag.

● *Mundaphthe:* ausgestanzter, kleiner rundlich bis ovaler Schleimhautdefekt, stark schmerzend. Einzeln und an verschiedenen Stellen von Zunge, Zahnfleisch und Wangenschleimhaut auftretend.

● *Herpes labialis:* rötliche Erhebungen auf der Lippe, stärker schmerzempfindlich (brennend), Übergang in Bläschen mit späterer Krusten- und Borkenbildung.

● *Parotitis:* Anschwellung der vor dem Ohr gelegenen Ohrspeicheldrüsen. Im Gegensatz zum Mumps zunächst meist einseitig. Durch die Anschwellung werden stärkere Schmerzen hervorgerufen, in schweren Fällen entsteht duch die Kieferklemme vollständige Einschränkung der Kaufähigkeit.

Prophylaxe

Viele Patienten sind nicht in der Lage, selbständig die Mundpflege durchzuführen oder bei ihr mitzuwirken (z. B. bewußtlose, hochfiebernde Patienten). Gleiches gilt für diejenigen Patienten, die Flüssigkeit oder Nahrung nicht auf normalem Weg aufnehmen dürfen. Hier fehlt der Kauakt (mechanische

Reinigung) und die ausreichende Speichel-produktion (desinfizierende Wirkung). Die Folgen einer so mangelhaft gepflegten Mundhöhle sind:

- trockene und häufig rissige Lippen,
- Mund- und Zahnbelag,
- unangenehmer Geschmack,
- Austrocknen der Mundschleimhaut,
- Entzündung der Ohrspeicheldrüse,
- Appetitlosigkeit.

Diese Patienten benötigen eine spezielle vor-beugende Mundpflege, mit der erreicht wer-den soll,

- daß die Mundschleimhaut immer feucht, sauber, intakt und die Zunge frei von stärkeren Belägen gehalten wird,
- daß der Rachen sekret- und borkenfrei sowie die Lippen geschmeidig bleiben,
- daß über die Kaufähigkeit (Kauen von medizinischem Kaugummi, Dörrfrüchten oder harter Brotrinde) die ausreichende Speicheldrüsensekretion erreicht wird, die eine desinfizierende Wirkung auf die Mundhöhle hat,
- daß die Nahrungsaufnahme ungestört er-möglicht und das Wohlbefinden des Kranken erhöht werden.

Spezielle Mundpflege

Vorbereitung

Es wird ein Tablett zusammengestellt, auf dem folgende Gegenstände vorhanden sein müssen (Abb. 57):
- Holzspatel,

- Tupfer und Tupferklemme,
- ein Schälchen mit Borglyzerin,
- Nierenschale oder Abfallbehälter für Tupfer und Zellstoff,
- ein Glas mit Spülflüssigkeit (Mundwas-ser, Kamillen- oder Salbeitee),
- fettende Salbe,
- evtl. eine größere Metallspritze,
- für Bewußtlose evtl. eine Mundsperre,
- eine Taschenlampe.

Ein solches Tablett muß immer vollständig auf der Station vorhanden sein.

Durchführung

▶ Der Patient ist über die Pflegemaßnah-men aufzuklären.

▶ Ist er genügend kooperativ, sollte er den Mund selbst ausspülen.

▶ Wenn dieses nicht möglich sein kann, wird der Kopf des Patienten zur Seite ge-dreht, Zellstoff unter das Kinn gelegt und ein Tupfer in die Tupferklemme einge-klemmt. Das Ende der Tupferklemme wird mit dem Tupfer abgepolstert. Der Tupfer ist mit der ausgewählten Lösung anzufeuchten.

▶ Die Mundhöhle des Patienten wird mehr-mals sorgfältig ausgewischt. Dabei sind gründlich die Zungenober- und -unterflä-che, die Wangeninnenflächen, die Wan-gentaschen sowie der harte und der wei-che Gaumen zu reinigen. Die Wangenta-sche kann mit einem Spatel abgehoben werden. Bei Belägen auf der Mund-schleimhaut, insbesondere auf der Zunge, sollten die Schleimhäute mit Bor-

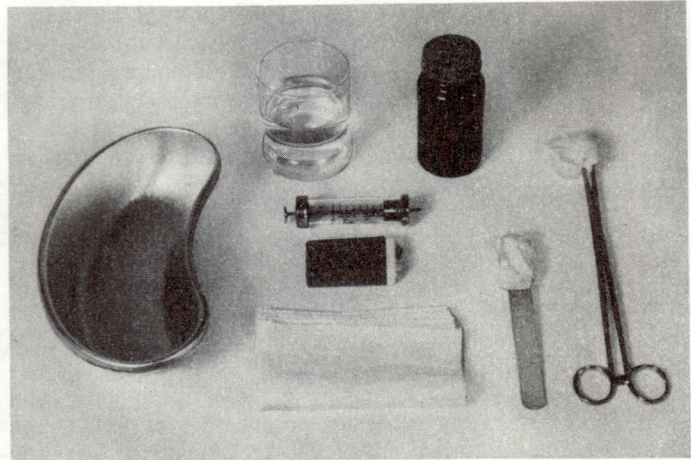

Abb. 57 Notwendige Mate-rialien für die Mundpflege

88

glyzerin betupft werden. Nach Einwirken dieser Lösung wird der Mund gespült.

▶ Bei bewußtlosen Patienten kann die Spülflüssigkeit mit einer Metallspritze seitlich in den Mund eingespritzt werden. Die Lösung fließt dann aus dem Mundwinkel heraus in die Nierenschale.

▶ Trockene und rissige Lippen sind mit Vaseline oder Öl einzureiben. Dieselbe Behandlung erfolgt bei Rhagaden oder Borken. Bestehen stärkere Zungenbeläge, ist die Reinigung mit 1%igem Wasserstoffperoxid, mit Zitrone oder mit Würfelzucker angezeigt, weil so die Beläge auf chemischem Weg aufgelöst werden.

Pflegerische Behandlungsmaßnahmen
Bei lokalen Erkrankungen der Mundhöhle legt der Arzt die Therapie fest.
In der Praxis haben sich folgende Behandlungsmethoden bewährt:
● Bei *Stomatitis* und *Gingivitis*: Bepinselung Sol. Acriflavini hydrochloria SR 75;
● bei *Soor*: 2%iges Gentianaviolett, Fungicidin-Drag. im Mund zergehen lassen;
● bei *Mundaphthen*: Betupfen der Aphthen mit Myrrhentinktur bzw. Argent.nitrici 0,2 ad Arqual 10,0;
● bei *Rhagaden*: Vitamine;
● bei *Herpes labialis*: Prednisolon-Salbe, Lotio Zinci oxydati SR 75.

2.3.3.9. Pflege des Gesichtes

Pflege des Gesichtes der Frau
Jeder Mensch hat das Bedürfnis, gepflegt auszusehen. Das gilt auch für die Zeit des Krankseins. Deshalb kommt der Pflege des Gesichtes eine große Bedeutung zu, weil damit ein wichtiges psychisches Bedürfnis des Menschen befriedigt wird. Darüber hinaus hat die Gesichtspflege die Aufgabe, krankhafte Zustände der Gesichtshaut zu verhindern oder zu beeinflussen.
Solche Veränderungen der Gesichtshaut sind z. B.
● *Akne*: Sie ist auf fettige, meist großporige Haut zurückzuführen. Nach einer medikamentösen Behandlung kann Akne verstärkt auftreten. Durch individuell verwendete Pflegemittel ist Linderung oder Abhilfe möglich.
● *Trockene Haut*: Sie ist möglichst mit einer

persönlich mitgebrachten Hautcreme der Kranken einzufetten, anderenfalls sind neutrale Fettcremes zu verwenden.
● *Gesichtshaare*: Diese werden von der Frau als sehr störend empfunden. Man hüte sich jedoch vor einer Rasur! Zur Entfernung der Gesichtshaare ist Spezialsalbe zu benutzen.

Pflege des Gesichtes beim Mann
Bei der Gesichtspflege des Mannes steht die tägliche Rasur im Vordergrund. Viele Männer haben sich auf Elektrorasur umgestellt, sie erleichtert auch bei Schwerkranken die Arbeit der Krankenschwester. Rasierapparate, die auf der Station zum allgemeinen Gebrauch vorhanden sind, müssen nach jeder Rasur gründlich gereinigt und desinfiziert werden.
Die Naßrasur erfordert von der Krankenschwester viel Geschick. Sie sollte diese pflegerische Maßnahme jedoch beherrschen. Besonderer Wert ist bei Bartträgern auf die Pflege des Bartes zu legen.

2.3.4. Das Bad

Das Bad dient der Reinigung der Körperoberfläche, der Erfrischung und der Anregung des Blutkreislaufes. Es übt darüber hinaus einen günstigen psychologischen Einfluß auf den Patienten aus, indem es ihm das Gefühl vermittelt, sauber und gepflegt zu sein. Das ist wichtig, da ein ungepflegtes Aussehen und Körpergeruch zu Minderwertigkeitskomplexen und Unsicherheit beim Patienten führen können.
Ein Bad wird darüber hinaus auch zu therapeutischen Zwecken angewendet.

2.3.4.1. Das Badezimmer

Das Badezimmer muß mit folgenden Gegenständen ausgestattet sein (Abb. 58):
– Badewanne, die am besten von 3 Seiten zugänglich sein sollte,
– Sitzbadewanne,
– Halterung, die ein sicheres Bewegen zur und von der Badewanne gewährleistet,
– Vorrichtung zum Waschen der Haare,
– Sitz- und Ablagemöglichkeiten,

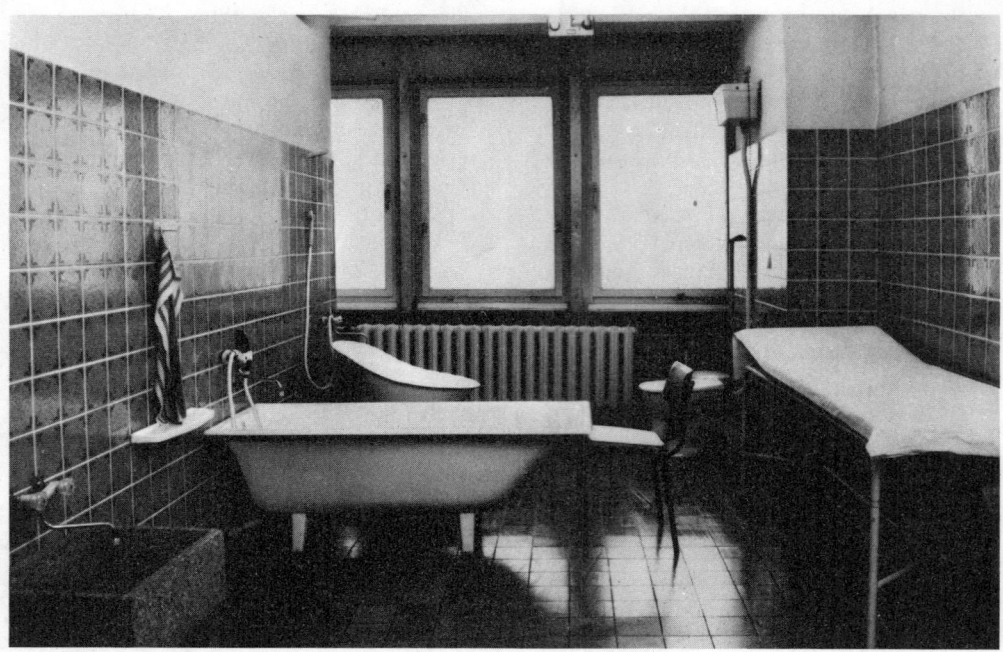

Abb. 58 Das Badezimmer

- Steckdosen, die für Naßräume zugelassen sind,
- Rufanlage (Klingel).

2.3.4.2. Vorbereitung und Durchführung des Bades

Die meisten Patienten empfinden ein Bad als wohltuend. Trotzdem gibt es auch solche, welche die Nützlichkeit eines Vollbades nicht einsehen und von der Krankenschwester davon überzeugt werden müssen. Schwerkranke und Körperbehinderte befürchten oft, daß ein Bad ihnen schaden könnte. Die Krankenschwester sollte diese Bedenken zerstreuen und die Patienten über vorbeugende Sicherheitsmaßnahmen und über mögliche Badehilfen aufklären (Badewannensitz, Badewannenverkürzer, Treppen zum Einsteigen in die Badewanne, Sicherheitsgriffe).

- Die Vorbereitung für ein Bad richtet sich nach dem Gesundheitszustand des Kranken.
- Auf eine angemessene Temperatur des Badezimmers ist zu achten (etwa 22 °C). Zugluft ist unbedingt zu vermeiden.
- Die für das Bad notwendigen Toilettengegenstände sowie frische Handtücher, Wäsche sind bereitzulegen.
- Die Badewanne wird zunächst bis zur Hälfte mit Wasser gefüllt. Für Badewasser ist eine Temperatur zwischen 34 und 37 °C empfehlenswert. Badesalze wirken zusätzlich erfrischend und können einen therapeutischen Zweck verfolgen.
- Die Gewohnheiten und Wünsche des Kranken sind – soweit sie nicht zu seiner Gefährdung führen – zu berücksichtigen.
- Vor Beginn des Bades sollte die Rufanlage überprüft werden.

Vorbereitung des Patienten
- Der Patient sollte stets mit nüchternem Magen baden, deshalb ist nach den Mahlzeiten unbedingt ein Abstand von 2 h einzuhalten. Zwischen Patient und Krankenschwester sind die Badezeit und eventuelle Wünsche des Patienten abzustimmen.
- Kann ein Patient nicht selbständig in das Badezimmer gehen, ist er entsprechend zu unterstützen.
- Patienten, die überhaupt nicht gehen können, werden mit Trage oder Rollstuhl in das Badezimmer gebracht.

Hinweise für die Durchführung eines Vollbades

▸ Gehfähige und leichtkranke Patienten sollten die Tür des Badezimmers nicht abschließen. Um Störungen zu vermeiden, ist an der Tür ein Schild mit der Aufschrift „Besetzt" anzubringen.

Es ist eine schwerwiegende Entscheidung, ob die Krankenschwester den Patienten allein lassen kann und in welchen Abständen Kontrollen zu erfolgen haben.

▸ Die für das Bad erforderlichen Toilettengegenstände müssen in Reichweite des Patienten gelegt werden (Seifenlappen, Badetuch, Seife). Es ist zweckmäßig, in die Nähe der Badewanne einen Stuhl hinzustellen, damit der Patient sich bei Bedarf hinsetzen kann.

▸ Während des Bades ist das Befinden des Patienten ständig zu kontrollieren, Atmung, Gesichtsfarbe und Gesichtsausdruck sind zu beobachten. Treten beim Baden Schwindelerscheinungen, Beklemmungsgefühle, Übelkeit mit Brechneigung, Schwarzwerden vor den Augen und Herzklopfen auf, so sind dies Zeichen einer drohenden Kreislaufkomplikation, und das Bad ist sofort abzubrechen. Der Patient ist schnellstens aus der Wanne zu nehmen und unverzüglich der Arzt zu verständigen.

▸ Während der Patient badet, sollte sein Bett neu gemacht werden. Falls notwendig, ist es vorzuwärmen.

▸ Nach dem Bad sind die Badewanne und die benötigten Badehilfen zu desinfizieren.

Viele Patienten bevorzugen zur Körperreinigung ein Duschbad. Es ist weniger anstrengend und von kürzerer Dauer. Der Duschraum ist mit gleicher Sorgfalt vorzubereiten. Wie vor dem Vollbad sind Toilettengegenstände und benötigte Wäsche in Reichweite des Patienten zu legen. Mit Hilfe von Duschsitzen kann auch geschwächten und gebrechlichen Patienten ermöglicht werden, ein Duschbad zu nehmen. Diese Form des Bades wird von ihnen oft angenehmer empfunden als ein Wannenbad.

Einsteigen des Patienten in die Badewanne

Patienten, die bereits aufstehen dürfen und sich ausreichend bewegen können, benötigen für das Einsteigen in die Badewanne keinerlei Hilfe. Anders verhält es sich dagegen bei bewegungsbehinderten Kranken. Ihnen kann auf folgende Weise geholfen werden (Abb. 59a u. b):

▸ Die Krankenschwester hebt die Beine des auf dem Rand der Badewanne sitzenden Patienten über den seitlichen Rand der Badewanne.

▸ Der Patient läßt sich dann vom Rand her mit eigener Kraft oder mit Unterstützung der Krankenschwester langsam in die Badewanne hineingleiten.

▸ Nach dem Bad wird in umgekehrter Reihenfolge vorgegangen: aus dem Badewasser auf den Rand der Badewanne, dann auf den Hocker und zuletzt Beine über den Rand der Badewanne zurückziehen.

Einsteigen des Patienten vom hinteren Rand der Badewanne (Abb. 59c u. d)

▸ Beine des Patienten über den hinteren Rand der Badewanne heben.

▸ Der Patient gleitet allein oder mit Hilfe der Krankenschwester in die Badewanne hinein.

Einsteigen in die Badewanne mit dem Patientenheber

▸ Mit Hilfe des Patientenhebers kann der Patient in sitzender oder liegender Stellung in die Badewanne gehoben werden.

Einsteigen des Patienten über den seitlichen Rand der Badewanne mit dem Rautek-Griff (Abb. 59e, f, g)

▸ Anheben des Patienten mit dem Rautek-Griff.

▸ Patienten über den Rand der Badewanne in das Badewasser hineingleiten lassen.

2.3.5. Das Heilbad (Hydrotherapie)

Durch die Hydrotherapie ist es möglich, differenzierte thermische und mechanische Reize auf den Körper einwirken zu lassen. Bei den thermischen Reizen ist besonders die optimale Anpassung bezüglich Reizstärke und -lokalisation hervorzuheben. Neben den absoluten Temperaturen können die

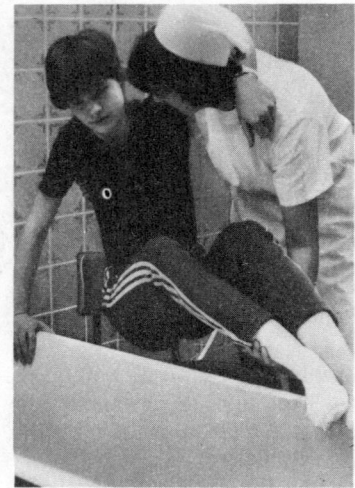 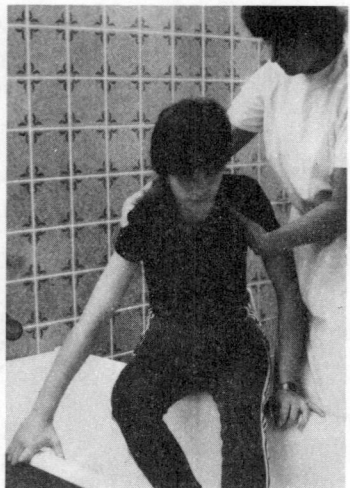

Abb. 59a, b
Hilfeleistung beim Einsteigen vom seitlichen Badewannenrand

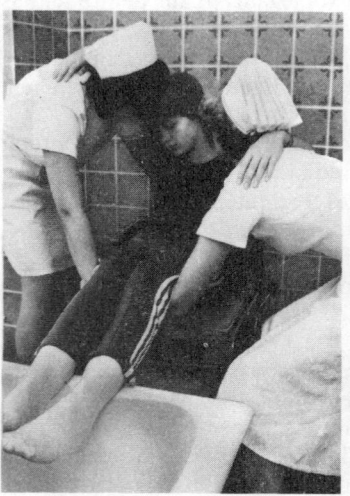 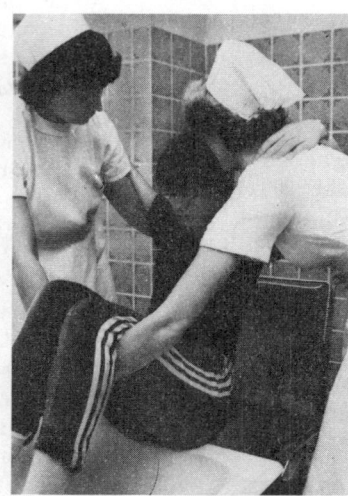

Abb. 59c, d
Hilfeleistung beim Einsteigen vom hinteren Badewannenrand

Abb. 59e–g
Hilfeleistung beim Einsteigen in die Badewanne mit Hilfe des Rautek-Griffes

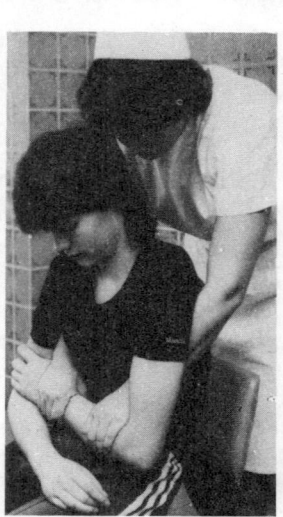 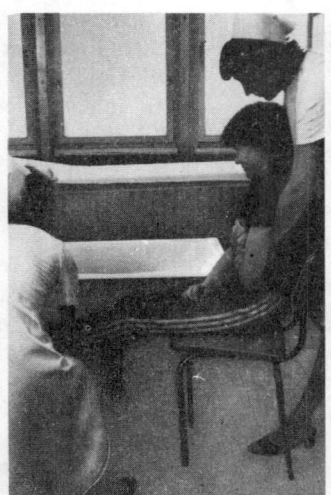 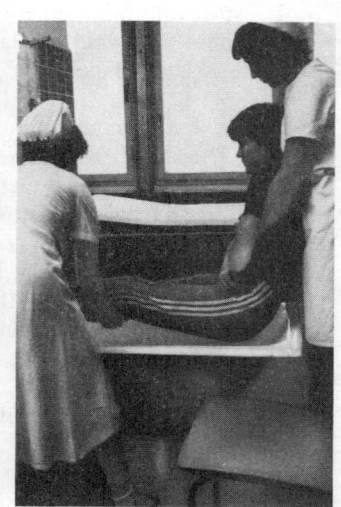

Wärmekapazität des übertragenden Mediums, der Wärmeübergang und die Änderung der Temperaturgrößen in der Zeiteinheit (absteigende und ansteigende Temperatur) variiert werden.

Die mechanische Einwirkung erfolgt sowohl oberflächlich (Bürsten, Reiben, Duschen) als auch in tieferen Gewebeschichten (Unterwasserstrahl, Strahlguß, manuelle Unterwassermassagen).

Besondere Wirkungen lassen sich mit dem hydrostatischen Druck erzielen. Mit steigendem Wasserspiegel reduziert die Auftriebskraft des Wassers das Gewicht des Körpers erheblich. Bei Atemmittellage beträgt das Körpergewicht im Vollbad etwa 6,5 kg, davon entfallen etwa 5 kg auf die aus dem Wasser ragenden Teile Kopf und Hals. Dadurch wird die Entspannung der Haltemuskulatur möglich. Bewegungen unter Wasser lassen sich mit einem weit weniger großen Kraftaufwand (etwa ein Fünftel) ausführen als unter atmosphärischen Bedingungen. Daraus resultieren die günstigen Übungsbedingungen bei gelähmter oder spastischer Muskulatur sowie bei schmerzhaften Prozessen am Bewegungsapparat. Der hydrostatische Druck wirkt auch positiv auf die Kreislauffunktion.

In der Bädertherapie sind chemische Faktoren und ihre Wirkungen außerordentlich wichtig (Gehalt des Wassers an chemischen Substanzen in gelöster Form, z. B. in natürlichen Heilbädern, oder aber dem Badewasser zugefügte Zusätze).

Die Wirkung auf den Organismus ergibt sich aus

- der Erhöhung des Hautreizes (z. B. bei Badezusätzen),
- der Resorption chemischer Substanzen durch die Haut,
- der chemischen Beeinflussung des Hautstoffwechsels und des Hauttonus,
- der Inhalation (z. B. ätherische Öle),
- der Veränderung der Oberflächenspannung des Wassers.

2.3.5.1. Arten des Heilbades

Das Vollbad
dient vor allem der Reinigung des Körpers, kann aber auch therapeutisch angewendet werden. Die Badewanne wird so weit gefüllt, daß der Patient bis zum Hals im Wasser ist.

Nur Gesunde dürfen während des Vollbades allein gelassen werden. Bei Kranken sollte sich die Krankenschwester in der Nähe aufhalten.

Das Halbbad
ist für Herz und Kreislauf weniger belastend, birgt aber die Gefahr der Unterkühlung in sich.

Das Sitzbad
wird bei Entzündungen oder nach operativen Eingriffen im Anal- und Genitalbereich angewendet.
Es sind besonders angefertigte Wannen günstig, die nur so weit mit Wasser gefüllt werden, daß noch die Möglichkeit besteht, Wasser nachzugießen. Die Wassertemperatur sollte bei 38 °C liegen, die Badezeit beträgt zwischen 15–25 min.

Das Armbad
erfolgt bei Abszessen und septischen Wunden. Die Armbadewanne wird so weit mit Wasser gefüllt, daß warmes Wasser nachgegossen werden kann.

Das Handbad
wird in der Bewegungstherapie (bei Versteifungen, Sehnenverkürzungen) und bei entzündlichen Veränderungen an den Fingern (Panaritium) angewendet.

Das Fußbad
erhalten Patienten mit Durchblutungsstörungen, Hautausschlägen und septischen Wunden. Die Beine werden bis zur Mitte der Unterschenkel in das Wasser gestellt.

Für wechselwarme Arm-, Bein-, Hand- und Fußbäder
sollten 2 Gefäße zur Verfügung stehen mit einer Temperatur von 40 °C und 20 °C. Die Gliedmaßen werden im Wechsel eingetaucht (in das erwärmte Wasser 2 min, in das kalte Wasser 20–30 s).

Das Bewegungs- oder Gehbad
wird bei Nachbehandlungen von Frakturen, Wirbelsäulenverletzungen und Lähmungen,

kombiniert mit einer Unterwasserstrahlmassage, gegeben.

2.3.5.2. Bäder mit Badezusätzen

● *Kohlensäurebad*
Wirkung: Erweiterung der Kapillargefäße. Die Kohlensäure verursacht ein angenehm prickelndes Gefühl auf der Haut. Temperatur des Bades 32–34 °C, Dauer 15–20 min.

● *Schwefelbad*
Wirkung: stoffwechselanregend, keimabtötend.
Anwendung: bei Patienten mit rheumatischen und degenerativen sowie Hauterkrankungen.

● *Solebad*
Wirkung: intensiver Wärmeeffekt durch Zusatz von Kochsalz, Meeressalz u. a. Darüber hinaus wirkt es sehr ermüdend, deshalb sind einige Stunden Nachtruhe notwendig.
Anwendung: bei Patienten mit rheumatischen Beschwerden und entzündlichen Veränderungen der Gelenke.

● *Kamillenbad*
Wirkung: entzündungshemmend und desinfizierend.
Anwendung: bei Patienten mit Hauterkrankungen, Fisteln und schlecht heilenden Wunden.

2.4. Nahrungs- und Flüssigkeitsaufnahme

Für die Aufrechterhaltung der Lebensfunktionen ist eine richtige Nahrungs- und Flüssigkeitsaufnahme entscheidend. Sie hat für die Betreuung des kranken Menschen besondere Bedeutung, weil die dem Gesundheitszustand adäquate Nahrungs- und Flüssigkeitszufuhr ein wesentlicher therapeutischer Faktor ist. Besonders die diätetische Versorgung bestimmter Patientengruppen (Patienten mit Stoffwechselerkrankungen, mit Herz- und Nierenerkrankungen, Frischoperierte) und/oder die pflegerische Betreuung von Patienten mit Störungen des Flüssig-

keitshaushaltes stellen hohe Anforderungen an das Wissen und Können der Krankenschwester. Deshalb ist es wichtig, daß sie über Grundkenntnisse der Ernährung und des Flüssigkeitshaushaltes verfügt.

Die Krankenschwester muß in der Lage sein, den Ernährungszustand des Patienten einzuschätzen und ihn, ggf. auch seine Angehörigen, über eine richtige Ernährungs- und Flüssigkeitszufuhr zu beraten.

2.4.1. Ernährungszustand

Der Ernährungszustand des Menschen ist individuell verschieden. Bei seiner Beurteilung sind zu beachten

● Alter, ● Körpergröße,
● Geschlecht, ● Körperbau,
● Körpergewicht, ● Gesundheitszustand.

Es gibt folgende Formen des Ernährungszustandes:

Normaler Ernährungszustand
Das Körpergewicht entspricht der Körpergröße, dem Alter, dem Geschlecht und der Konstitution des Menschen. Das Unterhautfettgewebe ist gleichmäßig ausgeprägt. Die Haut ist elastisch, so daß abgehobene Hautfalten sofort wieder verstreichen.

Herabgesetzter oder reduzierter Ernährungszustand
Der Patient ist entsprechend der Körpergröße unter Beachtung von Alter, Geschlecht und Konstitution untergewichtig. Er erscheint mager; die Unterhautfettschicht ist teilweise verringert, seine physische und psychische Leistungsbereitschaft häufig eingeschränkt. Der Kranke klagt über Abgeschlagenheit, Müdigkeit und Leistungsminderung (Abb. 60).
Ursachen dieses herabgesetzten oder reduzierten Ernährungszustandes sind Ernährungsstörungen, Mangelernährung, schwere konsumierende Erkrankungen (Tumorleiden, Erkrankungen der endokrinen Drüsen), aber auch psychische Störungen.
Hochgradige Abmagerung wird auch als *Ka-*

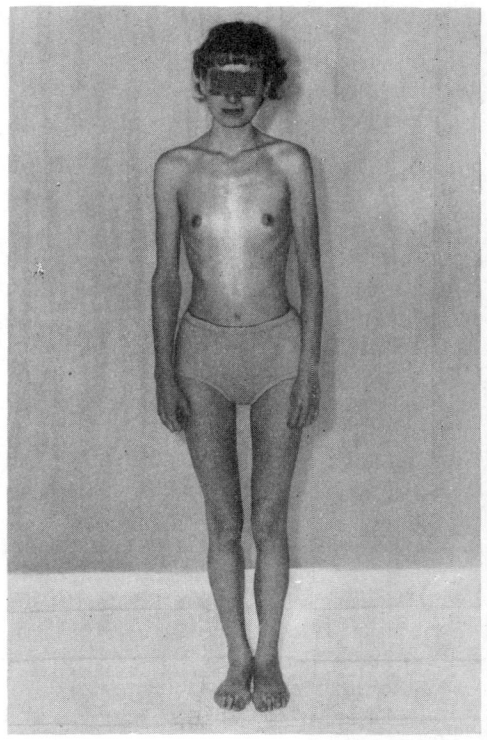

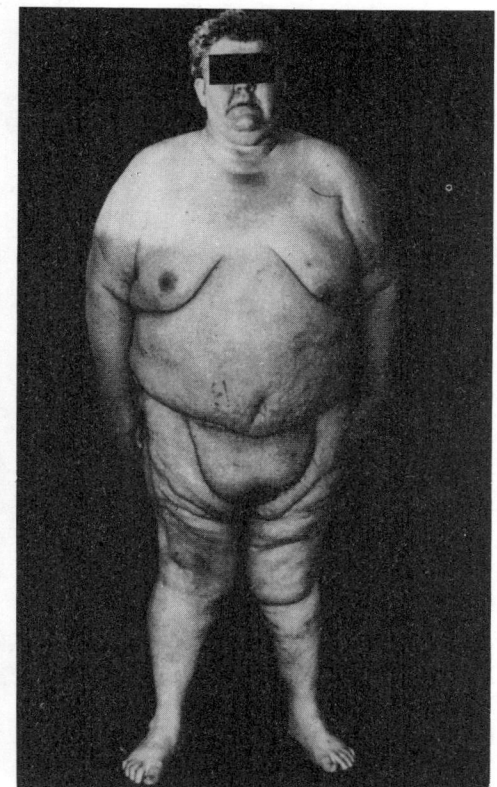

Abb. 60 Patientin mit stark reduziertem Körpergewicht (Kachexie) bei Anorexia nervosa

Abb. 61 Patient mit Adipositas

chexie (Auszehrung) bezeichnet. Sie ist meist gekoppelt mit einer Hypothermie (Untertemperatur).

Adipöser Ernährungszustand (Fettsucht, Adipositas)
Der Patient ist entsprechend der Körpergröße unter Beachtung von Alter, Geschlecht und Konstitution übergewichtig. Das Unterhautfettgewebe ist überdurchschnittlich ausgebildet. Beim Eindrücken der Haut bleibt keine Eindellung zurück. Dieses Zeichen dient der Abgrenzung gegenüber Ödemen. Man spricht von einer Übergewichtigkeit, wenn das Körpergewicht mehr als 15 % des Sollgewichtes beträgt. Die Übergewichtigkeit ist keine Krankheit im eigentlichen Sinne, sie stellt jedoch ein Risiko für die Gesundheit dar. Bei der Übergewichtigkeit besteht immer eine Disproportion zwischen Nahrungszufuhr und dem notwendigen Energiebedarf des Körpers, so daß überschüssige Energiezufuhr in Form von

Fettgewebe abgelagert wird (Abb. 61). Die Übergewichtigkeit ist abzugrenzen gegenüber der Hypertrophie der Muskulatur bei Sportlern, gegenüber Ödemen und Erkrankungen des Endokriniums *(Morbus Cushing)*. Die Übergewichtigkeit ist in bestimmten Familien gehäuft zu finden, wobei erbliche Faktoren eine Rolle spielen können. Die meisten Ursachen sind jedoch in den Eßgewohnheiten zu suchen. Deshalb tritt die Übergewichtigkeit auch bei bestimmten Berufsgruppen (Köche, Gastwirte, Fleischer) vermehrt auf. Fettleibige Patienten erscheinen körperlich inaktiv und träge.
Die Übergewichtigkeit kann zu einer Reihe von Belastungen für den Organismus führen:
- für das Herz-Kreislauf-System (Überbelastung des Herz-Kreislauf-Systems, frühzeitige Herzinsuffizienz, Hypertonie, Thrombemboliegefahr, Apoplexie);
- für den Stoffwechsel (erhöhtes Risiko für Diabetes mellitus, Fettstoffwechselstörungen, Gicht);

95

● für das Verdauungssystem (Obstipation, Gallensteine).

Bei übergewichtigen Patienten entstehen erhöhte Anforderungen an die Krankenpflege, besonders wenn sie bettlägerig sind und einer umfassenden Grundkrankenpflege bedürfen. Durch ihre Neigung zum Schwitzen muß bei ihnen eine intensive Hautpflege erfolgen, da das Risiko von Hautschädigungen (Dekubitus, bakterielle und Pilzinfektionen) besonders groß ist. Bei der Hautpflege sind vor allem die Hautfalten der Leistengegend, der Genitalregionen, der Achselhöhlen und unter der weiblichen Brust zu beachten, da sich hier bei unzureichender persönlicher Hygiene ein guter Nährboden für bakterielle und Pilzinfektionen bietet.

2.4.2. Hunger – Appetit – Durst

Hunger, Appetit und Durst sind Sinnesqualitäten, die eine ausreichende Nahrungs- und Flüssigkeitsaufnahme gewährleisten. Hierbei handelt es sich nach *Schubert* um sehr komplexe, überwiegend psychisch bestimmte Erscheinungen, für die physiologische Grundlagen bei den Rezeptoren und in zentralen Verarbeitungen nur schwer anzugeben sind. Es gilt lediglich als gesichert, daß Einflüsse seitens der Stoffwechselabläufe im Körper, gemessen etwa als Blutzuckerkonzentration oder als NaCl-Gehalt des Blutes, über endokrine Reaktionsvorgänge diese Allgemeingefühle wirksam bestimmen.

Appetit
läßt sich als Eßlust definieren. Er ist bei jedem Menschen individuell ausgeprägt und wird durch vielfältige Faktoren bestimmt. Appetit ist abhängig vom Alter, von der körperlichen Bewegung und von der Art und Weise des Speisenangebotes.

Gesteigerter Appetit
ist vorhanden bei jüngeren, im Wachstum befindlichen Menschen, bei körperlicher Betätigung (Sport, Wandern, Schwimmen), bei Gravidität, auch bei psychischer Belastung.

Verminderter Appetit (Inappetenz)
wird bei vielen Erkrankungen als Begleit-, gelegentlich auch als klinisches Leitsymptom beobachtet.

> Für die Krankenschwester ist es wichtig, Appetitlosigkeit des Patienten zu erkennen und gemeinsam mit dem Arzt die Ursachen zu ergründen.

Die Behandlung dieses Symptoms erfordert ein behutsames und einfühlsames Vorgehen. Der Patient sollte nicht ständig bedrängt und zum Essen aufgefordert werden. Die Krankenschwester hat vielfältige Möglichkeiten, den Appetit anzuregen:
► Der Patient sollte vor der Einnahme des Essens bequem gelagert werden,
► das Zimmer ist aufzuräumen und zu lüften,
► dem Patienten ist vor dem Essen das Waschen der Hände und des Gesichtes zu ermöglichen,
► die Eßgewohnheiten des Patienten sind zu erfassen und zu beachten,
► die Speisen sollten appetitlich und frisch zubereitet gereicht werden,
► bestehende Abneigung gegen bestimmte Speisen ist zu berücksichtigen,
► dem Patienten muß beim Essen Zeit und Ruhe gelassen werden.

Bei Appetitlosigkeit ist auch daran zu denken, daß krankhafte Veränderungen im Mund- und Rachenraum die Ursache sein können, z. B. schlecht sitzende Zahnprothesen, entzündliche Veränderungen der Mundschleimhaut oder der Lippen, Entzündungen im Rachenraum, Rhagaden usw.

Hunger
Die Patienten klagen über eine unangenehme Leere im Magen, die zu Schmerzzuständen im Oberbauch führen kann. Ein gesteigertes Hungergefühl (Heißhunger) ist oftmals Begleitsymptom bei einigen Erkrankungen (Diabetes mellitus, Hyperthyreose), in der Rekonvaleszenz, bei Schwangeren, bei Frauen im Klimakterium, bei Konfliktsituationen.

Durst
Bei Durst klagen die Patienten über Trokkenheit im Mund- und Rachenraum. Der Flüssigkeitsbedarf des Patienten wird maßgeblich durch die Außentemperatur, die Luftfeuchtigkeit, körperliche Betätigung und die Art der aufgenommenen Speisen beeinflußt. Es besteht ein erhöhter Flüssigkeitsbedarf bei Fieber, Durchfall und Erbrechen.

Wird dem Organismus nicht in ausreichendem Maße Flüssigkeit zugeführt, kommt es zur Dehydration (Flüssigkeitsverminderung im Körper). Die Haut ist trocken und schlaff, abgehobene Hautfalten verstreichen nicht sofort. Die Mundschleimhaut und die Zunge sind trocken. Die Dehydration führt zu Unruhe, Schwächezuständen bis hin zu Herz-Kreislauf-Kollaps mit Tachykardie und Bewußtseinstrübung. Es kommt zu einer Gewichtsabnahme des Körpers, auch Fieber (Durstfieber) kann auftreten. Eine Verminderung der Harnausscheidung (Oligurie) ist die Folge schwerwiegender Wasserverluste.

2.4.3. Körpergewicht und Körpergröße

Die Beobachtung des Körpergewichtes und der Körpergröße gehört zu den stets zu bestimmenden Parametern. Sie stehen beim normalgewichtigen Menschen in einer bestimmten Relation.
Zur Berechnung des Normalgewichtes hat sich in der Praxis der korrigierte Broca-Index bewährt
(Körperlänge in cm − 100 − 15%).

Beispiel:
Körperlänge 170 cm − 100 = 70 − 15 %
                              = 10,5
Körpergewicht = 59,5 kg.

Das normale Körpergewicht eines 170 cm großen Menschen beträgt demnach 59,5 kg.
Dieser korrigierte Broca-Index berücksichtigt jedoch nicht die Konstitution, das Geschlecht und das Alter des Patienten. Krebs beschreibt deshalb eine andere Methode des Optimalgewichtes (Optimalgewicht = Gewicht größter Lebenserwartung) und gibt nachstehende Formel für die Berechnung des Optimalgewichtes an:

Frauen: $a − 2/5 × (a − 52)$
Männer: $a − 1/5 × (a − 52)$
(a = Broca-Index)

Krebs empfiehlt, bei Leptosomen 6 % abzuziehen und bei gedrungenen Typen 7 % hinzuzuziehen.
Aus therapeutischen Gründen kann man mehrere Fettsuchtgrade unterscheiden (Krebs):

Fettsucht	Übergewicht
mäßige	15 − 25 %
ausgeprägte	25 − 49 %
exzessive	50 − 79 %
monströse	mehr als 80 %

Messung des Gewichtes
Zum Wiegen gibt es verschiedene, in der Medizin einsetzbare Waagen: Standwaage, Sitzwaage, Bettwaage.
Bei der Durchführung des Wiegens ist von der Krankenschwester folgendes zu beachten:

▶ Die Waage muß arretiert sein, die Gewichte stehen auf 0.
▶ Die Stand- oder Sitzflächen sind mit sauberem Zellstoff abzudecken. Dem Kranken, insbesondere dem Behinderten, ist entsprechende Hilfestellung zu geben.
▶ Der Patient sollte ruhig stehen bzw. sitzen. Beim Benutzen einer Sitzwaage muß er an der Lehne fest anliegen.
▶ Einstellen des Gewichtes und Ablesen des Körpergewichtes,
▶ Registrierung des festgestellten Körpergewichtes,
▶ die Waagengewichte wieder auf 0 stellen und die Waage arretieren,
▶ den Kranken von der Waage helfen.
Nach dem Wiegen ist die Waage zu säubern und zu desinfizieren.
Zur Überwachung des Gewichtes von Schwerstkranken, die nicht aus dem Bett transportiert werden können, stehen Bettwaagen zur Verfügung.
Durch die Registrierung des Körpergewichtes sind wichtige Rückschlüsse für Diagnostik und Therapie zu ziehen. So können beispielsweise krankhafte Flüssigkeitseinlagerungen festgestellt oder Flüssigkeitsbilanzen überprüft werden.

2.4.4. Ernährung des Kranken

Die Krankenernährung hat die Aufgabe, Krankheiten zu heilen, gestörte Anpassungsfähigkeiten zu kompensieren oder bestimmten anderen Störungen vorzubeugen. Sie stellt somit eine Therapieform dar.
Die Ernährung des Kranken soll vollwertig und abwechslungsreich sein. Sie wird entsprechend ernährungsphysiologischer Grundsätze hergestellt.

2.4.4.1. Die Krankenhausvollkost

Im Krankenhaus sind in der Regel 3 Formen der Krankenernährung zu berücksichtigen:
- Krankenvollkost
- Grunddiäten (Krankenschonkost)
- spezielle Diät (Diäten).

Während Krankenvollkost alle Patienten ohne spezielle Diätbedürftigkeit oder nach Ausheilung ihres Leidens erhalten, werden Schonkost- oder spezielle Diätformen den Patienten mit diätetisch beeinflußbaren Erkrankungen verabreicht.

Die Krankenvollkost entspricht im wesentlichen einer „Hauskost", wobei besonders schwer verdauliche Gerichte (Hülsenfrüchte, sehr fette Speisen) weitestgehend vermieden werden.

Wie bereits erwähnt, ist in der Ernährung des Kranken auf Abwechslung und Vollwertigkeit zu achten. Dies bedeutet, daß eine ausgewogene Zufuhr an Grundnährstoffen, Eiweiß, Fetten, Kohlenhydraten, Mineralstoffen, Vitaminen, Nahrungsbegleitstoffen, Ballaststoffen, Aroma- und Geschmackstoffen sowie Farbstoffen und Wasser zu sichern ist.

Der Energiebedarf und die Energiezufuhr sind in der Krankenernährung besonders zu beachten.

Energiebedarf

	Energie-verbrauch im Ruhe-zustand	Energie-verbrauch mittel-schwere Arbeit	Kranken-vollkost/ Schonkost
Männer	1 800 kcal/ 7,5 MJ	2 800 kcal/ 11,7 MJ	2 400 kcal/ 10 MJ
Frauen	1 200 kcal/ 5 MJ	2 400 kcal/ 10 MJ	2 300 kcal/ 9,6 MJ

Die tägliche Energiezufuhr muß speziell bei den Diätpatienten individuell festgelegt werden, da der Energiebedarf jedes Kranken unterschiedlich ist. Hier sind die Konstitution des Patienten und die Art der Erkrankung zu berücksichtigen.

Es wird empfohlen, die tägliche Energiemenge auf den Tag folgendermaßen zu verteilen:

1. Frühstück	25 %	Mittagessen	30 %
2. Frühstück	10 %	Vesper	10 %
		Abendbrot	25 %

Von der täglichen Gesamtmenge an *Eiweiß* sollte mindestens ein Drittel, besser jedoch die Hälfte tierisches Eiweiß sein, da tierisches Eiweiß biologisch hochwertiger als pflanzliches ist.

Tierische Eiweißträger sind Milch, Quark, Käse, Joghurt, Fisch, Fleisch, Wurst, Ei, Geflügel, Wild.

Pflanzliche Eiweißträger sind Hülsenfrüchte, Getreide, Getreideerzeugnisse, Soja, Kartoffeln.

Bei der Auswahl der Eiweißträger ist der Fettgehalt zu beachten.

Der *Fettbedarf* ist mit 200 kJ täglich zu decken, was einer Fettmenge von etwa 80 g F bei einer 10 000 kJ-Kost entspräche.

Pflanzliche Fette sind auf Grund ihres Gehaltes an ungesättigten Fettsäuren besonders zu bevorzugen, wie z. B. Leinöl, Sonnenblumenöl, Sojaöl, Margarine.

Tierische Fette, wie Talg, Speck und Butter, sind mäßig zu verbrauchen, da sie reich an gesättigten Fettsäuren und der fettähnlichen Substanz Cholesterol sind.

Der Verbrauch an pflanzlichen und tierischen Fetten ist im Verhältnis 50:50 zu sichern.

Überhöhter Fettverzehr ist zu vermeiden, um der Überernährung vorzubeugen. Daher ist auf die „versteckten" Fette in allen Nahrungsmitteln zu achten.

Die *Kohlenhydrate* nehmen mengenmäßig den größten Raum in der Ernährung ein. 200 kJ sind täglich mit Kohlenhydraten zu decken.

Kohlenhydrathaltige Nahrungsmittel sind Getreideprodukte, Obst, Gemüse und daraus hergestellte Produkte, Kartoffeln, Zucker, Honig, Nährmittel. Gesundheitsfördernd sind hierbei besonders die Vollkornerzeugnisse, Obst, Gemüse und Kartoffeln, da sie reich an Mineralstoffen, Vitaminen, Ballaststoffen und Zellulose sind. Letztere wirken besonders anregend auf die Darmperistaltik, so daß durch ihren Verzehr der Obstipation vorgebeugt oder abgeholfen werden kann.

Vitamine sind für die Stoffwechselvorgänge unbedingt erforderlich. Kranke Menschen haben zumeist einen erhöhten Vitaminbedarf. Es ist daher täglich auf ausreichende

Vitaminmengen zu achten. Das wird am besten durch eine vielseitige, abwechslungsreiche Kost gewährleistet, in der Milch, Vollkornprodukte, Obst, Gemüse und Kartoffeln enthalten sind. Schonende küchentechnische Zubereitungen (z. B. Garen der Gemüse) und die Gabe von Rohanteilen können den Vitaminverlust der Speisen mindern.

Mineralstoffe haben vielfältige Funktionen und genügen bereits in kleinsten Mengen. Auch sie sind im allgemeinen in einer vollwertigen Kost enthalten. Nahrungsmittel, wie Milch, Quark, Käse, Innereien, mageres Fleisch, Spinat und weitere Gemüse, Haferflocken, Vollkornbrot, Fisch, sind besonders reich an Mineralstoffen und Spurenelementen.

Die *Aroma- und Geschmacksstoffe* sollten in der Krankenernährung besonders berücksichtigt werden. Aromatische und wohlschmeckende Speisen und Getränke können viele Patienten, die über Inappetenz klagen, zum Essen und Trinken anregen. Des weiteren regen diese Stoffe die Verdauungsdrüsen zur Tätigkeit an.

2.4.4.2. Diätformen

● Spezielle Diäten

Indikationen: Akute Krankheitsstadien.
Akute Erkrankungen der Leber, der Galle, des Pankreas, der Nieren, des Herzens, Stoffwechselerkrankungen, Infektionskrankheiten, nach Operationen.
Diese Kost ist in der Zusammensetzung den Diätkriterien akuter Krankheits- oder Schädigungszustände angepaßt, nicht aber den Kriterien der ernährungsphysiologischen Vollwertigkeit. Sie wird nur so lange verabreicht, bis das jeweilige akute Erkrankungsstadium überwunden ist.
Kostaufbau: Tee, Schleime, Suppen, Brei.
Je nach dem Stadium der Erkrankung oder Schädigung kann mit Tee, aber auch mit Suppe oder Brei begonnen werden.

Schleime

Aus entsprechenden Nährmitteln werden Schleimsuppen mit Wasser, entrahmter Frischmilch, Halbmilch oder Vollmilch, Gemüsebrühe, fettfreier Fleischbrühe oder verdünntem Fruchtsaft gekocht, durch ein Sieb gerührt und je nach Krankheitsbild mit einer Prise Salz oder mit 10 g Dextropur abgeschmeckt.

Suppen

Aus entsprechender Flüssigkeit und dem jeweiligen Nährmittel wird eine Suppe oder Brei gekocht. Je nach Indikation Salz, Zitronensaft, Apfelsaft, Möhrensaft, rohen geriebenen Apfel oder etwas Butter zufügen.
6–10 Mahlzeiten täglich geben.

● Grunddiäten

Strenge Grunddiät

Sie muß leicht verdaulich, ballaststoffarm, leicht resorbierbar, darf motorisch und sekretorisch nicht reizend sein.
Diese Diät kann breiig, püriert oder geformt werden. Als Nahrungsmittel sind fettarme Eiweißträger, wie Magermilch, Magerquark, Magerkäse, magere Fleisch-, Wurst- und Fischsorten sowie Eier, zu verwenden.
Fettarme und schonende Zubereitungen sind zu beachten. Kochfett ist möglichst zerlassen nach dem Garen zuzusetzen. Als Garungsarten kommen Kochen, Dünsten und Dämpfen in Frage. Als Würzmittel dienen Küchenkräuter, Zitronensaft, Tomatenmark, feingewiegter Kümmel, Zimt, wenig Kochsalz.

Erweiterte Grunddiät

Auch diese Diät muß leicht verdaulich, ballaststoffarm, motorisch und sekretorisch wenig reizend und vollwertig sein. Bei der küchentechnischen Bearbeitung ist auf eine schonende Zubereitung zu achten (durch Kochen, Dünsten, Dämpfen, Grillen oder Schmoren).
Geräucherte, marinierte, fettdurchtränkte Speisen, scharfes Würzen, starkes Säuern oder Süßen sind zu meiden. Zum Würzen verwendet man Küchenkräuter, Zitrone, Tomatenmark, Kapern, Zimt, Piment, Lorbeer, Nelken, Muskat, Kümmel und mäßig NaCl.

Stoffwechselgrunddiät

Diese ist als Dauerdiät anzusehen. Sie ist relativ eiweißreich, kohlenhydratbegrenzt, enthält wenig gesättigte Fettsäuren, ist linolsäurereich, cholesterolarm, purinarm und kochsalzbegrenzt.
Aus küchentechnischer Sicht sind alle Zubereitungsarten erlaubt. Zum Würzen können einheimische und ausländische Gewürze so-

wie Küchenkräuter verwendet werden. Gesüßt wird mit vorwiegend zuckerfreien Süßungsmitteln.

2.4.4.3. Transport der Speisen

Die Transportwege sind in den einzelnen Einrichtungen sehr unterschiedlich. Durch den Hol- und Bringedienst ist der Transport der Speisen auf dem kürzesten Weg zur Bettenstation zu gewährleisten. Bei diesem System hat die Krankenschwester folgendes zu beachten:

▶ Das Essen muß so ausgeteilt werden, daß jeder Patient ein gut temperiertes Essen erhalten kann, da mit abnehmender Temperatur der Speisen auch deren geschmackliche Qualität nachläßt.

▶ Es sind Voraussetzungen zu schaffen, daß Diäten nicht verwechselt werden. Eine Diät ist jeder anderen Heilbehandlung, z. B. Arzneimitteltherapie, gleichzusetzen.

2.4.4.4. Aufgaben der Krankenschwester bei der Ernährung des Kranken

● Die Krankenschwester ist so ausgebildet, daß sie selbst die Kost der Kranken zusammenstellen kann. Die wichtigsten Diätformen muß sie kennen.

● Über die Notwendigkeit und die zugrundeliegenden pathophysiologischen Zusammenhänge einer Diät sollte die Krankenschwester ausreichend informiert und in der Lage sein, dem Kranken und seinen Angehörigen Sinn und Zweck der verordneten Diät zu erklären.

● Sie sollte sich persönlich vom Geschmack und der Zubereitung der angebotenen Kost überzeugen.

● Wünsche und Anforderungen hinsichtlich der Kostgestaltung sollten von der Krankenschwester entgegengenommen werden, um – falls notwendig – gemeinsam mit der Diätassistentin und der Küchenleitung entsprechende Veränderungen herbeizuführen.

● Wenn möglich, sollte der Patient das Essen an einem Tisch entweder im Zimmer oder im Patientenaufenthaltsraum einnehmen, da dieses von ihm als angenehm empfunden wird.

● Vor der Ausgabe des Essens ist darauf zu achten, daß die Pflegekräfte sauber gekleidet sind und notwendige hygienische Maßnahmen durchgeführt wurden (saubere und gepflegte Hände).

● Schwerkranken sind nach Möglichkeit individuelle Wünsche hinsichtlich des Essens zu erfüllen, ggf. sind die Angehörigen mit einzubeziehen.

● Nach dem Essen wird die Krankenschwester den Kranken wieder in eine bequeme Lage bringen, das Bett herrichten und ihm das Waschen von Gesicht und Händen sowie eine Mund- und Zahnpflege ermöglichen.

2.4.4.5. Verabreichung und Zubereitung von Getränken

Verabreichung

Die Flüssigkeitsaufnahme des Patienten ist abhängig von seinem Gesundheitszustand, seinem Durst, seinen Wünschen und den therapeutischen Notwendigkeiten. Es können warme und/oder kalte Getränke gegeben werden. Das Angebot sollte abwechslungsreich gehalten sein.

Für die Versorgung der Kranken eignen sich:

● dünner Schwarzer Tee,
● Malzkaffee (evtl. mit Milch),
● Milch (Sauermilch, Milch-Saft-Getränke, Buttermilch, Joghurt),
● Kräutertee,
● gepufferte Obst- und Gemüsesäfte mit Zusätzen von Getreide- und Leinsamen,
● Säuglingsfertignahrungen (Säfte),
● Brühen.

Ungeeignet sind saure Weine, Branntweine, Liköre und Eisgetränke. Nur in Ausnahmen sollten sie dem Kranken gestattet werden.

An Trinkgefäßen und Hilfsmitteln stehen zur Verfügung:

● Tasse oder Trinkglas (Abb. 62),
● Schnabeltasse (bei Schwerkranken),
● Trinkröhrchen (möglichst Einwegmaterial aus Plaste oder Stroh),
● Glas mit Deckel, das eine Öffnung für ein Trinkröhrchen hat.

Zubereitung

Tee
Er ist eine der ältesten Anwendungen von

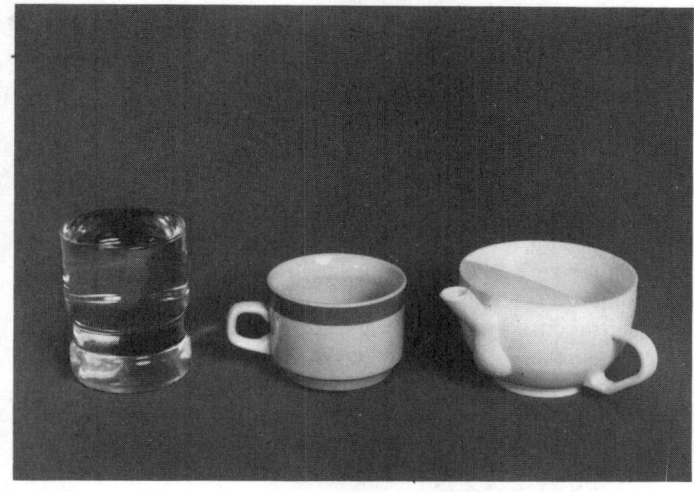

Abb. 62   Trinkgefäße

Heilkräutern und wird auch heute noch wegen der in ihm enthaltenen Wirkstoffe und gegen Durst verabreicht. Tee ist eine unterstützende Zusatztherapie.

Heilkräuter enthalten u. a. Gerbstoffe, Schleim, ätherische Öle, Mineralstoffe, organische Säuren und spezielle Wirksubstanzen (z. B. Alkaloide).

Die Anwendung der einzelnen Teesorten wird von den Wirkstoffen abgeleitet:

- *Gerbstoffe:* Eiweiße werden ausgefällt. Abdichtende Wirkung auf die Schleimhäute – gerbend.
- *Ätherische Öle:* leicht flüchtige Öle. Wirkung auf das Nervensystem, auf die Absonderung der Verdauungssäfte und auf die Schleimhäute.
- *Schleim:* Fähigkeit aufzuquellen. Schützende Wirkung auf die Schleimhäute; abführende Eigenschaft.

Die Zubereitung des Tees kann auf verschiedene Arten erfolgen:

- Aufguß

Die Kräuter werden mit kochendem Wasser übergossen, anschließend 5–10 min im abgedeckten Gefäß ziehen lassen.

Ein Aufguß kann auch mit kaltem Wasser angesetzt werden: das Wasser zum Sieden bringen und 5–10 min ziehen lassen.

Als Aufguß werden weiche, riechende und schleimabgebende Kräuter zubereitet.

- Abkochung (Decoctum)

Die Kräuter werden mit kaltem Wasser angesetzt und 10 min gekocht. Eine Abkochung wird bei harten und nichtriechenden Kräutern oder Pflanzenteilen (Wurzeln, Rinden, Hölzern) mit hitzestabilen Inhaltsstoffen notwendig.

Fruchtsäfte

Sie dienen der Erfrischung des Patienten, aber auch der Zuführung von wertvollen Mineralstoffen und Energieträgern. Sie werden unverdünnt oder verdünnt verabreicht. Zusätze sind möglich (Zucker).

Mineralwasser

Es enthält Mineralstoffe und meistens auch Kohlensäure. Aus therapeutischen Gründen und auf Wunsch des Patienten ist oftmals die Verabreichung eines kohlensäurefreien Mineralwassers notwendig. Die Kohlensäure kann dann durch Öffnen der Flasche, durch Schütteln oder Rühren entfernt werden.

Bouillon

Mit Hilfe einer Bouillon werden dem Organismus vor allem Salze und Energieträger zugeführt. Dies ist oftmals notwendig bei Durchfallerkrankung, verstärktem Schwitzen und Erbrechen.

2.4.4.6.   Hilfeleistungen der Krankenschwester beim Essen und Trinken

Schwerkranke Patienten müssen beim Essen und Trinken oft unterstützt werden. In solchen Fällen sollte die Krankenschwester einfühlsame Hilfestellung geben. Es handelt

101

sich um eine verantwortungsvolle Aufgabe, die nur geübten Pflegekräften übertragen werden darf.

Folgendes ist zu beachten:

▶ Patienten, die diese pflegerische Hilfeleistung in Anspruch nehmen müssen, bekommen leicht das Gefühl der Hilflosigkeit und Abhängigkeit. Die Krankenschwester muß sich deshalb Zeit nehmen, sie muß viel Geduld und Verständnis zeigen. Ein freundliches und aufmunterndes Wort schafft das notwendige Vertrauensverhältnis und das Gefühl der Geborgenheit.

Eine unter Zeitdruck, ohne Aufmunterung und Zuspruch ausgeübte Hilfe beim Essen und Trinken führt zu Unruhe beim Patienten und häufig zur schnelleren Beendigung des Essens, selbst um den Preis, nicht satt geworden zu sein.

▶ Die Krankenschwester hat darauf zu achten, daß der Patient richtig kaut und schluckt. Es dürfen keine Speisereste im Mund verbleiben (Aspirationsgefahr!).

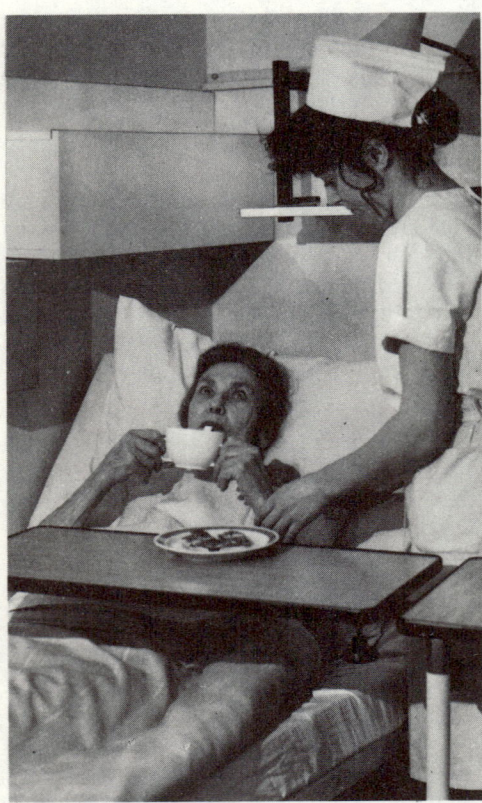

Abb. 63 Unterstützung des Patienten beim Essen

▶ Vor dem Essen ist der Patient so zu lagern, daß sowohl die Hilfe leistende Krankenschwester als auch der Kranke das Tablett mit den Speisen gut übersehen können (Abb. 63).

Bessert sich der Gesundheitszustand des Patienten, sollte die Krankenschwester allmählich dafür sorgen, daß der Kranke selbständig essen und trinken kann. Vorübergehende Hilfeleistungen unterstützen den Aktivierungsprozeß.

▶ Der Kranke wird zum selbständigen Handeln angeregt. Kleine Fortschritte werden lobend erwähnt, ständig wird geübt. Es ist deshalb zweckmäßig, daß der schwerkranke Patient immer von derselben Krankenschwester versorgt wird.

▶ Durch eine richtige Auswahl des Geschirrs (statt Schnabeltasse gewöhnliche Tasse) wird die Selbstsicherheit gefördert. Der Kranke muß ohne Mühe an das Geschirr herankommen. Das Abrutschen des Geschirrs auf dem Tablett ist durch geeignete Auflagen zu verhindern.

▶ Bei flach gelagerten Kranken kann der Teller auf die Brust gestellt werden; die Speisen sind vorher zu zerkleinern.

2.4.5. Künstliche orale Ernährung (Sondenernährung)

Eine Sondenernährung wird erforderlich, wenn es auf Grund des Allgemeinzustandes des Kranken nicht möglich ist, die orale Ernährung vorzunehmen. Voraussetzung ist jedoch, daß die Funktionen des Magen-Darm-Traktes erhalten sind.

Dieses betrifft vor allem

● Kranke mit nervalen Störungen des Schluckaktes (Apoplexie),

● Kranke mit mechanischer Behinderung des Schluckens (Kompression, Tumoren, Verletzungen),

● Bewußtlose mit länger bestehender Bewußtlosigkeit (über 4–8 Tage).

2.4.5.1. Technik der Sondenernährung

Für das Legen der Ernährungssonde werden benötigt (Abb. 64):

– Plaste-Ernährungssonde mit Verschlußkappe,

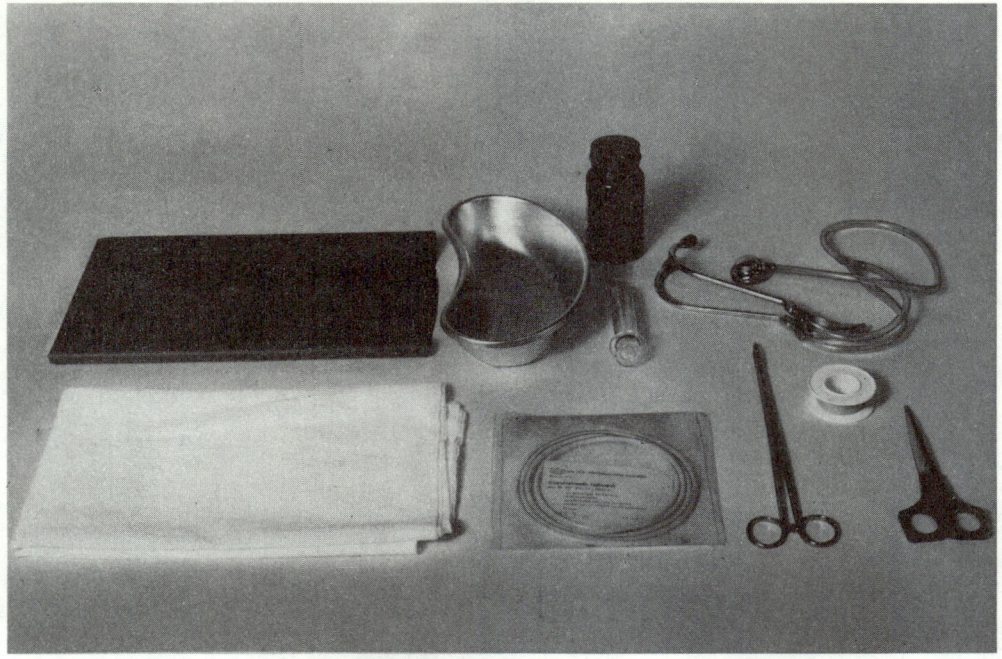

Abb. 64   Materialien zum Einlegen einer Magensonde

- Prothesen- und Mundschale,
- Bettschutz, Zellstoff,
- Heftpflaster, Schere,
- 20-ml-Spritze, Stethoskop,
- Péan-Klemme,
- anästhesierende Salbe.

Bei der Vorbereitung des ansprechbaren Patienten muß die Krankenschwester ihn von der Notwendigkeit einer Sondenernährung überzeugen und das Vorgehen erläutern.

> Nase säubern lassen, Entfernung der Zahnprothese. Das Bett vor Verschmutzung schützen. Brechschale mit Papiertaschentüchern oder Zellstoff bereithalten.

2.4.5.2.   Einführen der Ernährungssonde

Hierbei ist folgendes zu beachten (Abb. 65a u. b):

▶ Ernährungssonde mit Wasser anfeuchten. Auch das Einfetten mit einer anästhesierenden Salbe ist möglich.
▶ Einführen der Sonde über die Nasenöffnung, zunächst langsam, dann unter leichtem Druck bis in den Rachenraum vorschieben.

▶ Sonde nun durch Auffordern des Patienten zum Schlucken weiter vorwärts bewegen.
▶ Ist die Ernährungssonde 45–55 cm eingeführt, ist ihre Lage zu kontrollieren: Aspiration von Magensaft mittels einer gut ziehenden Spritze. Es werden 5–10 ml Luft durch die Sonde gedrückt. Bei richtiger Lage ist durch das Stethoskop ein gut hörbares Geräusch über der Magengegend wahrzunehmen. Röntgenkontrolle! Inspektion des Mund- und Rachenraumes, ob Sonde sich dort zusammengerollt hat.

> Die Krankenschwester darf erst Sondenkost oder eine andere Flüssigkeit (Tee) durch die Ernährungssonde geben, wenn sie ganz sicher ist, daß die Sonde im Magen des Patienten liegt. Sonst Gefahr der Aspiration!

▶ Erst jetzt ist die Sonde an der Wange des Patienten zu fixieren. Vorher Markierung an der Sonde anbringen! Gefahr des Herausrutschens, besonders bei unruhigen Kranken, ist gegeben.

103

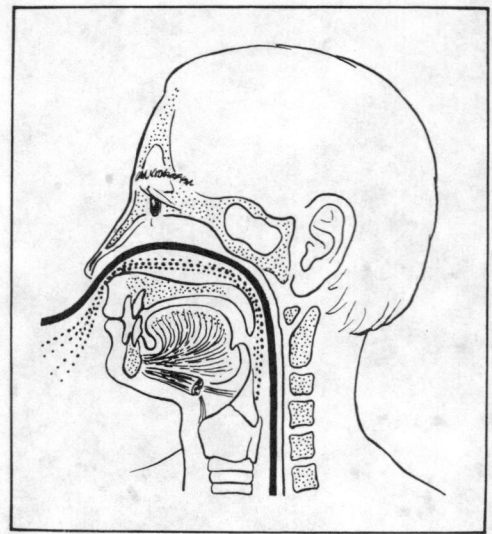
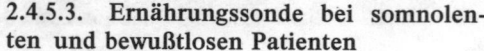

Abb. 65a Schematische Darstellung der Lage einer Ernährungssonde

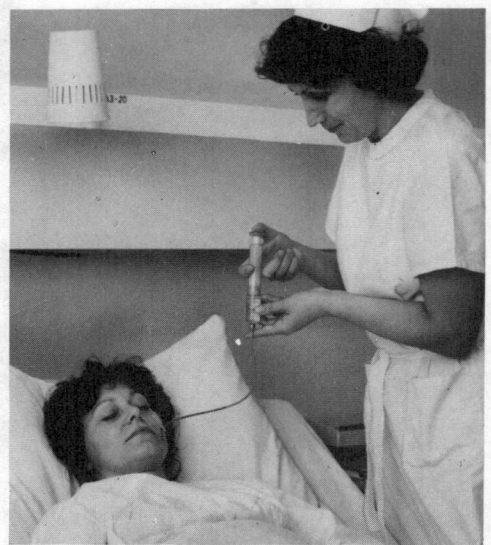

Abb. 65b Die Ernährung mit Hilfe der Nasensonde

2.4.5.3. Ernährungssonde bei somnolenten und bewußtlosen Patienten

Bei diesen Patienten sind für das Anbringen einer Ernährungssonde besonders viel Erfahrung, Geschick und Geduld seitens der Krankenschwester notwendig. Oft wird es deshalb dem Arzt überlassen bleiben, die Sonde einzuführen. Die fehlende Mithilfe des Patienten und der nicht vorhandene Hustenreiz erschweren das sichere und rasche Legen der Sonde. Es sollte versucht werden, den Kranken etwas aufzurichten. Beim Einführen der Sonde muß er gut beobachtet werden. Strömt mit jedem Atemzug Luft aus der Sonde oder wird der Patient zyanotisch, so ist die Sonde schnell zurückzuziehen, da sie mit hoher Wahrscheinlichkeit in der Luftröhre liegt.

2.4.5.4. Auswechseln der Ernährungssonde

Liegt die Ernährungssonde über einen längeren Zeitraum, so ist sie jeweils im Abstand von 8–14 Tagen zu wechseln. Der Wechsel ist zwischenzeitlich notwendig

- bei Verstopfung der Sonde,
- nach Herausrutschen der Sonde,
- nach Herausziehen der Sonde durch den Kranken.

Selbstverständlich wird die Sonde auch zu wechseln sein, wenn sie durch den täglichen Gebrauch verschmutzt und unansehnlich geworden ist.
Durch das Erneuern der Sonde wird außerdem erreicht, daß

- sich keine Druckulzera an den Nasenflügeln bilden (Wechsel der Nasenöffnungen),
- lokale Reizerscheinungen an den Schleimhäuten vermieden werden.

2.4.5.5. Sondenkost

Die Sondenkost ersetzt dem Kranken die normale Kost für einen begrenzten Zeitabschnitt, der mehr oder weniger lang sein kann. Besondere Aufmerksamkeit ist der Flüssigkeitsbilanz zu schenken (Fieber, Schwitzen, Durchfall), da das Durstgefühl als regulierender Faktor oftmals nicht ausreichend vorhanden ist. Verdauungsstörungen und Stoffwechselerkrankungen (Diabetes mellitus) sind bei der Sondenkost zu berücksichtigen. Im allgemeinen basiert diese Kostform auf den Grundprinzipien einer normalen Ernährung. Die Zubereitung kann in der Diätküche oder auf der Station erfolgen. Zunehmend wird eine standardisierte Sondenkost als Fertigprodukt angeboten (z.B. Berlamin). Der Vorteil der Fertigsondenkost besteht darin, daß diese in Wasser aufgelöst werden kann und sämtliche für den Organismus wichtigen Grundnährstoffe (Kohlenhydrate, Fette, Eiweiße), einschließlich essentieller Aminosäuren, Vitamine, Mineralien und Spurenelemente, enthält.

Verabreichung der Sondenkost
● Mittels Spritze (Volumen 50–100 ml)
– Bereitstellung eines Tablettes mit der Sondenkost, einem Glas Tee oder Wasser zum Nachspülen und einer Spritze,
– nach Möglichkeit Information des Patienten,
– Schutz des Kopfkissens vor Verschmutzung,
– Durchführung einer Mund- und Nasenpflege,
– Prüfen auf richtige Lage der Sonde,
– Entfernung des Verschlusses und Sonde mit einer Klemme oder mit der Hand abklemmen,
– Spritzenzylinder mit der Sondennahrung füllen und aufsetzen,
– Sonde öffnen und Sondenkost einfließen lassen. Lufteintritt in den Magen vermeiden!
– Nachspülen mit Wasser oder Tee,
– Sonde verschließen.

● Mittels Infusionstechnik
Zur Gewährleistung einer kontinuierlichen Nahrungszufuhr macht es sich bei bestimmten Erkrankungen notwendig, die Sondenkost über ein Infusionssystem dem Patienten zu verabreichen. Die Zuführung der Sondenkost erfolgt dann über eine Infusionsflasche und ein Schlauchsystem. Sie kann in 4–6 Portionen pro Tag oder aber auch kontinuierlich über 24 h erfolgen.

2.4.5.6. Gefahren bei liegender Ernährungssonde

Aspirationsgefahr
Stärkerer Hustenreiz bei Einführen der Sonde oder Hustenreiz bei Verabreichen der Sondenkost deutet auf falsche Lage hin.

Bei falscher Lage der Sonde Nahrung nicht weiter einfüllen, sofort kontrollieren, ggf. Sonde neu legen.

Das Einführen der Sonde und das Einfüllen der Sondenkost haben möglichst in sitzender Stellung zu erfolgen, weil rückfließende Sondennahrung sonst in die Luftwege gelangen kann.

Nebenerscheinungen am Magen-Darm-Trakt
Häufig treten Völlegefühl, Brechreiz, Erbrechen auf. In diesen Fällen sollte die zugeführte Nahrungsmenge überprüft werden, da zu große Flüssigkeitsmengen zu gastrointestinalen Nebenerscheinungen führen können.

● Durchfälle
Sie haben vielfältige Ursachen. Um sie zu vermeiden, sollte bei einer Sondenernährung zunächst mit kleineren Mengen begonnen werden, z. B. nur ein Drittel der Tagesmenge, die dann kontinuierlich gesteigert wird. Auch die Zusammensetzung der Sondenkost ist zu überprüfen. Häufig sind zugesetzte Fruchtsäfte die Ursache für die Durchfallerkrankung. Zu stark konzentrierte Sondenkost führt zu einer langen Verweildauer im Magen und kann ebenfalls Verdauungsstörungen auslösen. Sondenkost sollte stets schnell verabreicht werden, da auch Temperaturschwankungen Unverträglichkeiten hervorrufen können. Zur Vermeidung von Durchfällen hat sich das Nachspülen mit Schwarzem Tee bewährt.

Lokale Nebenerscheinungen der eingelegten Ernährungssonde
● Ulzerationen an den Nasenflügeln und Reizerscheinungen an der Magenschleimhaut,
● Veränderungen der Mundhöhle (Soor, Stomatitis, Parotitis).
Diesen ist durch sorgfältige Mundpflege und durch das Kauen von medizinischem Kaugummi, gedörrtem Obst oder Brotrinde entgegenzuwirken.

2.5. Ausscheidungen

Die Ausscheidungen des Menschen unterliegen vielfältigen Einflüssen (Nahrungs- und Flüssigkeitsaufnahme, Tagesschwankungen, körperliche Bewegung, Gesundheitszustand u. a.). Veränderungen der Menge, der Zusammensetzung oder der Form der Ausscheidungen lassen wichtige diagnostische und therapeutische Rückschlüsse zu. Die Krankenschwester sollte deshalb über Grundkenntnisse der Physiologie und der Pathophysiologie verfügen, um diese wichtige Funktion des menschlichen Organismus sachkundig beurteilen zu können.

2.5.1. Harn

Der Harn ist das Ausscheidungsprodukt der Nieren. Er entsteht durch Filtration des Blutes im Nierengewebe und wird über die Harnleiter in die Harnblase abgeleitet und gesammelt. Nach Füllung der Harnblase kommt es über das Nervensystem zur Wahrnehmung des Harndrangs. Die willkürliche Entleerung der Blase erfolgt über die Harnröhre.

2.5.1.1. Harnmenge und Zusammensetzung

In der Regel werden im Tagesmittel 1 500 ml Harn ausgeschieden, in denen etwa 55–70 g fester Bestandteile enthalten sind. Bei den festen Bestandteilen handelt es sich um
- *organische Bestandteile* (Harnstoff, Kreatinin, Harnsäure, Hippursäure, Sexualhormone, Zitronensäure, Oxalsäure, Ammoniak),
- *anorganische Bestandteile* (Natrium, Kalium, Calcium, Magnesium, Phosphate).

Das Harnvolumen, seine chemische Zusammensetzung und sein spezifisches Gewicht passen sich den wechselnden Bedingungen des inneren Milieus an und sind somit erheblichen Schwankungen unterworfen.

Damit wird durch die Tätigkeit der Nieren eine für die Erhaltung des Lebens notwendige konstante Zusammensetzung des Blutes und der Gewebeflüssigkeit erreicht. So wird bei größeren Flüssigkeitsverlusten infolge Schwitzneigung, Durchfällen, Erbrechen oder bei längerem Dursten eine geringere, aber konzentriertere Harnmenge ausgeschieden. Demgegenüber ist bei einem vermehrten Flüssigkeitsangebot eine größere, weniger konzentrierte Harnmenge zu beobachten. Das spezifische Gewicht schwankt im Tagesmittel zwischen 1 017 und 1 020. Im Extremfall kann es zwischen 1 005 und 1 030

betragen. Mit Hilfe dieser Mechanismen wird ein konstanter pH-Wert von 7,36–7,43 erreicht. Bestimmte Nierenerkrankungen führen zu einem Verlust dieser Anpassungsfähigkeit, so daß die Nieren bei verminderter Flüssigkeitszufuhr oder bei Flüssigkeitsverlusten zunehmend weniger in der Lage sind, konzentrierten Harn zu bilden und bei verstärkter Flüssigkeitszufuhr weniger verdünnen können. Bei fortgeschrittener Niereninsuffizienz scheidet die Niere einen verdünnten Harn aus, der annähernd mit dem Blutplasma isotonisch (gleicher osmotischer Druck) ist. Das spezifische Gewicht liegt zwischen 1 008 und 1 012. Dieser Zustand wird als Isosthenurie (Starrheit der Niere) bezeichnet.

Das Messen der Urinmenge und deren Konzentration innerhalb von 24 h ist ein wichtiges Kriterium für die Diagnostik und Therapie. Es ermöglicht Rückschlüsse auf eine Reihe von Erkrankungen und Krankheitszuständen (Herz- und Nierenerkrankungen, Koma, Schock, postoperative Situationen, Intoxikationen).

Neben der Diurese (Urinmenge/24 h) wird die Flüssigkeitszufuhr (oral und parenteral) bestimmt. Aus der Differenz von Diurese und Flüssigkeitszufuhr ergibt sich die Flüssigkeitsbilanz.

Näheres zum Sammeln, Messen und zur Konservierung des Harns s. Kapitel 3.9. Dort finden sich auch Hinweise zur Bestimmung des spezifischen Gewichtes des Harns.

Das Messen der stündlichen Harnausscheidung geschieht bei eingelegtem Dauerkatheter mit dem Urinmeßbeutel oder mit einem Urimeter. Eine genaue Bilanzierung des Flüssigkeitshaushaltes ist besonders bei Kranken im Schock oder bei drohendem Schockgeschehen notwendig (Blutungen, akutes Abdomen, Herzinfarkt, postoperative Komplikationen).

An Hand der ausgeschiedenen Urinmenge lassen sich folgende Einstufungen vornehmen:

● *Oligurie = Verminderung der Harnmenge*
Innerhalb von 24 h werden weniger als 500 ml Harn von den Nieren produziert. Sie ist bei schweren Herz- und Nierenerkrankungen, bei verstärkter Schweißnei-

gung, bei hohem Fieber, Erbrechen und Durchfällen zu beobachten.

- *Anurie = Versiegen der Harnproduktion*
  Innerhalb von 24 h werden weniger als 50 ml Harn von den Nieren ausgeschieden.
  Als Ursachen kommen u. a. in Frage
  - funktionelles Versagen der Niere,
  - Abflußbehinderung durch Steinverschluß.

- *Polyurie = Vermehrung der Harnmenge*
  Ursachen sind übermäßige Flüssigkeitsaufnahme, aber auch bestimmte Erkrankungen, z. B. Diabetes mellitus, Diabetes insipidus. Nach überstandener akuter Niereninsuffizienz mit Oligurie oder Anurie kommt es häufig zu einer polyurischen Phase (Harnmenge > 5–8 l/24 h).

- *Nykturie = vermehrte nächtliche Harnproduktion*
  Die während der Nacht ausgeschiedene Harnmenge ist größer als die des Tages. Bei bestimmten Herzerkrankungen werden über Nacht vielfach die während des Tages angesammelten Ödeme ausgeschwemmt.

2.5.1.2. Harnfarbe

Die Farbe des normalen Harns ist hellgelb (stroh- bis zitronengelb), er ist durchsichtig und klar. Seine Farbe ändert sich in Abhängigkeit von seiner Konzentration. Die Einnahme bestimmter Arzneimittel kann zu einer Verfärbung des Harns führen. Bei längerem Stehen kann der Harn wolkig-trübe werden.
Weiterhin sind folgende äußere Veränderungen des Harns wahrzunehmen:

- *Heller, wäßriger Harn*
  Bei einer großen Menge mit schwacher Konzentration wird der Harn sehr hell. Wird im Harn Eiweiß oder Zucker ausgeschieden, ist er trotz des hohen spezifischen Gewichtes hellgelb. Dies ist vor allem bei Diabetikern zu sehen. Bei Nierenkranken kann bei geringer Harnausscheidung ebenfalls ein hellgelber Harn zu beobachten sein.

- *Dunkelgelber Harn*
  Bei Flüssigkeitsverlusten (Schwitzen, Erbrechen, Durchfall) entsteht ein dunkelgelber Harn; die Menge ist verringert, das spezifische Gewicht erhöht.

- *Bierbrauner Harn*
  Er weist auf einen hohen Gehalt an Gallenfarbstoffen (Bilirubin) hin. Beim Schütteln bildet sich an der Oberfläche gelbgrüner Schaum. Ursächlich kommen dafür Störungen der Leberfunktion und der Gallensekretion mit Abflußstörungen in Frage. Die Gallenfarbstoffe werden gestaut und kompensatorisch auf dem Blutweg über die Nieren ausgeschieden.

- *Rotbrauner, fleischfarbener Harn*
  Diese Harnfarbe wird durch Blut (Hämoglobin und Erythrozyten) im Urin verursacht. Eine Makrohämaturie (mit dem Auge wahrnehmbares Blut im Urin) kann aus der Niere, dem harnableitenden System oder aus der Harnblase stammen. Mit Hilfe der Dreigläserprobe ist eine ungefähre Lokalisation der Blutung möglich.
  Sind die Erythrozyten nur mikroskopisch nachweisbar, wird von einer Mikrohämaturie gesprochen. Arzneimittel (Phenothiazine, Meprobamat) und Störungen im Porphyrinstoffwechsel (Porphyrine) können einen rötlichen, beim Stehen nachdunkelnden Harn bewirken.

- *Grünlicher, bläulicher oder orangefarbener Harn*
  kann durch Testsubstanzen bzw. Arzneimittel hervorgerufen sein. Der Patient ist über die mögliche Veränderung der Harnfarbe aufzuklären.

2.5.1.3. Reaktion des Harns

Die Reaktion des Harns ist bei Normalkost schwach sauer. Sein pH-Wert liegt zwischen 5,0 und 7,0.
Eine Alkalisierung (pH-Wert > 7,4) kann auftreten
- bei Einnahme einer pflanzlichen Kost,
- bei Harnwegsinfektionen,
- bei längerem Stehenlassen des Harns.

Eine Säuerung (pH-Wert < 7,4) ist zu beobachten

- bei vorwiegend eiweißreicher Kost,
- bei stärkeren Salzverlusten infolge Durchfall und Schwitzen.

2.5.1.4. Harnbeimengungen

Beim Gesunden ist frischer Harn klar und durchsichtig. Durch geringe Schleimbeimengungen trübt sich auch ein normaler Harn nach Erkalten leicht ein. Trübungen können hervorgerufen werden durch
- Eiweiß
- Bakterien und Schleim
- erhöhten Elektrolytgehalt (Salzgehalt)
- Eiter
- Rückstände von Arzneimitteln.

Durch mikroskopische und chemische Analysen ist zu ermitteln, welche Bestandteile im Harn die Trübung verursachen. Als Beimengungen des Harns werden die nur mikroskopisch sichtbaren Bestandteile benannt, die das Sediment (Bodensatz) ausmachen. Beim Gesunden enthält das Sediment abgeschilferte Epithelien der Harnwege, einige Leukozyten und Schleimfäden sowie Harnsäurekristalle. Auf Harnwegs- und Nierenerkrankungen weisen hin
- vermehrt Leukozyten (Leukozyturie),
- vermehrt Erythrozyten (Erythrozyturie),
- reichlich Epithelien aus der Niere und den Harnwegen,
- Zylinder (Zylindrurie) = Ausgüsse der Harnkanälchen in der Niere, die aus Eiweiß mit Auflagerungen von Leukozyten, Erythrozyten und Epithelien bestehen,
- vermehrt Harnkristalle,
- pathologische Bakterienflora.

2.5.1.5. Geruch

Normaler Harn hat einen leichten Geruch nach Ammoniak. Übelriechender Harn tritt bei Eiterungen auf. Ein apfelartiger Fruchtgeruch deutet auf einen hohen Gehalt an Aceton hin.

2.5.1.6. Hilfeleistungen für den Kranken bei der Entleerung der Harnblase

Normale Miktion
Das Fassungsvermögen der Harnblase beträgt etwa 700–800 ml. Harndrang stellt sich

bei einem Gehalt von 300–500 ml ein. Die Häufigkeit der Blasenentleerung ist individuell unterschiedlich. Die Entleerung der Harnblase erfolgt reflektorisch unter Vermittlung des parasympathischen Centrum vesicospinale im Spinalmark, wenn die Füllung der Harnblase einen bestimmten Grad erreicht hat. Dieser Regulationsmechanismus wird maßgeblich von Zentren des Gehirns beeinflußt, so daß die Entleerung der Harnblase, bei erhaltenen Verbindungen zum Gehirn, willkürlich beherrscht – also dem Willen untergeordnet – werden kann.

Die willkürliche Entleerung der Blase (sie ist beim Bewußtlosen, beim zerebralgeschädigten Kranken und beim Säugling der Kontrolle durch das Gehirn entzogen und damit unwillkürlich) wird durch das Gefühl des Harndrangs eingeleitet, bei dem die Füllung der Harnblase, aber auch andere Faktoren (Tonus der inneren und der äußeren Schließmuskulatur der Blase, Reizung der Blasen- und Harnröhrenschleimhaut = häufiger Harndrang bei Entzündungen der Schleimhaut) von Bedeutung sind. Bei diesen Vorgängen können psychische Einflüsse eine Rolle spielen:
- unwillkürliche Harnentleerung bei Erregung, Angst und Schreck,
- Unterdrückung des Harndranges durch Ablenkung,
- Hemmung der willkürlichen Harnentleerung bei psychischen Belastungssituationen.

Gestörte Miktion

Erschwertes Harnlassen
Häufig in der postoperativen Phase anzutreffen (postoperative Tonusminderung der Blase, Sphinkterkrampf = Schließmuskelkrampf, ungewohnte Lagerung), aber auch bei Angst und aus Schamgefühl.

Die Krankenschwester kann mit einfachen Hilfsmitteln die Blasentätigkeit fördern und den Schließmuskelkrampf lösen durch
- Reiben im Bereich der Blase und der Oberschenkel,
- Aufdrehen eines Wasserhahnes,
- günstige Lagerung,
- Beachtung des Schamgefühls (Bett abschirmen!).

Anurie (Harnversiegen)
Harnbildung und Harnausscheidung erfol-

gen nicht. Die Aufgabe der Krankenschwe-ster besteht darin, durch Beobachtung des Kranken die Anurie zu erkennen, um schnellstmöglich eine entsprechende Be-handlung einleiten zu können.

Harnretention (Harnverhaltung)
Bei einer Harnverhaltung (Harnsperre) wird zwar Harn gebildet, er kann jedoch durch eine bestehende Abflußbehinderung nicht ausgeschieden werden. Solche Abflußhinder-nisse sind
– Nieren-, Ureter-, Blasensteine,
– gut- und bösartige Tumoren,
– Mißbildungen,
– Prostata-Adenomatose (Vergrößerung der Vorsteherdrüse).
Als Folge der Abflußbehinderungen treten chronische Entzündungen der Niere und der Blase auf. Eine zunehmende Überbeanspru-chung (Dehnung) der Blasenmuskulatur führt zum Versagen des Schließmuskels und bei voller Blase zum Harnträufeln. Patienten mit einer Harnverhaltung klagen über Harn-drang, Schmerzen in der Blasengegend, starke Unruhe und Schweißausbrüche. Die Blase ist über der Symphyse tastbar. Die Ur-sache ist möglichst zu beheben.
Kontrolle durch die Krankenschwester, Bla-senentleerung des Kranken durch Katheteri-sierung.

Restharn
Unter Restharn ist die Harnmenge zu verste-hen, die nach spontaner Miktion in der Blase verbleibt. Normalerweise beträgt die Restharnmenge 0–20 ml. Jede Restharnbil-dung über 100 ml muß operativ behandelt werden. Die Blasenmuskulatur ist nicht in der Lage, das auslösende Hindernis zu über-winden. Der Patient hat bei Restharnbildung das Gefühl, daß seine Blase nicht vollständig entleert wurde.
Der in der Blase verbleibende Restharn stellt eine Infektionsgefahr für die ableitenden Harnwege und für die Nieren dar. Ursache für die Restharnbildung ist vor allem die Prostata-Adenomatose.

Pollakisurie
Unter Pollakisurie ist ein sehr häufiges Harnlassen in kleinen Portionen zu verste-hen, ohne daß die 24-Stunden-Harnmenge überschritten werden muß. Dieses Symptom

tritt vor allem bei Blasenentzündung (Zysti-tis) auf. Hier entsteht Harndrang schon bei einer Harnmenge von 20–50 ml, so daß nicht selten bis zu 20 Miktionen/24 h bei dem betroffenen Patienten beobachtet wer-den können. Durch lokale Wärmeanwen-dung, heiße Sitzbäder und die Verabrei-chung von heißem Blasentee kann die medi-kamentöse Behandlung wirksam unterstützt werden.

Harninkontinenz
Unter Harninkontinenz ist der unfreiwillige, unwillkürliche Harnabgang zu verstehen. Ursachen:
● Querschnittslähmung
● Gehirnerkrankungen
● Multiple Sklerose
● Komplikationen nach Operationen im Urogenitalbereich und am Darm
● Tumoren
● Belastung der Bauchmuskulatur (Heben, Tragen, Husten, Lachen).

Enuresis (Bettnässen)
Tritt bei Kindern über 3 Jahre noch Bettnäs-sen auf, so spricht man von Enuresis. Ursachen:
● Trotz und Protest
● abnorme Verhaltensweisen
● Schwachsinn
● Mißbildungen der Harnwege
● Harnwegsentzündungen
● Rückenmarkserkrankungen.
Diese Kinder müssen ärztlich behandelt wer-den. Bei Notwendigkeit sollte ein Psycho-loge in die Behandlung einbezogen werden.

2.5.2. Stuhl (Faeces)

Der Stuhl ist das Ausscheidungsprodukt des Darmes. Der bei der Darmpassage einge-dickte Stuhl sammelt sich im Rektum. Bei einer entsprechenden Füllung des Enddar-mes wird ein Druck auf den Schließmuskel ausgeübt, der auf nervalem Weg den Drang zur Stuhlentleerung verursacht.

2.5.2.1. Menge

Sie beträgt täglich 125–300 g und ist abhän-gig von der Nahrungsaufnahme. Bei Verdau-

ungs- und Resorptionsstörungen, bei Durchfällen und Pankreaserkrankungen kann die
tägliche Stuhlausscheidung vermehrt sein und
häufiger auftreten.

2.5.2.2. Form und Konsistenz

Der Stuhl enthält normalerweise 75 % Wasser. Der Rest besteht aus Abbauprodukten
der Nahrung, aus Schleim, Salz, Bakterien
und abgeschilferten Darmepithelien. Dadurch erklärt sich, daß auch ohne Nahrungszufuhr Entleerungen des Darmes erfolgen
können. Der Kot ist allgemein homogen und
dem Lumen des Darmes angepaßt geformt.
Zusammensetzung der Nahrung und Schnel-
ligkeit der Darmpassage bestimmen die
Konsistenz.
Abweichungen von der normalen Konsistenz
können eine Erkrankung des Verdauungs-
traktes anzeigen:

- häufige, dünnbreiige bis wäßrige Darmentleerungen (Diarrhoe) bei Durchfall,
  Entzündungen des Darmes und bei Ernährungsstörungen;
- knotig-harte Darmentleerungen. Das Ab-
  setzen des Stuhles erfolgt nur in Abständen von Tagen (Stuhlverstopfungen =
  Obstipation);
- band-, bleistiftförmige Darmentleerung
  (Tumoren im Dickdarm);
- reiswasserähnliche Darmentleerungen bei
  Cholera;
- erbsenpüreeartige Darmentleerungen bei
  Typhus.

2.5.2.3. Farbe

Die normale dunkelbraune Färbung des
Stuhls entsteht durch die Umwandlung der
Gallenfarbstoffe (Sterkobilin) im Darm.
Als Abweichung von der Normalfarbe des
Stuhls sind zu beachten:

- *Ton-, lehmfarbener (acholischer) Stuhl*
  bei entzündlichen Veränderungen der
  Leber mit Störungen der Gallensekretion
  (akute Virushepatitis) oder Gallenabfluß-
  behinderungen (Gallenstein, Tumoren).
  Das Fehlen der Gallenfarbstoffe verhindert eine normale Anfärbung des Stuhls.
- *Grauer fettiger Stuhl*
  bei Störungen der Fettresorption (Sprue).

- *Schwarzer Stuhl (Pech- oder Teerstuhl)*
  durch massive Blutungen aus dem oberen
  Magen-Darm-Trakt (Ulcus ventriculi
  bzw. duodeni, Ösophagusvarizen). Diese
  Färbung wird durch die Einwirkung der
  Magensalzsäure auf das Blut bedingt.
- *Normaler Stuhl mit hellroten Blutauflage-
  rungen*
  bei blutenden Hämorrhoiden oder anderen Blutungen aus dem Rektum (Tumoren). Der Stuhl ist nicht mit Blut oder
  Schleim durchmischt.
- *Normaler bis breiiger Stuhl mit Blut, Eiter
  und Schleimbeimengungen*
  bei Erkrankungen des Dickdarms (Colitis
  ulcerosa, Tumoren) sind die Blut-, Eiter-
  und Schleimbeimengungen mit dem
  Stuhl durchmischt. Auflagerungen sind
  möglich.
- *Erbsbreistuhl bei Typhus abdominalis.*
- *Reiswasserähnlicher Stuhl bei Cholera.*
- *Färbende Nahrungs- und Arzneimittel*
  Nach Einnahme medizinischer Kohle
  und eisenhaltiger Arzneimittel, nach dem
  Genuß von Heidelbeeren, Blutwurst u. a.
  wird der Stuhl schwarz verfärbt. Rote Rü-
  ben täuschen Blutbeimengungen im
  Stuhl vor. Kontrastmittel nach Magen-
  Darm-Darstellungen führen zu einer wei-
  ßen Stuhlverfärbung.

2.5.2.4. Stuhlbeimengungen

Darunter sind zu verstehen:
- unverdaute Nahrung
- Schleimauflagerungen
- mikroskopischer oder chemischer Blut-
  nachweis
- Parasiten und Parasiteneier (Oxyuren –
  Madenwürmer, Askariden – Spulwürmer,
  Taenien – Bandwürmer).

2.5.2.5. Geruch

Der Geruch des Stuhles hängt in entscheidendem Maße von der Nahrungsaufnahme
ab. Er kann Hinweise auf Erkrankungen und
Ernährungsstörungen geben. Der typische
Stuhlgeruch stammt von Eiweißzerfallpro-
dukten. Bei verstärkter Gärung riecht der
Stuhl (Gärungsstuhl) säuerlich und pene-
trant. Zeitweise sind im gelben bis hellbrau-

nen Stuhl Gasblasen zu erkennen. Er tritt auf bei Dyspepsie und Enteritis.

Ein Fäulnisstuhl riecht aashaft, stechend oder ranzig. Er ist dunkel verfärbt und reagiert alkalisch. Der Geruchscharakter ist unterschiedlich.

2.5.2.6. Hilfeleistungen für den Kranken bei der Entleerung des Darmes

Normale Stuhlentleerung

Die normale Stuhlentleerung (Defäkation) wird durch Dehnung der mit Stuhl angefüllten Ampulle des Rektums ausgelöst. Wird dem Stuhldrang nachgegeben, so läuft der Reflex der Defäkation über das Rückenmark (Centrum anospinale) nach Freigabe durch das übergeordnete Zentrum im Gehirn ab. Durch Kolonbewegungen erfolgt die Entleerung des distalen Dickdarmabschnittes unter Erschlaffung der Anusschließmuskulatur. Der Parasympathikus wirkt fördernd auf die Stuhlentleerung, durch den Sympathikus wird sie gehemmt. Bis zu einem bestimmten Maß läßt sich die äußere Schließmuskulatur des Afters willkürlich beeinflussen. Durch die Bauchpresse wird der Defäkationsakt unterstützt. In der Regel erfolgt pro Tag eine Stuhlentleerung, jedoch sind die Entleerungsintervalle unterschiedlich.

Störungen der Stuhlentleerung

Durchfall (Diarrhoe)

Bei einer vermehrten dünnflüssigen Darmentleerung spricht man von Durchfall. Die Verdauung und Resorption der aufgespaltenen Nahrung ist am Ende des Dünndarms physiologischerweise beendet. Im Dickdarm erfolgt dann die Eindickung des bis dahin flüssigen Darminhaltes. Dieser Vorgang kann durch verschiedene Einflüsse und Erkrankungsprozesse beeinträchtigt werden. Unterschieden werden muß zwischen dem *akut aufgetretenen Durchfall* und der *chronischen Durchfallsneigung.*

Ursächlich kommen für die Diarrhoe in Frage:

- enterale Infektionen (durch Bakterien, Viren, Protozoen, Würmer),
- entzündliche Darmerkrankungen (Enterokolitis, Colitis ulcerosa, Enteritis regionalis, Divertikulose),
- gastrointestinale Fisteln,
- Tumoren (Polypen, Karzinome),
- Darmresektionen,
- Systemerkrankungen mit Darmbeteiligung,
- Störungen der Nahrungsmittelaufspaltung und der Resorption der aufgeschlossenen Nahrungsbestandteile (gastrogener-, pankreatogener Durchfall, Leber- und Gallenwegerkrankungen),
- toxisch-allergische Einflüsse,
- hormonale Störungen (Hyperthyreose, Karzinoid),
- nervale Einflüsse,
- Zirkulationsstörungen,
- Nebenerscheinungen von Arzneimitteln.

Durch Angst, Spannungs- und Konfliktsituationen kann die Dickdarmpassage beschleunigt werden. Die Eindickung des Kotes im Dickdarm ist dann ungenügend: es kommt zu nervösen Durchfällen. Die Patienten klagen über Durst, Schmerzen und Krämpfe im Bauchraum sowie über Appetitlosigkeit und Schmerzen bei der Defäkation.

Bei der Pflege des Durchfallerkrankten ist zu beachten:

> Der Kranke bedarf einer taktvollen, diskreten und geschickten Hilfeleistung.

- ▶ Nach Möglichkeit ist ihm die Benutzung der Toilette zu gewähren,
- ▶ die Körperpflege ist sorgfältig durchzuführen oder zu überwachen (Verhinderung lokaler Reizerscheinungen),
- ▶ der Patient ist ständig zu beobachten (Allgemeinzustand, Puls, Blutdruck u. a.),
- ▶ auf eine ausreichende Flüssigkeitszufuhr und die Einhaltung der verordneten Diät ist zu achten,
- ▶ bei Verdacht auf Infektion sind entsprechende Schutz- und Desinfektionsmaßnahmen einzuleiten.

Verstopfung (Obstipation)

Wird der Stuhl verzögert, mengenmäßig gering, hart und trocken abgesetzt, spricht man von einer Verstopfung. Mit der Verstopfung sind eine Reihe von subjektiven Mißempfindungen gekoppelt:

- Kopfschmerzen
- Müdigkeit und Abgeschlagenheit

- Völlegefühl, Bauchschmerz
- Mundgeruch.

Obstipationsbeschwerden können unterschiedlich stark auftreten.

Obstipation ohne nachweisbares organisches Grundleiden (habituelle Obstipation)
In der Praxis ist sie am häufigsten. Als Ursachen kommen in Frage:

● Ballaststoffarme Ernährung
Durch Nahrung, die wenig Ballaststoffe enthält, wird einer Verstopfung Vorschub geleistet. Eine solche Nahrung wird bereits im Dünndarm weitgehend verdaut und im Dickdarm durch Wasserentzug zu intensiv eingedickt. Der mechanische Reiz für die Dickdarmtätigkeit sowie für die Stuhlentleerung ist herabgesetzt, da das Stuhlvolumen infolge Mangels an unverdauten pflanzlichen Nahrungsresten aus Obst, Gemüse und grob gemahlenem Getreide (Zellulose) vermindert ist. Durch die pflanzlichen Überreste der Nahrung wird gleichzeitig der Stuhl verformbar gehalten.

● Veränderte Entleerungsgewohnheiten
Die meisten Menschen haben bestimmte Gewohnheiten der Stuhlentleerung entwickelt. So führen sie die Defäkation beispielsweise zu einer bestimmten Zeit durch. Wiederholte Abweichungen von dieser Gewohnheit (Zeitnot, Hast) können zu einer Störung des Entleerungsreflexes und damit zur Obstipation führen.

● Übererregung des Darmes (dyskinetische Obstipation)
Bei vegetativ leicht erregbaren Personen kann es zur Stuhlverstopfung durch zu starke Erregung des Darmes kommen. Durch eine krampfartige Zusammenziehung des Darmes wird die Entleerung verzögert. Der Darmabschnitt vor dem Hindernis wird überdehnt; es treten krampfartige Schmerzen im Abdomen auf.

Obstipation mit nachweisbarem organischem Grundleiden
Sie ist Begleitsymptom bei verschiedenen Erkrankungen, z. B. bei
- Tumoren des Darmes,
- Verwachsungen des Darmes,
- Gallenblasenleiden,
- fieberhaften Erkrankungen.

Jede Obstipation muß sorgfältig diagnostisch abgeklärt werden. Die Aufgabe der Krankenschwester besteht vor allem in der gesundheitserzieherischen Einflußnahme. Dem Patienten sind die Einnahme einer schlackenreichen Kost, körperliche Bewegung und die Einhaltung der Entleerungsgewohnheiten zu empfehlen.
Abführmittel (Laxantien) sind nur auf Anordnung des Arztes zu geben, da die Einnahme über längere Zeit zur Gewöhnung und zum Wirkungsverlust führen kann. Die Verabfolgung eines Klistiers oder eines Einlaufes sollte ebenfalls auf den Einzelfall beschränkt bleiben, da bei regelmäßiger Anwendung eine selbständige Stuhlentleerung erschwert wird.

Stuhlinkontinenz
Der Stuhl kann von den betroffenen Patienten nicht willkürlich zurückgehalten werden. Oftmals geht er unbemerkt ab. Der Stuhlabgang bei Entleerung von Darmgasen kann ein wichtiges diagnostisches Zeichen sein (Darmkrebs).
Stuhlinkontinenz tritt auf bei
- Tumoren des Darmes,
- Gehirnerkrankungen,
- Rückenmarkerkrankungen,
- abnormen Verhaltensweisen und Schwachsinn.

2.5.2.7. Darmeinläufe, Darmspülung, Klistier

Durch einen Darmeinlauf, eine Darmspülung oder ein Klistier wird infolge rektaler Verabfolgung kleinerer oder größerer Mengen Flüssigkeit der Stuhl aufgelockert und eine Stuhlentleerung provoziert.

Sie werden angewendet
● zur Entleerung des distalen Kolons und des Rektums bei
  - Verstopfung,
  - Vorbereitung zur Röntgendarstellung (Trochoskopie) und zu endoskopischen Untersuchungen des Dickdarms,
  - prä- und postoperativen Behandlungsmaßnahmen,
● zur Verabreichung von Kontrastmitteln und Einbringen von Arzneimitteln (z. B. Prednisolon-Reisschleim-Einläufe),

- zur Spülung der unteren Darmabschnitte vor Operationen, bei Vergiftungen und entzündlichen Veränderungen des Kolons und des Rektums (z. B. Proktitis, Colitis ulcerosa),
- zur Anregung der Darmtätigkeit bei Darmatonie.

Die Wirkung erstreckt sich auf die Darmtätigkeit und auf die Darmschleimhaut.

Mechanische Wirkung: Die Flüssigkeitsmenge und der dadurch bedingte Druck regen die Darmtätigkeit an und lösen die Peristaltik aus. Schon das eingeführte Darmrohr übt einen mechanischen Reiz aus.

> Die Krankenschwester hat deshalb zu beachten: dünnes Darmrohr für die Darmspülung, langes Darmrohr für den hohen Einlauf.

Chemische Wirkung: Durch Zusätze wird eine chemische Reizwirkung hervorgerufen.
- Medizinische Schmierseife oder Kernseife werden dem Wasser zugegeben, bis eine leicht bläuliche Verfärbung zu beobachten ist (ein haselnußgroßes Stück pro Liter Wasser).
- Kochsalz wird gewöhnlich als hypertonische Lösung (5 %) eingesetzt. Die Reizwirkung ist relativ groß. Flüssigkeit wird aus der Darmschleimhaut angezogen. Es wird ein Eßlöffel Kochsalz auf ein Liter Wasser gegeben.
- Glyzerin wirkt stark reizend und flüssigkeitsentziehend, 20 ml je Liter Wasser.
- Olivenöl und andere Öle weichen den Stuhl auf, er wird gleitfähig.
- Kamillenaufguß oder Kamillenextrakt (Kamillan), 2–5 ml je Liter Wasser.

Thermische Wirkung: Besonders wirkungsvoll sind „kalte" Einläufe (34–35 °C), da von körperwarmen Einläufen eine geringere Reizwirkung ausgeht.

Darmeinlauf

Vorbereitung des Darmeinlaufes
Es sind bereitzustellen:
- Irrigator mit Schlauch (1–1½ m) und Glaszwischenstück,
- Spülflüssigkeit, je nach Anforderung ½–1 Liter,
- Darmrohr,

- Schlauchklemme oder *Péan*-Klemme,
- Vaseline zum Einfetten des Darmrohrs,
- Nierenschale,
- Handschuhe und Zellstoff,
- Gummituch,
- Steckbecken oder Nachtstuhl,
- Pflegemittel zur anschließenden Intimtoilette.

Weiterhin sind folgende Vorbereitungen zu treffen:
- Spülflüssigkeit in den Irrigator füllen, vorher Schlauch mit Klemme abklemmen,
- Zusätze zugeben,
- Schlauch entlüften durch Hochheben des Irrigators und Öffnen der Klemme bei gleichzeitigem Senken des Schlauches, abwarten, bis Spülflüssigkeit abfließt, anschließend Schlauchklemme wieder anbringen,
- Darmrohr mit Vaseline einfetten, Öffnungen des Darmrohrs freilassen, Darmrohr in eine Schale legen.

Besonders wichtig ist bei dieser pflegerischen Maßnahme die Vorbereitung des Patienten.

▶ Die Krankenschwester muß den Patienten über Sinn und Zweck des Einlaufes aufklären und ihn zur aktiven Mitwirkung auffordern.

> Der Kranke ist nicht den Blicken der Mitpatienten auszusetzen. Die Ausführung des Einlaufes sollte deshalb möglichst im Bade- oder im Untersuchungszimmer bzw. in der Toilette erfolgen.

▶ Falls der Patient nicht aufstehen kann, sollte er durch eine transportable Trennwand oder Vorhänge abgeschirmt werden (evtl. Mitpatienten bitten, das Zimmer zu verlassen).
▶ Den Kranken, sofern möglich, flach auf der linken Seite lagern (die Spülflüssigkeit steigt dadurch besser im Darm aufwärts). Entspannung der Bauchmuskulatur durch Anziehen der Beine.
▶ Der Einlauf ist auch bei einem auf dem Rücken liegenden Patienten möglich. Die Beine sind dann im Bett oder auf der Unterlage im Kniegelenk gebeugt aufzustellen.
▶ Der Nachtstuhl oder die Bettschüssel sind in der Nähe zu halten.

▸ Wenn der Patient nach dem Einlauf aufstehen kann, ist er zu unterstützen.

Ausführung des Darmeinlaufes (Abb. 66a u. b)

▸ Darmrohr gefühlvoll und unter Sicht mit behandschuhter Hand einführen (8 bis 10 cm). Widerstand kann durch leichte drehende Bewegungen überwunden werden. Die Schale wird so hingestellt, daß das Ende des Darmrohres in diese fällt. Mitunter entweichen bereits beim Einführen Winde und Stuhl.

▸ Schlauch mit Zwischenstück am Darmrohr anschließen, Klemme öffnen und den Irrigator in Schulterhöhe halten. Spülflüssigkeit langsam einlaufen lassen.

▸ Läuft die Spülflüssigkeit nicht oder nur ungenügend in den Darm ab, so kann durch leichtes Zurückziehen oder Drehen des Darmrohres Abhilfe geschaffen werden.

▸ Ist das Darmrohr verstopft, so muß es herausgezogen und gespült werden.

▸ Bevor der Irrigator leergelaufen ist, wird der Schlauch erneut abgeklemmt, da sonst Darminhalt zurücklaufen kann. Das Darmrohr wird herausgezogen und mit den Handschuhen in der Schale abgelegt.

▸ Der Kranke wird durch die Krankenschwester aufgefordert, die Spülflüssigkeit einige Zeit anzuhalten, um die Einwirkzeit zu verlängern. Wenn möglich, ist der Darm danach in sitzender Stellung zu entleeren.

Der hohe Einlauf

Mit dem hohen Einlauf sollen möglichst größere Abschnitte des Darmes durch die Flüssigkeit erreicht werden. Von der Krankenschwester sind zu beachten:

▸ Statt des üblichen Darmrohres ist ein längeres und dünneres zu verwenden.

▸ Es wird hierbei eine Spülflüssigkeitsmenge von 1,5–2 Liter benötigt.

▸ Die Lagerung erfolgt in Knie-Ellenbogen-Stellung.
Der Patient kniet mit senkrecht gestellten Oberschenkeln und stützt sich auf die Ellenbogen und die Unterarme. Der Oberkörper liegt tief und das Gesäß hoch. Durch Hochdrehen des Fußendes bei moderner Bettkonstruktion wird die gleiche Wirkung erreicht. Diese Lagerung ist

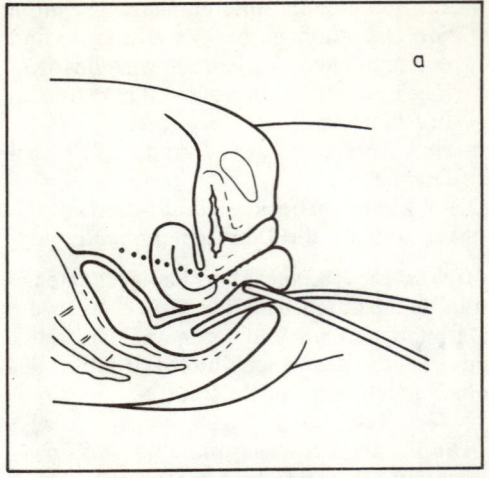

Abb. 66a Einführen des Darmrohres (in Richtung der gestrichelten Linie), danach unter Abdrehung nach vorwärts schieben. Perforationsgefahr beachten!

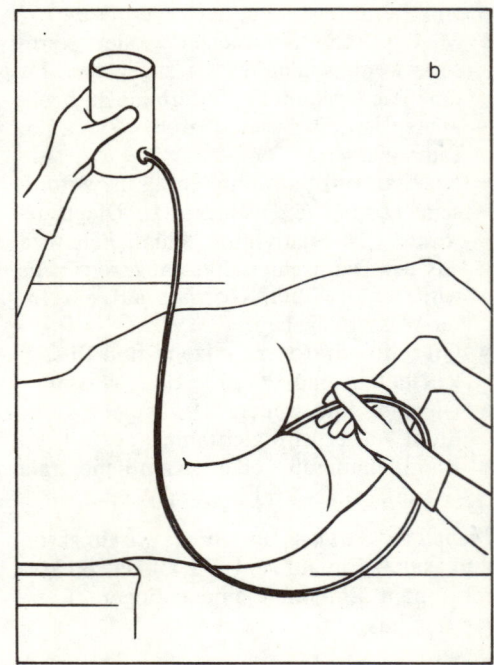

Abb. 66b Darmeinlauf. Umgang und Handhabung von Irrigator und Darmrohr

angenehmer als die übliche Knie-Ellenbogen-Stellung.

▸ Die Spülflüssigkeit soll nur langsam einfließen. Während des Einlaufens ist das Darmrohr unter drehenden Bewegungen vorsichtig nach oben zu schieben.

114

Darmspülung

Vorbereitung der Darmspülung

Es sind bereitzustellen:

- Irrigator mit Ständer oder einer anderen Aufhängevorrichtung,
- Schlauchsystem mit Y-Glaszwischenstück
  An einer Abzweigung wird ein ungefähr 40 cm langer Schlauch, der in einen Eimer geleitet wird, an den anderen Abzweigungen werden das Darmrohr und der Irrigator mit Schlauch befestigt,
- Spülflüssigkeit nach ärztlicher Anordnung, 4–6 Liter, z. B. mit einem Zusatz von Kamillan,
- 2 Schlauchklemmen (*Péan*-Klemmen),
- Kanne zum Nachfüllen des Irrigators,
- ein großer Eimer,
- Handschuhe, Gummituch für das Bett bzw. den Fußboden.

Der Patient ist über die Darmspülung aufzuklären, da sie für ihn unangenehm und belastend ist.

Bei der Darmspülung nimmt der Patient eine Seitenlage mit Kopftieflage oder eine Knie-Ellenbogen-Lage ein.

Allgemeine Hinweise:

- ausreichend Spülflüssigkeit in der Kanne vorbereiten, spätere Zubereitung wirkt sich nachteilig auf den Patienten aus,
- Irrigatorschlauch mit Darmrohr und Abflußschlauch entlüften,
- Auffangeimer auf den Boden stellen.

Ausführung der Darmspülung (Abb. 67)

- 300–400 ml Spülflüssigkeit einlaufen lassen,
- Zuflußschlauch abklemmen,
- Abflußschlauch öffnen, Spülflüssigkeit in den Eimer abfließen lassen. Wiederholung der Spülung, bis saubere Flüssigkeit abläuft.

Klistier

Zur Applikation geringer Flüssigkeitsmengen eignet sich eine Klistier- bzw. eine Mastdarmspritze. Die Klistierspritze besteht ent-

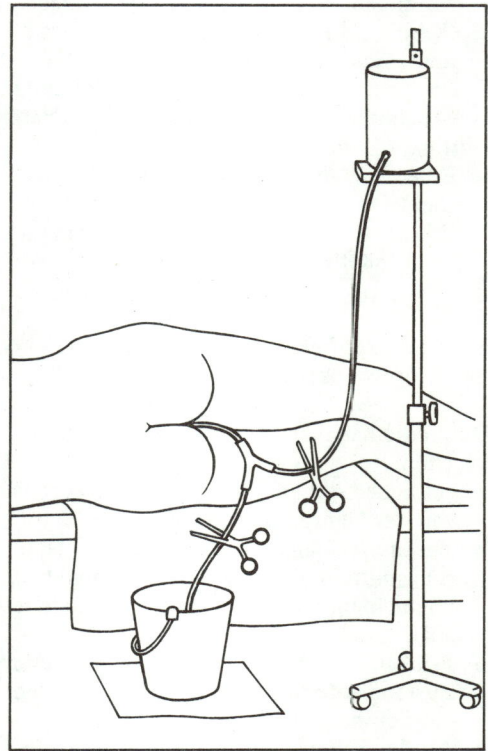

Abb. 67   Darmspülung

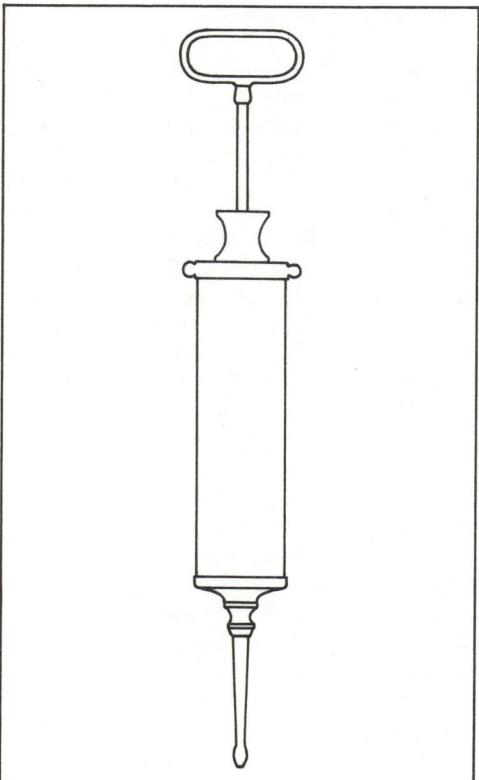

Abb. 68   Klistierspritze

weder aus Glas mit Hartgummimontur (Fassungsvermögen 50–70 ml) oder einer Beutelspritze aus dickwandigem Gummi mit weicher Spitze (Fassungsvermögen 250 ml). Mit dem Klistier lassen sich Einspritzungen in das Rektum vornehmen, die der Anregung der Peristaltik und der Erweichung des Stuhles dienen (Abb. 68).

Nachbereitung von Darmeinlauf, Darmspülung und Klistier
▸ Irrigator und Nierenschale in Desinfektionslösung einlegen, gründlich mit Wasser reinigen und sterilisieren;
▸ Gummidarmrohre desinfizieren, reinigen und zur Dampfsterilisation geben;
▸ Einmalgebrauchsmaterial wegwerfen;
▸ Dokumentation im Krankenblatt.

2.5.3. Erbrechen (Emesis)

Das Erbrechen entsteht durch krampfartige Kontraktionen des Magens und des Zwölffingerdarms, die durch Kontraktionen der Bauchmuskulatur unterstützt werden. Der Mageninhalt wird dadurch über die Speiseröhre und die Mundhöhle nach außen befördert. Das Erbrechen wird durch das im verlängerten Rückenmark gelegene Brechzentrum ausgelöst und gesteuert. Es ist ein wichtiger Schutzreflex. Das Brechzentrum kann direkt durch Arzneimittel und Toxine gereizt werden. Reflektorisch wird es in erster Linie von im Vagus verlaufenden sensiblen Nervenfasern aus Hirnhaut, Pharynx, Magen, Peritoneum, aber auch durch sensorische Nervenfasern des Geschmacks- und Geruchssinnes erregt. Der Vestibularapparat (Seekrankheit) und psychische Einflüsse können Erbrechen auslösen. Die reflektorische Erregung des Brechzentrums greift auch auf andere vegetative Zentren über. In den meisten Fällen geht das Erbrechen mit Übelkeit, vermehrtem Speichelfluß, Schweißsekretion und verlangsamter Atmung einher. Die Herzfrequenz wird ebenfalls beeinflußt. Reflektorisch kann es vom Magen ausgelöst werden, wenn in diesem durch Überfüllung der Druck ansteigt oder eine chemische Reizung (Bakterientoxine, Arzneimittel) der Magen- und Darmschleimhaut erfolgt.
Die nachstehende Unterteilung ist möglich:

- nervöses Erbrechen,
- gastrointestinal bedingtes Erbrechen,
- zerebrales Erbrechen,
- Schwangerschaftserbrechen,
- habituelles Erbrechen,
- postoperatives Erbrechen.
Weiterhin sind zu unterscheiden:

- Zentrales Erbrechen
Es entsteht durch direkte Reizung des Brechzentrums. Ursachen können sein Hirndruckerhöhungen nach Schädel-Hirn-Traumen, Hirntumoren, Migräne, chemische Reizung durch Giftstoffe oder andere Noxen (Bakterientoxine, Alkohol, Narkotika, endogene Toxine, wie Harnstoff, Blutzucker, Aceton).

- Peripheres Erbrechen
Es wird ausgelöst durch indirekte Reizung des Brechzentrums:
- emotionell durch Erregung hervorgerufenes Erbrechen (Ekel, Angst, Unruhe, Spannungszustände),
- Erbrechen durch mechanische Reizung des Nasen-Rachen-Raumes,
- Erbrechen durch mechanische oder entzündliche Veränderungen des Magens (Kardia-, Pylorusspasmus, Pylorusstenose, Gastritis, Ulkuskrankheit),
- Erbrechen durch peritoneale Reizung (Appendizitis, Ileus, Pankreatitis, Hernie),
- Erbrechen durch Reizung des Gleichgewichtsorgans (See-, Reisekrankheit),
- Erbrechen bei entsprechender Veranlagung (häufig bei Säuglingen).

2.5.3.1. Häufigkeit und Art des Erbrechens

Durch die Krankenschwester ist folgendes zu beachten:
- zeitliche Abhängigkeit des Erbrechens von der Nahrungsaufnahme,
- Zusammenhänge mit einzelnen Nahrungsmitteln (zerebrales Erbrechen tritt unabhängig von der Nahrungsaufnahme auf),
- Erbrechen am Morgen in nüchternem Zustand (oftmals in den ersten Monaten der Schwangerschaft),
- Art des Erbrechens: explosionsartiges Erbrechen bei zerebralen Erkrankungen;

würgendes Erbrechen bei Magen-Darm-Erkrankungen. Bei fehlendem Brechreflex kann Magen- und Darminhalt aus dem Mund fließen.
- Die Art des Erbrechens, die Häufigkeit und die Menge des Erbrochenen sind von der Krankenschwester gewissenhaft wahrzunehmen und zu dokumentieren.

2.5.3.2. Beimengungen des Erbrochenen

Es können folgende Beimengungen und Veränderungen zu sehen sein:
- Speichel, Schleim (Gastritis),
- kaffeesatzartiges Aussehen (Ösophagusvarizen-, Magen- und Duodenalgeschwürblutung, erosive Gastritis, Nasenbluten),
- frischrotes (helles oder dunkles) Blut (massive Ösophagusvarizenblutung, Magenblutung),
- Nahrungsreste im Erbrochenen (Stenose des Magenausgangs),
- Galle (Gallensteinkolik),
- Darminhalt (Darmverschluß, Erbrechen von Darminhalt),
- Fremdkörper,
- nicht gelöste Arzneimittel.

2.5.3.3. Hilfeleistungen für den Kranken bei Erbrechen

Das Erbrechen ist für den Patienten sehr belastend und unangenehm. Er braucht die Hilfe der Krankenschwester (Abb. 69a u. b).

▶ Während des Erbrechens

> Dem Kranken muß während des Erbrechens eine taktvolle und angepaßte Hilfe zuteil werden.

Die Krankenschwester sorgt für eine
- Flach- oder Hochlagerung in Seitenlage. Die Seitenlagerung ist vor allem wichtig bei bewußtlosen Patienten wegen der bestehenden Aspirationsgefahr.
- Nicht Bewußtlose werden mit dem Oberkörper hochgelagert. Nach Bauchoperationen leichter Gegendruck mit der flachen Hand auf die Narbe, um ein Aufplatzen der frischen Operationswunde zu verhindern.

- Bei Oberkörperhochlagerung muß der Kopf gestützt werden. Die Krankenschwester steht seitlich vom Patienten und umgreift seine Stirn. Sie verhindert durch Ausübung eines leichten Druckes das Vorfallen des Kopfes.
- Brechschale sowie Tücher oder Zellstoff sind in ausreichender Menge bereitzuhalten.
- Beengende Kleidung ist zu lockern, zwischendurch Mund und Nase mit Zellstoff reinigen.
- Der Patient sollte zum tiefen Durchatmen aufgefordert werden.

▶ Nach dem Erbrechen
- Waschen und Pflege des Gesichtes, der Hände und des Mundes,
- falls erforderlich, Wäschewechsel.

> Bei unklarem Erbrechen, insbesondere von Blut und anderen Beimengungen, muß die Krankenschwester unverzüglich den Arzt benachrichtigen.

- Nach dem Erbrechen nicht sofort Essen anbieten, dem Kranken Zeit lassen, evtl. schluckweise Tee geben.
- Bei Bluterbrechen zunächst Nahrungs- und Flüssigkeitskarenz. Es sind die Anordnungen des Arztes abzuwarten.

2.5.3.4. Antiemetika

Arzneimittel, die den Brechreiz und damit das Erbrechen verhindern oder beseitigen können, werden als Antiemetika bezeichnet. Das Brechzentrum und das Gleichgewichtsorgan werden beeinflußt, ihre Reizschwelle wird erhöht. Antiemetika haben meistens einen zusätzlich sedierenden Effekt. Sie können auch prophylaktisch zur Anwendung gelangen (bei See- und anderen Reisekrankheiten). Gebräuchliche Antiemetika sind Antemesin, Kinetosin, Vitamin B_6, Cerucal, Sinophenin, Propaphenin. Antiemetika führen zu einer mehr oder minder stark ausgeprägten Einschränkung der Fahrtüchtigkeit des Patienten. Arzt und Krankenschwester sind verpflichtet, den Kranken auf diesen Umstand hinzuweisen.

2.5.4. Auswurf (Sputum)

2.5.4.1. Menge und Konsistenz

Die Becher-Zellen in der Nasen-, Rachen-, Luftröhren- und Bronchialschleimhaut sorgen mit ihrem Sekret für eine ständige Feuchthaltung der Luftwege. Dies ist für ihre normale Funktion notwendig.
Unter dem Einfluß
– bestimmter Reize (Nikotin, Abgase u.a.),
– pathogener Noxen (Erkältung, Infektionen) und
– Herz-Kreislauf-Erkrankungen
kann es zu einer verstärkten Absonderung mit Beimengungen von Blut, Eiter, Bakterien und Epithelien kommen. Dieses vermehrte Sekret mit entsprechenden Beimengungen wird als Sputum bezeichnet. Durch leichtes Hüsteln oder Räuspern wird im Rachen liegendes Sputum nach außen befördert. Im Tracheobronchialsystem befindli-

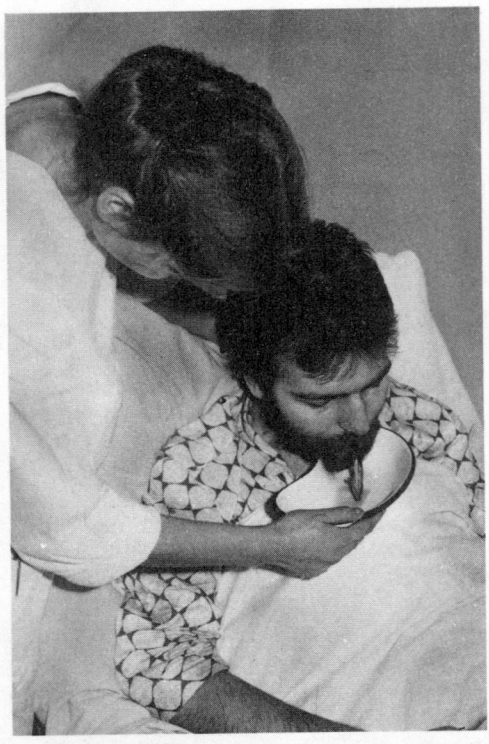

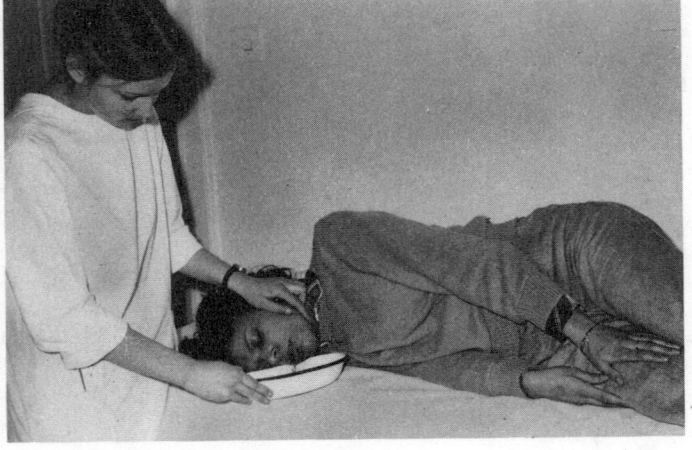

Abb. 69
Hilfeleistung der Krankenschwester bei Erbrechen
a beim aufrecht sitzenden Patienten
b in Seitenlage der Patientin

ches Sekret wird abgehustet. Die Beschaffenheit des Sputums ist abhängig von den Beimengungen. Es kann homogen, klumpig oder auch geschichtet sein.
Nach der Konsistenz des Sputums wird unterschieden:

● *Dünnflüssiges, hellrotes schaumiges Sputum*
Es ist bei plötzlichem Linksherzversagen zu beobachten, dabei staut sich das Blut in der Lunge. Das Blut tritt aus den Kapillaren in die Alveolen über. Die Flüssigkeit vermischt sich mit der Luft, es bildet sich Schaum. Husten und Atemnot sind die Folge des ungenügenden Gasaustausches in der Lunge, die Sauerstoffaufnahme ist gestört.

● *Eitriges Sputum*
Das gelbe bis gelblichgrüne Sputum kann homogen oder klumpig, münzförmig sein (Lungenabszeß, Lungenkaverne, Lungengangrän, Bronchiektasen).

● *Blutiges Sputum*
Frischrotes, schaumiges Blut wird bei einer Lungenblutung, bei offener Lungentuberkulose und beim Bronchialkarzinom abgehustet. Bei embolischem Verschluß in der Lunge ist das Sputum häufig rot und klumpig. Rein blutiges Sputum wird beobachtet bei Gefäßeröffnung (Bronchialkarzinom, Verletzung der Lungengefäße). Es kann aber auch himbeergeleeartig sein durch Eiter- und Blutbeimengungen (Bronchialkarzinom).

● *Rostbraunes Sputum*
Es tritt bei Pneumonie im Lösungsstadium auf.

● *Zähes Sputum*
Das Sputum ist zäh, fadenziehend und kann nur schwer, unter heftigem Hustenreiz ausgeworfen werden (Asthma bronchiale, chronische Bronchitis).

● *Schleimiges Sputum*
Bei Katarrh der oberen Luftwege wird ein schleimiges Sputum produziert.

● *Dreischichtiges Sputum*
Typisches Sputum bei Bronchiektasen. Das im durchsichtigen Spitzglas (mit Graduierung zur Mengenbestimmung) gesammelte Sputum zeigt eine Dreischicht. Entsprechend der Schwere setzt sich das Sputum ab. In der untersten Schicht ist eitriges, in der

Mitte dünnflüssiges und oben schaumiges Sekret zu sehen. Das Sputum wird als sog. „maulvolle" Expektoration am Morgen abgesetzt. In der Nacht sammelt sich das Sputum in den erweiterten Bronchien an.

2.5.4.2. Geruch

Sputum ist allgemein geruchlos. Nur beim Zerfall von Lungengewebe (Lungenabszeß) ist es übelriechend, stinkend. Wird Sputum stehengelassen (z. B. zur Messung der Menge), nimmt es einen fad-süßlichen Geruch an.

2.5.4.3. Beimengungen

Die Beimengungen des Sputums sind nur mit Hilfe einer mikroskopischen Untersuchung genau differenzierbar:

● *Leukozyten* bei akuten und chronischen Entzündungen der Atemwege. Eosinophile Leukozyten sind typisch für Bronchialasthma,
● *Erythrozyten* – Sputum blutig angefärbt, mitunter erst mikroskopisch nachweisbar,
● *Lymphozyten* u. a. bei Lymphogranulomatose (Lungenbeteiligung) oder beim Lymphosarkom,
● *Plattenepithelien* haben ihren Ursprung in der Mundhöhle oder in den Alveolen,
● *Zylinderepithelien* stammen aus dem Bronchialsystem (chronische Bronchitis),
● *Tumorzellen.* Zytologische Untersuchung des Sputums, evtl. gezielte Entnahme während der Bronchoskopie bei Tumorverdacht,
● *Herzfehlerzellen.* Es handelt sich um Alveolarepithelien, die bei kardialer Lungenstauung auftreten (gelbbraun verfärbte Epithelien),
● *elastische Bindegewebsfasern* bei destruierenden Lungenprozessen (Tuberkulose, Lungenabszeß u. a.),
● *Mikroorganismen.*

2.5.4.4. Hilfeleistungen für den Kranken beim Abhusten von Sekret

Lagerung des Patienten

Durch eine angepaßte Lagerung können die Atmung und das Abhusten wirksam unterstützt werden. Bei Sekretstau, der vom Patienten allein durch das Abhusten nicht überwunden werden kann, hat sich besonders die *Quinckesche Hängelage* bewährt. Diese Lagerungsform erleichtert den Abfluß des angestauten Sekretes. Durch den Einsatz von Expektorantien ist dabei eine weitere Verbesserung des Sekretabflusses möglich.

Die Quinckesche Hängelage (kurz: das Quincken) wird auf Anordnung des Arztes durchgeführt. Folgendes Vorgehen ist angezeigt (Abb. 70):
- Lagerung des Patienten auf der rechten oder linken Seite (die stärker betroffene Seite wird hochgelagert); günstig ist eine Lagerung schräg über das Bett,
- ein Kissen unter den Bauch geben,
- Kopf und Arme auf einem gepolsterten Stuhl abstützen,
- Füße müssen aufliegen, der Körper muß entspannt sein,
- den Patienten abhusten lassen.

2.5.4.5. Auffangen des Sputums

Zum Sammeln des Sputums dienen:
- der Spucknapf aus herkömmlichem Material oder als Einwegspucknapf,
- der Spitzbehälter mit Graduierung aus Glas oder Plaste,
- Gläser und Petrischalen.

Dem Auffangen des Sputums dient in der Regel der Spucknapf, in dem sich eine Desinfektionslösung befindet. Er ist mehrmals täglich zu wechseln und zu reinigen. Dem hustenden Patienten muß Zellstoff zur Reinigung des Mundes zur Verfügung gestellt werden.

Wird Sputum zu diagnostischen Zwecken benötigt, sollte es morgens nüchtern vor dem Zähneputzen ausgeworfen werden. Es ist darauf zu achten, daß Sputum und nicht nur Speichel entnommen wird.

Ist das Sputum auf normalem Weg nicht zu erhalten, ist bei Verdacht auf Tuberkulose auch die Magensaftuntersuchung auf säurefeste Tuberkelbakterien möglich, oder es kann Material durch gezieltes Absaugen über das Bronchoskop gewonnen werden.

2.5.5. Schweißabsonderung

Normale Schweißsekretion

Die Schweißsekretion unterstützt maßgeblich die Wärmeregulation, indem durch Wasserverdunstung Wärme abgegeben wird.

Der Schweiß ist die Absonderung (Sudor) der Schweißdrüsen, die zu 99 % aus Wasser und nur zu 1 % aus gelösten, festen Bestandteilen (Kochsalz, Fettsäuren, Harnstoff u. a.) besteht.

Schweißdrüsen sind über den ganzen Körper

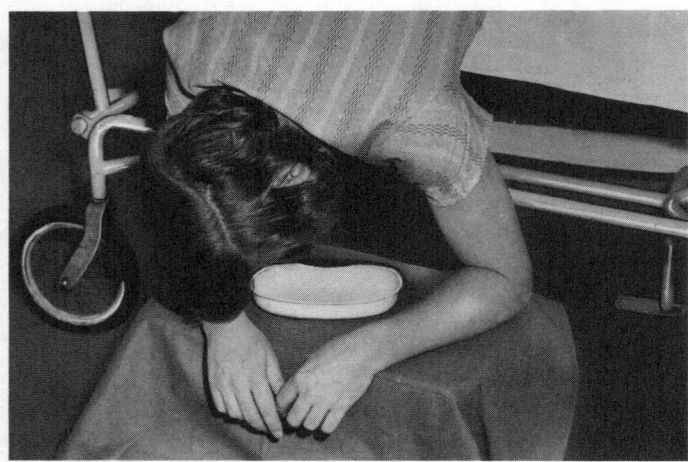

Abb. 70
Lagerung des Patienten
beim Quincken

verteilt (außer am roten Lippensaum und der Glans penis). Am zahlreichsten sind sie in der Handinnenfläche (etwa $1\,000/cm^2$).
Die Regulation der Schweißabsonderung erfolgt über das vegetative Nervensystem (Sympathikus), das von Zentren im Zwischenhirn und im verlängerten Rückenmark gesteuert wird.

Vermehrte Schweißsekretion (Hyperhidrosis)
Eine vermehrte Schweißsekretion besteht physiologisch bei erhöhter Außentemperatur und körperlicher Betätigung. Desgleichen tritt sie auf bei Nervosität, bei Übergewichtigkeit und bei bestimmten Erkrankungen, wie Schilddrüsenüberfunktion, Rheuma, Tuberkulose oder fieberhaften Zuständen.
Auch verschiedene Arzneimittel (Salizylsäure, Prednisolon, Nikotinsäure u. a.) können eine vermehrte Schweißsekretion verursachen.
Sie ist für den Betroffenen besonders unangenehm im Bereich der Achselhöhlen, der Hände und der Füße, da sie mit einer Geruchsbelästigung einhergeht.
Kalter, klebriger Schweiß ist meist der Hinweis auf ein drohendes Kreislaufversagen oder auf einen hypoglykämischen Schock. Nachtschweiß ist bei Patienten mit Tuberkulose oder mit schlechtem Allgemeinzustand festzustellen.

Verminderte Schweißsekretion (Hypohidrosis)
Die verminderte Schweißbildung ist besonders gefährlich bei großer Hitze und gleichzeitiger hoher Luftfeuchtigkeit. Der Organismus kann infolge des Wegfalls der Wärmeregulation in einen Wärmestau kommen. Die Haut dieser Patienten ist heiß und stark gerötet. Es besteht die Gefahr des Hitzschlages.
Einige Krankheiten gehen mit einer verminderten Schweißsekretion einher (Diabetes insipidus = Wasserverlust über die Nieren, Enteritis, Typhus abdominalis = Wasserverlust über den Darm).

2.5.5.1. Hilfeleistungen für den Kranken mit verstärkter Schweißabsonderung

Starkes Schwitzen stellt eine große physische und psychische Belastung vor allem der bettlägerigen Patienten dar.

Die Krankenschwester kann in diesen Fällen helfen durch
► Verhinderung von Zugluft und Schutz vor Unterkühlung,
► regelmäßige erfrischende Maßnahmen (Abreibungen, häufiges Trocknen der Haut, Abwischen des Schweißes),
► eine sorgfältige Körperpflege (regelmäßige Waschungen, Ausführung prophylaktischer Maßnahmen),
► häufigen Wäschewechsel,
► ausreichende Flüssigkeits- und Kochsalzzufuhr,
► gute psychologische Führung der meist geschwächten und inaktiven Patienten.

2.6. Die Atmung

Die Atmung dient der Versorgung des Organismus mit Sauerstoff und der Ausscheidung des Stoffwechselproduktes Kohlendioxid.
Im Organismus finden ständig Oxydationsvorgänge statt, bei denen energiereiche Substanzen in energieärmere unter Freisetzung von Energie und Wärme umgewandelt werden. Hierzu benötigen die Körperzellen eine kontinuierliche Sauerstoffzufuhr.
Bei der Atmung werden die äußere Atmung (Gasaustausch in der Lunge) und die innere Atmung (Gewebestoffwechsel) unterschieden.
In den folgenden Abschnitten werden vor allem Aspekte der äußeren Atmung, der Inspiration (Einatmung) und der Exspiration (Ausatmung) abgehandelt.

2.6.1. Atemmechanik

Die Atmung erfolgt in regelmäßigem Wechsel zwischen *Inspiration* und *Exspiration*. Sie wird gewährleistet durch ein geordnetes Zusammenspiel der Zwischenrippenmuskulatur, des Zwerchfells und der Bauchmuskulatur mit dem elastisch gebauten knöchernen Thorax und dem Lungengewebe.
Die Atembewegungen entstehen in der Inspirationsphase durch Kontraktion der Zwischenrippenmuskulatur und Senkung des Zwerchfells. Dadurch wird der Brustkorb erweitert, und die Atemluft kann durch die

oberen Luftwege in das Lungengewebe einströmen.

In der Exspirationsphase wird die Luft durch die Elastizität des knöchernen Thorax und des Lungengewebes ausgepreßt. Das Zwerchfell steigt bei seiner Erschlaffung durch den Innendruck im Bauchraum wieder nach oben und unterstützt damit zusätzlich die Ausatmung. Während die Einatmungsphase weitestgehend durch aktive Muskeltätigkeit zustande kommt, ist die Ausatmung vor allem durch die Schwerkraft und die Elastizität des knöchernen Thorax sowie durch Kontraktion der elastischen Fasern im Lungengewebe bedingt.

Die Atmung wird vom Atemzentrum im verlängerten Rückenmark gesteuert. Chemorezeptoren in der Aorta und in der Halsschlagader signalisieren darüber hinaus rechtzeitig Sauerstoffmangel und Kohlendioxidanreicherung im Blut. Neben einer möglichen vorübergehenden willkürlichen Beeinflussung der quergestreiften Atemmuskulatur regelt das vegetative Nervensystem (Nervus vagus) maßgeblich die Atemtätigkeit. Über den Nervus vagus kann die Atemtätigkeit reflektorisch gehemmt werden (Angst, Schreck, Aufregung, Kälte).

Es sind verschiedene Atemtypen zu unterscheiden:

● *Brustatmung (kostaler Atemtyp)*
Die Inspiration wird hauptsächlich durch die Zwischenrippenmuskulatur bewirkt. Dieser Atemtyp ist vor allem bei Frauen zu beobachten.

● *Bauchatmung*
Bei der Inspiration wird vorwiegend das Zwerchfell betätigt. Dieser Atemtyp überwiegt bei Männern.
Vorwiegend ist eine Mischform beider Atemtypen zu beobachten.

2.6.2. Atemfrequenz

Unter der Atemfrequenz ist die Anzahl der Atemzüge je Minute zu verstehen.

● Normale Atemfrequenz je Minute
– Neugeborener   35–60 Atemzüge
– Säugling   40–44 Atemzüge
– Kleinkind   25–30 Atemzüge
– Erwachsener   16–20 Atemzüge.

● Beschleunigte Atmung (Tachypnoe) bei
– körperlicher Anstrengung
– psychischer Erregung
– Fieber
– Pneumonie, Lungenemphysem
– Herzinsuffizienz
– starkem Blutverlust (Hämoglobinmangel).

Eine besondere Form der beschleunigten Atmung mit verstärkter Ausatmung ist die Hyperventilation. Charakteristisch für das Hyperventilationssyndrom ist eine Verarmung des Organismus an Kohlendioxid, wodurch der pH-Wert des Blutes absinkt (respiratorische Alkalose).

Das Fehlen an Kohlendioxid (Hypokapnie) bewirkt eine zerebrale Mangeldurchblutung (Ischämie) mit Hypoxie (Sauerstoffmangel) des Atemzentrums. Dadurch wird die Atmung erneut beschleunigt. Psychisch labile Menschen können rasch in einen solchen Zustand geraten, wobei neben der Hyperventilation auch Krampfzeichen (Pfötchenstellung der Finger) auftreten. Sobald wieder normal geatmet wird, hören die Krämpfe auf.

● Verlangsamte Atmung (Bradypnoe)
– bei Erkrankungen des Gehirns (Hirnblutung, Stoffwechselstörungen, Vergiftungen),
– in Ruhe und bei Ermüdung,
– während des Schlafes.

2.6.3. Ermittlung der Atemzüge

In begrenztem Maße kann der Kranke seine Atmung willkürlich (beschleunigt, herabgesetzt) beeinflussen. Bei der Erfassung der Atemfrequenz ist die Ein- und Ausatmung als ein Atemzug zu werten. Zu zählen sind die Atemzüge während einer Minute. Durch Auflegen der Hand auf den Brustkorb des Patienten kann die Krankenschwester die Anzahl der Atemzüge ermitteln.

2.6.4. Atemrhythmus und Atemtiefe

Beim gesunden Menschen ist die Atmung rhythmisch, gleichmäßig tief, ruhig und geräuschlos. Sie erfolgt ohne Anstrengung. Es können folgende Abweichungen von der Norm beobachtet werden:

● *Oberflächliche und beschleunigte Atmung*
Sie tritt als Schonatmung bei schmerzhaften Erkrankungen im Bereich des knöchernen Thorax (Rippenprellung, Rippenbrüche) oder bei entzündlichen Erkrankungen der Pleura (Pleuritis) auf.

● *Asymmetrische Atmung*
Eine seitendifferente Atmung ist bei einseitigen Erkrankungen im Thoraxbereich (Pneumothorax, Pleuraerguß, Pleuritis, nach Operationen) wahrzunehmen.

● *Langsame und vertiefte Atmung*
Sie entsteht bei Intoxikationen (z. B. Schlafmittelvergiftungen) und Azidose (s. Kußmaulsche Atmung).

Ausgehend von dem Atemrhythmus und der Atemtiefe gibt es folgende Formen einer krankhaften Atmung (Abb. 71):

● Cheyne-Stokes-Atmung
Perioden von Hypo- und Hyperventilation wechseln miteinander ab und sind bisweilen von Atempausen unterbrochen, die bis zu einer Minute dauern können.
Das An- und Abschwellen der Atmung (kleine, flache bis tiefe, keuchende Atemzüge) ist dadurch zu erklären, daß bei geringer Atmung der Kohlendioxidgehalt des Blutes ansteigt und das Atemzentrum angeregt wird. Durch vertiefte Atmung wird wieder verstärkt Kohlendioxid ausgeatmet, der Kohlendioxidgehalt des Blutes sinkt ab und das gedämpfte Atemzentrum wird nicht mehr ausreichend angeregt. Die Folge davon ist eine abgeflachte Atmung. Zur Erklärung der Pathogenese wird ein durch Ischämie, Hypoxämie und andere Schädigungen veränderter Erregungsablauf im Atemzentrum angenommen (heraufgesetzte Reizschwelle des Atemzentrums).
Die Cheyne-Stokessche Atmung wird beobachtet bei:
– Erkrankungen des Gehirns (Apoplexie),
– endogenen und exogenen Vergiftungen,
– Herzerkrankungen,
– in der Agonie als Zeichen des nahen Todes.

● Biotsche Atmung
Das Biotsche oder meningitische Atmen, das besonders bei Meningitis, aber auch bei anderen Hirnerkrankungen (Hirntumor, Arteriosklerose), bei sonstigen schweren Allgemeinzuständen und in der Agonie vor-

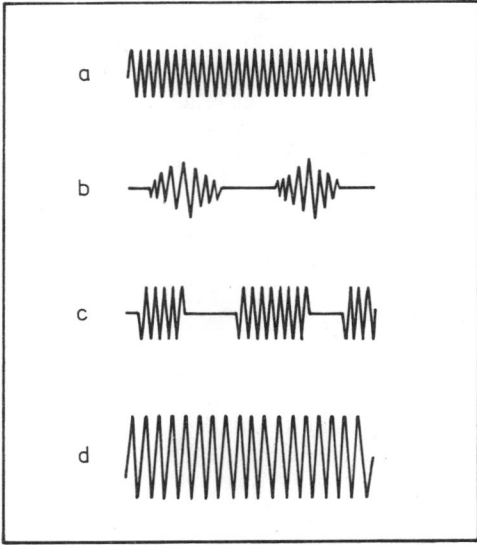

Abb. 71 Formen der Atmung (schematische Darstellung)
a normale Atmung, b Cheyne-Stokes-Atmung, c Biotsche Atmung, d Kußmaulsche Atmung

kommt, ist gekennzeichnet durch Atempausen, die sich mehr oder weniger regelmäßig wiederholen. Die nach den Pausen einsetzende Atmung scheint vorwiegend durch die erniedrigte Sauerstoffspannung über Chemorezeptoren in Gang zu kommen. Das geschädigte Atemzentrum reagiert nicht mehr auf einen Kohlendioxidreiz.

● Kußmaulsche Atmung
Es handelt sich um ein auffallend tiefes, jedoch regelmäßiges Atmen. Die Atemfrequenz ist anfangs verringert, später beschleunigt. Der Kranke befindet sich in einem somnolenten oder bewußtlosen Zustand.
Durch diese pathologische Form der Atmung wird überschüssige Säure aus dem Blut abgeatmet. Sie ist charakteristisch beim
– Coma diabeticum
– Coma hepaticum
– Coma uraemicum.

● Schnappatmung
Sie ist wahrzunehmen
– bei Schädigung des Atemzentrums durch Enzephalitis, Apoplexie oder Tumoren,
– kurz vor dem Tod
und besteht aus einzelnen kurzen und schnappenden Atemzügen bei geöffnetem Mund sowie bei keuchender Ausatmung.

2.6.5. Atemgeräusche

Sie können röchelnd, pfeifend, keuchend, schnappend oder schnarchend sein. Keinen ernsthaften Charakter tragen Atemgeräusche bei Entzündungen im Nasen-Rachen-Raum.

● *Stridor*
Bei Einengung der Luftwege ist ein pfeifendes Geräusch zu hören, das in der Inspirations- und/oder in der Exspirationsphase entstehen kann:
– bei allergischen, entzündlichen und toxischen Zuständen der Luftwege,
– bei Luftröhrenstenosen,
– bei Asthma bronchiale.
Stridor kündigt oftmals auch eine lebensbedrohliche Asphyxie an.

● *Singultus (Schluckauf)*
Durch Reizung des Zwerchfellnervs (N. phrenicus) kommt es zu kurzen, unregelmäßigen, unwillkürlichen Kontraktionen des Zwerchfells. Dabei strömt Luft ruckartig in die oberen Luftwege ein und erzeugt an den Stimmbändern ein lautes Geräusch, den Schluckauf. Der Singultus ist in vielen Fällen Begleitsymptom:
– bei Erkrankungen im Bauchraum (Peritonitis, Ileus),
– bei zerebralen Erkrankungen,
– nach Bauchoperationen,
– vor dem Tod.
Bei längerer Dauer muß er medikamentös behandelt werden, da Schluckauf für den Patienten sehr belastend sein kann.

● *Rasselgeräusche*
Sie stellen einen krankhaften Befund dar und entstehen fast immer im Bronchialraum durch gleichzeitige Bewegung von Luft und Flüssigkeit (feuchte Rasselgeräusche) oder von Luft und halbflüssigem, zähem Schleim (trockene Rasselgeräusche). Rasselgeräusche sind mit dem Stethoskop oder mit dem auf die Thoraxwand aufgelegten Ohr wahrnehmbar. Durch einen Hustenstoß und durch tiefes Atmen werden sie verstärkt.

● *Schnarchen im Schlaf*
Schnarchen wird durch Flattern der erschlafften Gaumensegel und/oder durch ein Zurücksinken der Zunge verursacht. Es entstehen sehr unterschiedliche Geräusche, die jedoch keinen Krankheitswert haben.

2.6.6. Atemnot (Dyspnoe)

Atemnot ist ein subjektives Mißempfinden des ansprechbaren Kranken. Bewußtlose haben trotz Störung der Ventilation keine Atemnot. Kranke mit einer Dyspnoe leiden unter Lufthunger, Kurzatmigkeit, Beklemmungs- und Angstgefühl.

● *Dyspnoe beim Gesunden*
Sie macht sich bei großen körperlichen Anstrengungen bemerkbar. Der Belastungsgrad, bei dem Lufthunger entsteht, ist individuell sehr verschieden und hängt von Alter, Geschlecht, Körpergewicht und Trainingszustand ab.

● *Inspiratorische Dyspnoe*
Das Einatmen ist erschwert, das Atmen vertieft und verlangsamt. In schweren Fällen ist ein langgezogenes, ziehendes Atemgeräusch (Stridor) zu hören, die Atemhilfsmuskulatur ist dabei stark angespannt. Der Kranke sitzt im Bett, er stützt sich mit den Armen auf. In diesem Zustand ringt er nach Luft. Ursachen sind Verlegungen oder Verengungen der oberen Luftwege.

● *Exspiratorische Dyspnoe*
Das Ausatmen ist erschwert und verlängert. Ein gestörtes Ausatmen ist bei Verlust der Elastizität der Lungen (Lungenüberblähung – Lungenemphysem) und beim Asthma bronchiale festzustellen.

● *Gemischte Dyspnoe (in- und exspiratorische)*
Sie tritt bei Herzinsuffizienz auf. Ursachen können Stauung, Ödem, Fibrose, Infarzierung und pneumonische Infiltrationen sein. Die Verlangsamung des Blutstromes durch die Lungen führt zu einer verminderten Sauerstoffaufnahme und einer verminderten Kohlendioxidabgabe. Die dadurch ausgelöste Anreicherung des Blutes mit Kohlendioxid reizt das Atemzentrum und bewirkt eine beschleunigte und vertiefte Atmung.

● *Kardiale Dyspnoe*
Bei der kardialen Dyspnoe sind folgende Arten zu unterscheiden:
– Ruhedyspnoe
  Die Atemnot macht sich bereits im Ruhezustand bemerkbar.
– Belastungsdyspnoe
  Die Atemnot entsteht bei körperlicher Anstrengung.
– Orthopnoe

Es handelt sich um eine Ruhedyspnoe, die den Kranken zwingt, in sitzender Stellung zu verharren. Durch die Fixation von Kopf und Wirbelsäule sowie das Aufstemmen der Arme in aufrechter Haltung des Oberkörpers wird ein kräftigerer Einsatz der besonders stark beanspruchten auxiliaren Inspirationsmuskulatur gewährleistet.

Gleichzeitig werden der Thorax vom Druck des Schultergürtels und das Zwerchfell vom Druck des Bauchraumes entlastet.

● *Paroxysmale (anfallsweise) nächtliche Dyspnoe*

Die Kranken erwachen meist am frühen Morgen mit Atemnot, Husten, Erstickungsgefühl; es besteht Todesangst. Ihr Aussehen ist fahlblaß bis zyanotisch, das Gesicht mit kaltem Schweiß bedeckt. Unter Röcheln wird reichlich schaumiges, rosafarbenes oder blutiges Sputum abgehustet. Der Höhepunkt der Dyspnoe wird auch als Asthma cardiale bezeichnet, eine Differenzierung vom Asthma-bronchiale-Anfall ist oft schwierig.

● *Dyspnoe bei Anämie*

Das ungenügende Fassungsvermögen des Blutes für Sauerstoff wird zunächst durch Steigerung des Herzminutenvolumens (Tachykardie) kompensiert. Sinkt der Hämoglobingehalt stärker ab und kann dieses Absinken nicht mehr durch die Steigerung des Herzminutenvolumens ausgeglichen werden, kommt es zu einer vermehrten peripheren Sauerstoffausschöpfung mit anschließendem Sauerstoffmangel des Gewebes. Im Anfangsstadium der Erkrankung ist die Atemnot nur bei körperlicher Arbeit, im fortgeschrittenen Stadium bereits in Ruhe zu beobachten.

● *Apnoe (Atemstillstand)*

Atemstillstand kann verursacht werden bei
- Schädelverletzungen,
- Verletzung der Atemwege,
- Stromunfällen,
- zentraler oder peripherer Atemlähmung (Toxinwirkung bei Infektionskrankheiten u. a.),
- Unreife des Atemzentrums von Frühgeborenen.

2.6.6.1. Hilfeleistungen der Krankenschwester bei erschwerter Atmung

Atemstörungen lösen beim Patienten Angst und Beklemmungsgefühle aus und führen zu einer stärkeren körperlichen Anstrengung. Besonders Patienten mit Lungen- und Herz-Kreislauf-Krankheiten, mit zerebralen Erkrankungen sowie nach Unfällen und Operationen klagen oftmals über Atemstörungen.

> Kranke mit Atemstörungen bedürfen der besonderen Zuwendung durch die Krankenschwester. Durch aufmerksame Beobachtung des Allgemeinzustandes, der Atmung, des Pulses und des Blutdruckes sind Veränderungen im Befinden zu erkennen und situationsgemäß zu behandeln.

Bei erschwerter Atmung des Patienten kann die Krankenschwester einfache Hilfeleistungen, wie die Lagerung des Patienten, das Zuführen von Frischluft oder die Beruhigung des Patienten selbständig durchführen.

▶ Lagerungsmöglichkeiten für den Patienten
- *Oberkörperhochlagerung*
- *Sitzende Stellung mit Hochlagerung der Arme*
  Die Arme werden seitlich vom sitzenden Patienten gelagert (Abb. 72a).
- *Rechte Seitenlage*
  Unter die rechte Thorax- und Abdomenseite des Patienten wird eine gerollte Decke und unter den Kopf ein kleines Kissen geschoben. Brustkorb und Kopf sind dadurch unterlegt, der Schultergürtel entlastet und der Kranke kann leichter durchatmen und abhusten (Abb. 72b).
- *Rechte Seitenlage mit gleichzeitiger Hochlagerung des Armes*
  Hierbei wird eine besonders lockere Lage des Schultergürtels erreicht (Abb. 72c).
- *Quinckesche Hängelage.*

▶ Freihalten der Atemwege
Bei bewußtlosen, schwerkranken und frischoperierten Patienten muß das Freihalten der Atemwege beachtet werden, da diese durch Zurückfallen der Zunge, Schleim, Erbrochenes oder Speisereste verlegt werden können. Eine erhöhte Erstickungs- und Aspirationsgefahr ist die Folge.

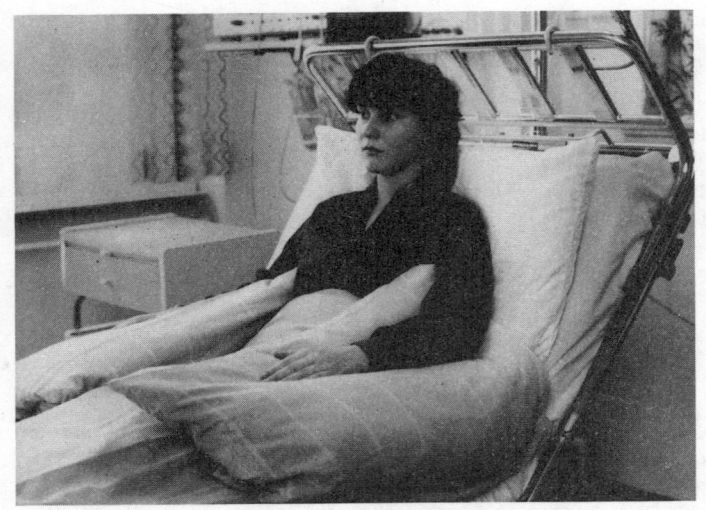

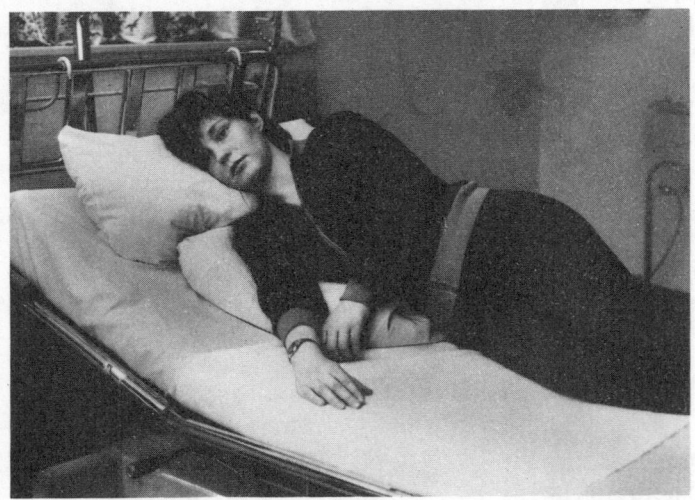

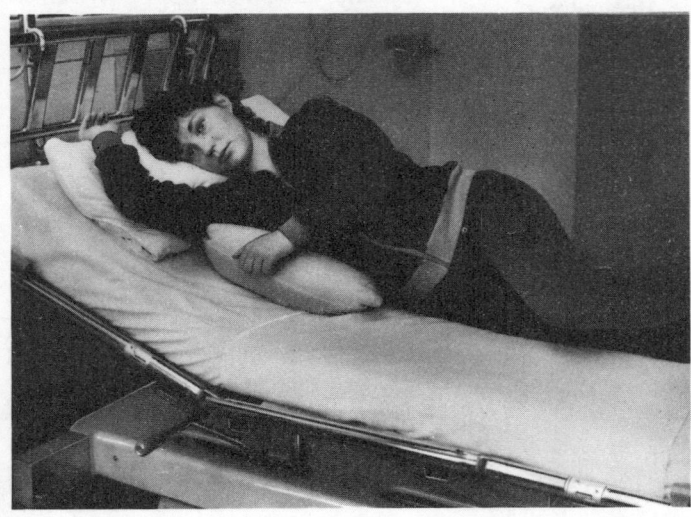

Abb. 72
a Sitzende Haltung mit Unterstützung der Arme
b Rechte Seitenlage mit
Unterstützung des Kopfes
und des Thorax
c Rechte Seitenlage mit
Hochlagerung des rechten
Armes

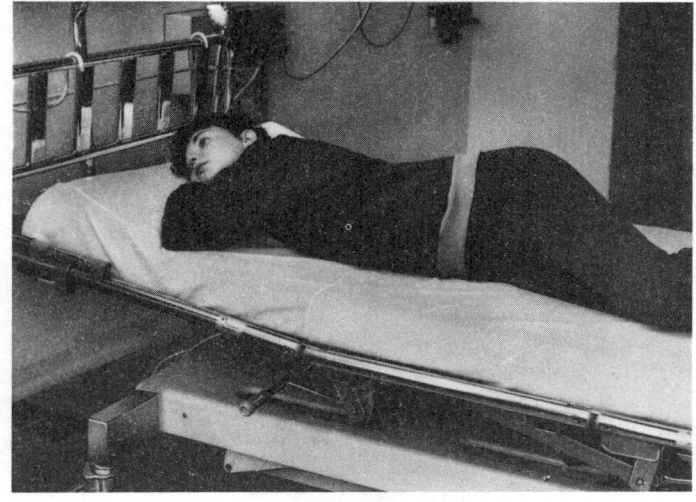

Abb. 73
Seitenlagerung mit über-
strecktem Kopf

Zur Freihaltung der Atemwege dienen folgende Maßnahmen:

- *Hochlagerung des Oberkörpers*
- *Sorgfältige Ernährungs- und Flüssigkeitszufuhr*
  Es dürfen keine Speisereste im Mund des Patienten verbleiben. Flüssigkeit sollte schluckweise gegeben werden. Bei Schwerkranken ist eine breiige Kost vorzuziehen.

Maßnahmen bei Bewußtlosen
- Flachlagerung, wenn möglich, Seitenlage mit überstrecktem Kopf,
- Bronchialtoilette.

Maßnahmen bei Frischoperierten
- Bis zum Aufwachen aus der Narkose Patienten aufmerksam beobachten.
- Er ist flach zu lagern, wenn möglich, Seitenlagerung mit überstrecktem Kopf (Abb. 73).

2.6.7. Pneumonieprophylaxe

Folgende Patientengruppen sind durch eine drohende Pneumonie besonders gefährdet:

- Schwerkranke, abwehrgeschwächte und ältere Patienten (ungenügende Mundpflege, Soor-Infektionen),
- somnolente, komatöse, bewußtlose Patienten (Aspiration von Schleim oder Erbrochenem, Schlucklähmungen),
- bettlägerige Kranke, Frischoperierte (Schonatmung),
- Patienten mit chronischen pulmonalen Erkrankungen (ungenügende Belüftung der Lungen, Sekretverhaltungen).

2.6.7.1. Prophylaktische Maßnahmen

Lagerung
Hochlagerung des Oberkörpers und wiederholtes Umlagern können eine Pneumonie verhüten, weil dadurch die Atmung erleichtert, der Sekretstau vermindert und die Lungen besser belüftet werden.

Abhusten
Durch Hochlagerung des Oberkörpers und Sitzen am Bettrand wird das Abhusten erleichtert. Dem Husten geht eine tiefe Inspiration voraus. Bei Kranken nach Abdominal- oder Thoraxoperation sollte die Krankenschwester das Abhusten unterstützen, indem sie als Gegendruck die flache Hand auf die Operationswunde legt. Der Kranke kann dieses auch selbst tun, wenn er vorher von der Krankenschwester entsprechend angeleitet wurde.

Abklopfen des Thorax
Dieses erfolgt mit
- der hohlen Hand,
- der leicht geballten Faust,
- der elastischen Kleinfingerkante.
Abgeklopft wird der Rücken von unten nach oben. Die Nierenlager sind dabei auszusparen.

Atemgymnastik

Da es oft nicht möglich ist, eine Physiotherapeutin hinzuzuziehen, muß die Krankenschwester die Prinzipien der Atemgymnastik beherrschen und anwenden können. Hat
der Kranke Schwierigkeiten beim Durchatmen, kann sie ihn wie folgt unterstützen:

● Bei der Thoraxatmung
  Hände seitlich an den Thorax anlegen
  und beim Einatmen wegdrücken lassen.
  Bei der Ausatmung einen leichten Druck
  auf den Brustkorb ausüben.
● Bei der Bauchatmung
  Hände auf den Bauch des Patienten le-
  gen und bei der Inspiration wegatmen
  lassen. Beim Ausatmen wird ein leichter
  Druck auf das Abdomen ausgeübt.
● Bei der Flankenatmung
  Hände auf den Rücken des Patienten un-
  terhalb der Lungen legen und wegatmen
  lassen.

Absaugen (Abb. 74a u. b)

Ist der Kranke nicht in der Lage, Sekret selbständig abzuhusten, muß es über Mund,
Nase oder Rachen abgesaugt werden. Für
das Absaugen sind notwendig:

– Absaugapparat bzw. spezielle Vorrich-
  tung zum Absaugen,
– Absaugkatheter,
– Gummihandschuhe,
– Abfallschale,
– Glas mit klarem Wasser zum Durchspü-
  len des Katheters,
– Glas mit Desinfektionslösung (für Kathe-
  ter, die wiederholt verwendet werden).

Die Krankenschwester nimmt das Absaugen
wie folgt vor:

▶ Katheterhülle am Ansatzende öffnen und
  etwas zurückziehen,
▶ mit der rechten behandschuhten Hand
  den Katheter steril entnehmen und kurz
  fassen,
▶ Katheter durch Y-Stück mit dem
  Schlauch des Absauggerätes verbinden,
▶ mit der linken Hand den Mund des Patienten durch Herunterziehen des Unterkiefers öffnen,
▶ mit der rechten Hand Absaugkatheter in
  den Mund einführen und Rachenraum
  gründlich aussaugen,
▶ danach Katheter durchspülen und diesen
  sowie den Handschuh ablegen.

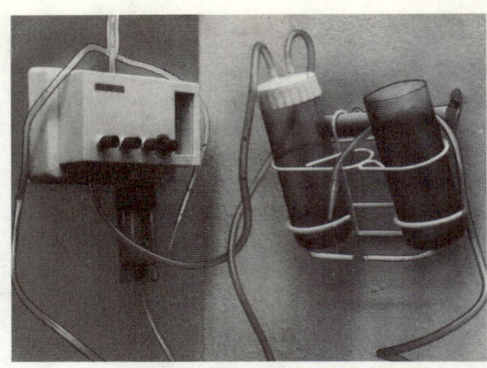

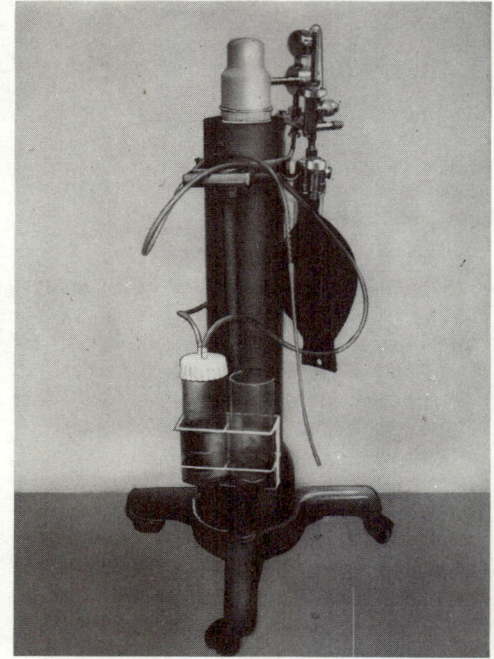

Abb. 74 Absaugvorrichtungen
a an einer zentralen Sauerstoffanlage
b an einer transportablen Sauerstoff-Flasche

2.6.8. Inhalation und Luftbefeuchtung

Unter Inhalation ist das Einatmen von
– Wasserdampf oder zerstäubten Flüssigkeiten,
– Gasen,
– fein verteilten Stoffen
zu verstehen.

Eine Inhalation wird vorgenommen
– zur Pneumonieprophylaxe,
– zur Behandlung von Erkrankungen
  (durch Arzneimittelgabe),

- zur Verflüssigung von Sputum und Sekreten,
- zur Erwärmung und Befeuchtung der Atemluft,
- für die Zufuhr von Sauerstoff und anderen wirksamen Gasen.

Die Wirksamkeit des eingeatmeten Inhaltes ist von der Partikelgröße abhängig. Tröpfchen in einer Größe von 30 Mikronen dringen bis in die Hauptbronchien, in einer Größe von 10 Mikronen bis in die Bronchiolen und in einer Größe von 1–3 Mikronen bis in die Alveolen vor.

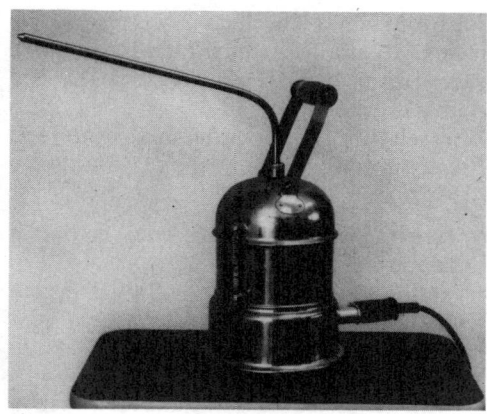

Abb. 75   Bronchitiskessel

2.6.8.1.   Luftbefeuchtung

Mit Hilfe von speziell konstruierten Apparaten und Vorrichtungen ist eine Luftbefeuchtung möglich. Die einfachste Form ihrer Durchführung ist der Einsatz eines Bronchitiskessels. Durch elektrisches Aufheizen wird Wasser verdampft, das über ein Dampfrohr entweicht. Die entstehenden Teilchen sind größer als bei Aerosolapparaten (umfangreicher als 30 Mikronen), daher erreichen sie nur die oberen Luftwege. Der Bronchitiskessel wird sowohl zur Luftbefeuchtung des Zimmers als auch bei Erkrankungen der Trachea und der großen Bronchien angewendet (Abb. 75).

Erkrankungen der Atemwege, Zustände mit verminderter Flüssigkeitszufuhr oder vermehrter Abatmung von Flüssigkeit über die Atemwege (z. B. nach Operationen) haben

eine Austrocknung der Schleimhäute zur Folge. Häufig sammelt sich zusätzlich zähflüssiger Schleim an.

Wird die Einatmungsluft angefeuchtet, kann einer Austrocknung der Schleimhäute entgegengewirkt werden. Beigegebene Arzneimittel in Aerosolform helfen, den Schleim zu verflüssigen und können örtlich das Wachstum pathogener (krankheitserregender) Mikroorganismen eindämmen.

2.6.8.2.   Inhalation

Für die Inhalation von Arzneimitteln werden Aerosolapparate eingesetzt. Durch Preßluftdüsen oder Ultraschallvernebler lassen sich Arzneimittel in kleinste Teilchen (Aero-

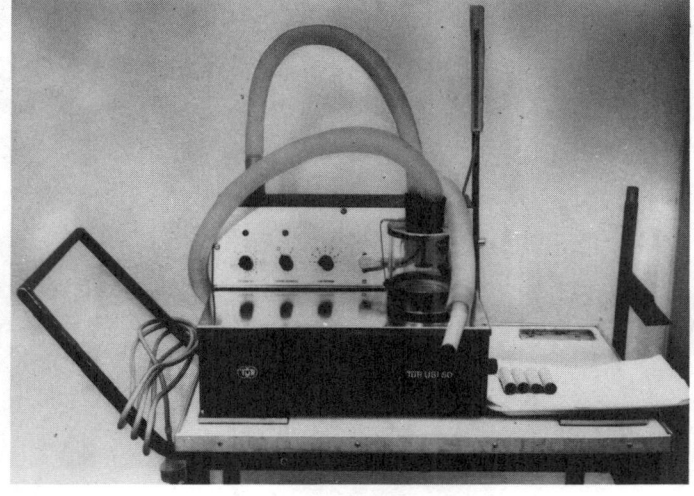

Abb. 76
Aerosolapparat

sol-Größe eines Teilchens 3 Mikronen) vernebeln. Über Masken oder Mundstücke wird das Aerosol in die Luftwege gebracht. Die Aerosole gelangen bis in die Alveolen. Indikationen für die Inhalation sind vorwiegend Erkrankungen der tieferen Luftwege (Abb. 76).

Vorgehen der Krankenschwester bei einer Inhalation:

▶ ärztlich verordnetes Arzneimittel in den dafür vorgesehenen Behälter geben,
▶ Apparat einschalten bzw. mit Druckluftapparat koppeln,
▶ dem Kranken das Mundstück geben (Mund schließen lassen) oder die Maske aufsetzen,
▶ die Dauer der vorgesehenen Inhalation wird vom Arzt festgelegt,
▶ während der Inhalation den Kranken beobachten,
▶ nach Beendigung der Inhalation die benutzten Gegenstände (Maske, Mundstück, Arzneimittelbehälter) reinigen und desinfizieren bzw. sterilisieren.

2.6.9. Sauerstofftherapie

Der Organismus reagiert auf Sauerstoffmangel mit Atemnot und Zyanose. Durch eine verstärkte exogene Zufuhr von Sauerstoff und durch die Beseitigung der Ursachen des Entstehens von Sauerstoffmangel wird die Sauerstoffversorgung des Körpers verbessert, Atmung und Aussehen der Haut normalisieren sich. Ist ein Sauerstoffmangel entstanden, leidet besonders das Gehirn. Bei einer Unterbrechung der Sauerstoffzufuhr von mehr als 3 min werden irreparable Schäden an den Gehirnzellen gesetzt.

Apparaturen zur Sauerstoffzufuhr
Für die apparative Sauerstoffzufuhr stehen zur Verfügung:
– Sauerstoff-Flasche im fahrbaren Untergestell
  In ihr ist Sauerstoff mit 150 at Überdruck gespeichert. Am Manometer kann der Druck abgelesen werden, insbesondere das Sinken des Druckes bei Sauerstoffentnahme (Abb. 77a u. b).
– Zentrale Sauerstoffanlage mit Wandanschluß (Abb. 78)

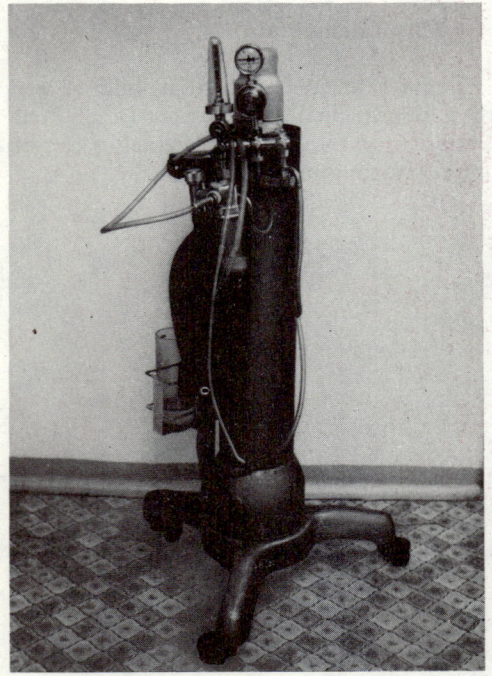

Abb. 77a Sauerstoff-Flasche mit fahrbarem Untergestell

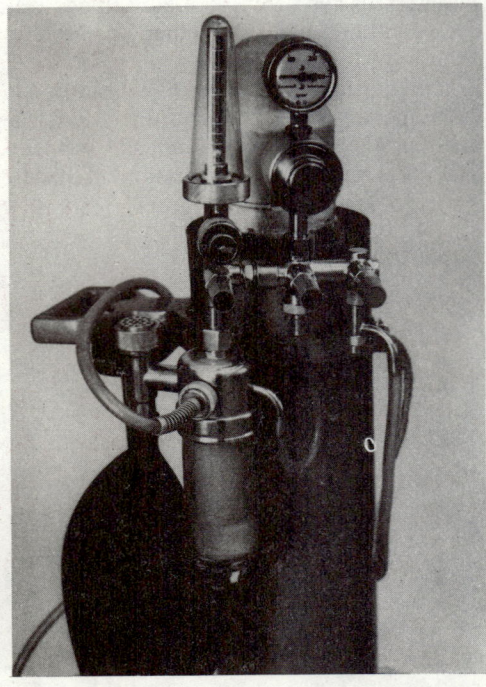

Abb. 77b Armaturen an der Sauerstoff-Flasche

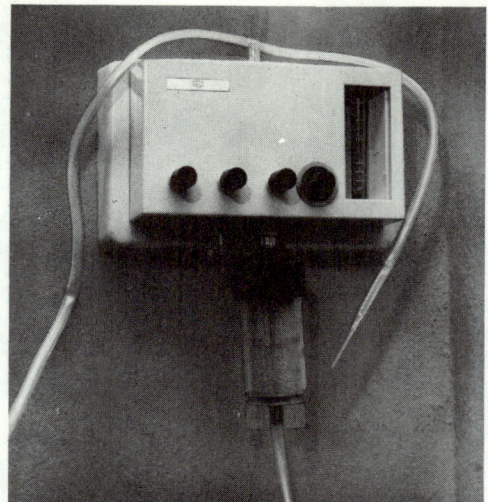

Abb. 78 Wandanschluß einer zentralen Sauerstoff-Anlage

Sie erleichtert der Krankenschwester die Bereitstellung von Sauerstoff (immer betriebsbereit, räumlich näher am Bett des Kranken).

Indikationen zur Sauerstofftherapie
Die Zuführung von Sauerstoff kann bei folgenden Patienten notwendig werden:
– Kranke, bei denen die Atemfläche durch chronisch-entzündliche Lungenerkrankungen verringert ist,
– Kranke, bei denen plötzlich Lungenanteile verlegt oder ausgeschaltet sind,
– Kranke, bei denen infolge Blutmangels (Blutverlust oder verminderte Blutbildung) eine ausreichende Sauerstoffversorgung des Organismus nicht möglich ist.

Verabreichungsmöglichkeiten
Die Verabreichung des Sauerstoffs erfolgt mittels
– Sauerstoffkatheter – Sauerstoffbrille
– Sauerstoffmaske – Sauerstoffzelt
– Sauerstofftrichter – Sauerstoffglocke.

Vorgehen bei der Sauerstoffzufuhr mit Hilfe des Sauerstoffkatheters (Abb. 79a u. b)
Vor dem Einführen des Sauerstoffkatheters ist die Nase des Kranken sorgfältig zu reinigen. Dann wird die Nasenflügel-Ohrenwinkel-Entfernung gemessen und der Katheter mit leichten Drehbewegungen in eine der Nasenöffnungen eingeführt. Die Lage des

Nasenkatheters wird durch Inspektion der Mundhöhle (mit Hilfe von Spatel und Lichtquelle) festgestellt. Der am Gaumen sichtbare Katheter wird etwa einen Zentimeter zurückgezogen. Danach wird der Katheter mit Heftpflaster seitlich an der Wange fixiert.
Die Verabreichung des Sauerstoffs mit den oben genannten anderen Hilfsmitteln bereitet im allgemeinen keine Schwierigkeiten.

Kontroll- und Pflegemaßnahmen
Bei der Sauerstofftherapie hat die Krankenschwester bestimmte Kontroll- und Pflegemaßnahmen zu beachten:
▶ Das Aussehen, die Atmung und der Allgemeinzustand des Kranken sind regelmäßig zu kontrollieren.
▶ Sauerstoff sollte nicht ohne Befeuchtung gegeben werden, da sonst die Schleimhäute der Luftwege geschädigt werden.
▶ Die Sonde ist durchgängig zu halten. Sie darf nicht abgewickelt oder gar abgeknickt bzw. verstopft sein.
▶ Mindestens einmal am Tag ist die Sonde zu wechseln.
▶ Bei den Kranken muß öfter als gewöhnlich eine Mund- und Nasenpflege vorgenommen werden.

Sicherheitsvorschriften bei der Sauerstofftherapie
Bei der Sauerstofftherapie sind folgende Sicherheitsvorschriften einzuhalten:
▶ In allen Räumen, in denen Sauerstoff Verwendung findet oder Sauerstoffflaschen gelagert werden, besteht absolutes Rauchverbot! Die Räume sind häufig zu lüften, um die Sauerstoffkonzentration gering zu halten.
▶ Die Sauerstoffflaschen müssen frei von Öl und Fett sein sowie vor Sturz, Schlag und Erwärmung geschützt werden.
▶ Beim Umgang mit Sauerstoff ist offenes Feuer oder Licht unbedingt zu vermeiden!
▶ Die Luftfeuchtigkeit in den Räumen soll möglichst hoch sein, um einer Explosionsgefahr vorzubeugen.
▶ Sauerstoff darf nicht zur Verbesserung der Raumluft eingesetzt werden.
▶ Inbetriebnahme einer Sauerstoffflasche:
– Aufschrift kontrollieren
– Verschlußkappe entfernen
– Druckregler befestigen

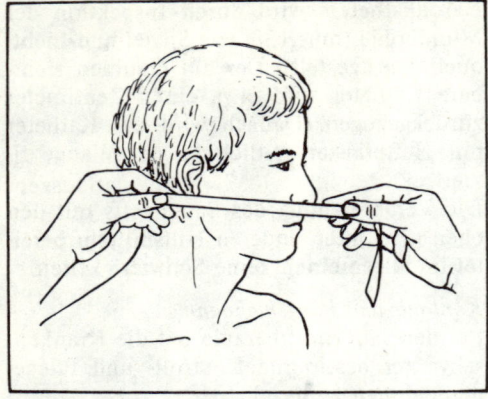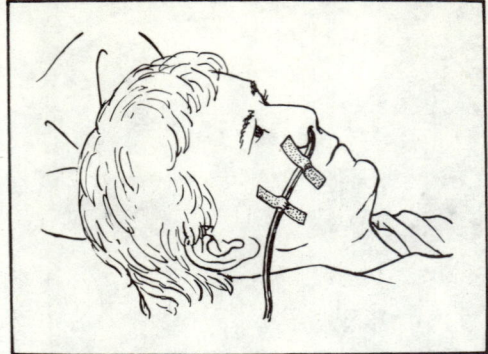

Abb. 79 Schematische Darstellung des Einführens eines Sauerstoffkatheters
a Feststellung der notwendigen Länge des Katheters
b Fixierung des Sauerstoffkatheters

- Radschraube zudrehen
- Flaschenschraube öffnen
- Radschraube öffnen.
▶ Leere Flaschen sind als solche zu kennzeichnen.
▶ Vor Inbetriebnahme und beim Umgang mit Sauerstoffflaschen sind die TGL über den Umgang mit Sauerstoffanlagen 30338/01/02/03 und über den Umgang mit Druckgefäßen 30330/01–06 zu beachten.

2.7. Die Körpertemperatur

2.7.1. Regulierung der Körpertemperatur

Alle Lebensvorgänge im Organismus vollziehen sich bei einer konstanten Körpertemperatur von 37 °C im Körperinneren (Kern des Organismus).
Die Körpertemperatur des gesunden Menschen zeigt an der Körperoberfläche (Schale des Organismus) regelmäßige Tagesschwankungen. Das Temperaturminimum liegt in den frühen Morgenstunden (rektal gemessen) bei etwa 36,6 °C und das Temperaturmaximum am Nachmittag (rektal gemessen) bei etwa 37,4 °C.
Einen ähnlichen Tagesablauf zeigen auch andere vegetativ gesteuerte Lebensvorgänge (Pulsfrequenz, Blutdruck, Atmung). Es handelt sich hier um einen angeborenen endogenen Rhythmus, der durch den Wechsel von Tag und Nacht mit dem 24-Stunden-Rhythmus synchron ist.
Die Normaltemperatur des Körpers wird bei unterschiedlichen Umgebungstemperaturen durch die Thermoregulation erhalten. Bei einer kalten Umgebung werden die Vorgänge der Wärmeerzeugung aktiviert, die auf chemischen Abläufen beruhen. Bei einer wärmeren Umgebung wird dagegen mehr Wärme abgegeben, was vor allem auf den physikalischen Wärmetransport zurückzuführen ist.

Für die Erhaltung einer konstanten Körpertemperatur sorgen folgende Mechanismen:
● die Regulation der Wärmebildung: *chemische Thermoregulation,*
● die Regulation der Wärmeabgabe: *physikalische Thermoregulation.*

Die Abgabe von Wärme wird bewirkt durch

● Wärmestrahlung
Etwa 70–80 % der Körperoberfläche strahlen bei niedrigen Außentemperaturen Wärme aus. Bei hohen Außentemperaturen kann dagegen Wärmestrahlung vom Körper aufgenommen werden.

● Wärmeleitung
Sie dient dem Ausgleich des Temperaturgefälles und ist abhängig von den zu durchdringenden Schichten. Dabei ist zu bedenken, daß Fett und Hornschichten schlechter leiten als Muskulatur oder Blut. Außerdem hängt die Wärmeleitung von der Umgebung ab, da z.B. Luft schlechter leitet als Wasser.

● Wärmekonvektion

Hierbei handelt es sich um den Wärmetransport mit bewegten Energieträgern, der im Organismus vor allem durch das Blut erfolgt.

Die Durchblutungsregulation sorgt für den Wärmeausgleich zwischen dem Kern (Bauch, Brust und Schädelhöhle) und der Schale des Organismus (Muskulatur und Haut). Durch eine mehr oder weniger starke Durchblutung kann die Wärmeabgabe gesteigert oder vermindert werden. In der Umgebung des Körpers ist die Luft Energieträger.

Die Durchblutung des Unterhautfettgewebes und die Bewegung der den menschlichen Körper umgebenden Luft dienen der Wärmekonvektion (Schubert).

● Verdunstung

Die Wärmeabgabe kann weiterhin durch Verdunstung erfolgen. Unter Ruhebedingungen gibt der Körper täglich etwa 750 ml Schweiß ab (Perspiratio insensibilis). Die Menge hängt vor allem von der Außentemperatur und der Luftfeuchtigkeit ab.

Wärmeabgabe wird zu etwa 55 % durch Strahlung, zu etwa 30 % durch Verdunstung und zu etwa 15 % durch Leitung und Konvektion gewährleistet. Die insgesamt mit Hilfe dieser Regulationsmechanismen abgegebene Wärme beträgt unter Ruhebedingungen etwa 2 600 kcal pro Tag. Das entspricht dem Tagesumsatz eines körperlich leicht arbeitenden Menschen.

Wärmebildung und Wärmeabgabe sind so aufeinander abgestimmt, daß eine gleichbleibende Körpertemperatur von 36,6 °C–37,4 °C gehalten wird.

Die gesamten Vorgänge der Thermoregulation werden vom Wärmezentrum des Zwischenhirns gesteuert, das in unmittelbarer Nähe der anderen übergeordneten Zentren für die Kreislaufregulation, den Stoffwechsel und den Wasserhaushalt liegt.

2.7.2. Abweichungen der Körpertemperatur von der Norm

2.7.2.1. Untertemperatur (Hypothermie)

Die Körpertemperatur liegt unter 36 °C. Eine Untertemperatur kann entstehen:
- nach oder während schwerer Erkrankungen,
- bei Kachexie,
- bei Herz-Kreislauf-Kollaps,
- bei Blutverlust,
- bei einer Hypothyreose.

Desgleichen ist bei Frühgeborenen ein starkes Absinken der Körpertemperatur möglich, da bei ihnen das Wärmeregulationszentrum noch nicht voll ausgebildet ist. Eine Untertemperatur kann auch therapeutischen Zwecken dienen. Durch medikamentöse Sedierung und Oberflächenkühlung wird die Körpertemperatur bis auf 29 °C (tiefe Hypothermie) herabgesetzt.

2.7.2.2. Erhöhte Körpertemperatur (subfebrile Temperatur)

Temperaturen zwischen 37 °C und 38 °C werden als subfebrile Temperatur bezeichnet. Sie können bei Tuberkulose und bei leichten akuten Erkrankungen vorhanden sein.

2.7.2.3. Fieber (Febris)

Eine Erhöhung der Körpertemperatur über 38 °C bedeutet Fieber. Es wird durch verschiedene exogene und endogene Prozesse hervorgerufen. Solche sind
- Infektionen (Bakterien, Viren, Pilze, Würmer),
- endogene Toxine (aseptisches Fieber, Resorptionsfieber oder Eiweißzerfall),
- exogene Gifte (Arzneimittel, pyrogene Stoffe),
- Tumoren,
- zerebrale Schäden (Apoplexie, Commotio, Hitzschlag),
- hormonale Einflüsse (prämenstruelle Temperatursteigerungen, Hyperthyreose),
- Durstfieber,
- neurovegetative Einflüsse,
- artefizieller Art.

Fieber kann mit Begleitsymptomen gekoppelt sein, weil oftmals gleichzeitig auch andere Regulationsmechanismen gestört sind.

Subjektive Beschwerden bei Fieber
- Hitze- und Kälteschauer,
- allgemeine Abgeschlagenheit,
- Kopf-, Glieder- und Muskelschmerzen,
- Appetitlosigkeit, Durstgefühl,
- Lichtempfindlichkeit.

Objektive Beschwerden bei Fieber
- Erhöhung der Körpertemperatur und der Atemfrequenz,
- glänzende Augen,
- Trockenheit im Mund und trockene, belegte Zunge,
- motorische Unruhe,
- Schlaflosigkeit,
- Bewußtseinstrübung (Fieberdelier),
- Oligurie; die Harnausscheidung ist verringert, der Harn dunkel gefärbt und konzentriert.

Fiebertypen

Das Fieber unterliegt Tagesschwankungen. Der Fiebertyp ergibt sich aus der Differenz zwischen den höchsten und den niedrigsten Temperaturen während eines Tages. Bestimmte charakteristische Fieberverläufe lassen diagnostische Schlußfolgerungen zu (Abb. 80a–h):

● *Kontinuierliches Fieber (Febris continua)*
Die Fiebertemperatur ist morgens und abends fast gleich, Schwankungen betragen weniger als 1 °C. Dieser Fiebertyp wird im Generalisationsstadium (Ausschwemmung der Erreger in das Blut) bei einigen Infektionskrankheiten (Typhus abdominalis, Pneumonie) beobachtet. Das Fieber ist oftmals mit einer niedrigen Pulsfrequenz (Bradykardie) verbunden.

● *Intermittierendes Fieber (Febris intermittens, septisches Fieber)*
Die Körpertemperatur ist morgens annähernd normal und steigt im Laufe des Tages (vor allem abends) mit Schüttelfrost über 39 °C an. In der Nacht geht die Temperatur unter Schweißausbruch wieder zurück. Dieser Fiebertyp kommt hauptsächlich vor bei akuter Sepsis und Pyämie durch Einschwemmen von Erregern aus dem Sepsisherd in das Blut.

● *Remittierendes Fieber (Febris remittens)*
Die Temperaturschwankungen zwischen morgens und abends betragen mindestens 1,0–1,5 °C, wobei die niedrigste Temperatur über dem Normalwert liegt. Dieser Fiebertyp entsteht besonders bei Lokalinfektionen (Tuberkulose, Pyelonephritis).

● *Rekurrierendes Fieber (Febris recurrens)*
Es hat einen ähnlichen Verlauf wie das intermittierende Fieber. Das Fieber tritt jedoch nur in regelmäßigen Abständen von 3–4 Tagen auf. Typisch ist es für Malaria.

● *Undulierendes Fieber (Febris undulans)*
Mehrtägige Fieberperioden vom remittierenden Fiebertyp wechseln wellenförmig mit fieberfreien Perioden ab (z. B. bei Morbus Bang und Geschwulstkrankheiten).

Fieberstadien

● *Anfangsstadium*
Der Fieberanstieg kann plötzlich oder langsam erfolgen. Die Beschwerden sind beim langsamen Fieberanstieg geringer als bei rascher Erhöhung der Körpertemperatur, die meistens mit Schüttelfrost einhergeht.

● *Stadium der Entfieberung*
Der Fieberabfall erfolgt entweder kritisch (Krisis) oder lytisch (Lysis).
Die Krisis bedeutet eine Gefahr für den Organismus. Der Fieberrückgang ist relativ schnell, Puls- und Atemfrequenz sinken mit ab. Der Kranke schwitzt sehr stark, die Haut ist gerötet.
Gefährlich wird die Situation für den Patienten, wenn der Fieberabfall mit einer weiteren Pulsbeschleunigung (Tachykardie) verbunden ist. Der Kranke ist kollaptisch; Blässe und Zyanose sind Symptome, die auf ein Herz-Kreislauf-Versagen hinweisen. Bei der kritischen Entfieberung sind Puls- und Blutdruckkontrollen außerordentlich wichtig.
Durch die moderne Chemo- und Antibiotikatherapie konnten Infektionskrankheiten mit kritischem Fieberabfall verringert werden.
Der lytische Fieberabfall verläuft langsam, die Belastung für den Organismus ist dadurch nicht so groß.

2.7.2.4. Schüttelfrost und Fieberdelirium

Schüttelfrost
Für einige septische Erkrankungen und Virusinfektionen ist Schüttelfrost symptomatisch. Er ist ein Begleitsymptom bei raschem Temperaturanstieg. Ausgelöst wird diese klinische Erscheinung durch im Blut befindliche Erreger bzw. deren Stoffwechselzerfallsprodukte (Toxine) und durch eine Reizung des Wärmeregulationszentrums im Gehirn (Hypothalamus).

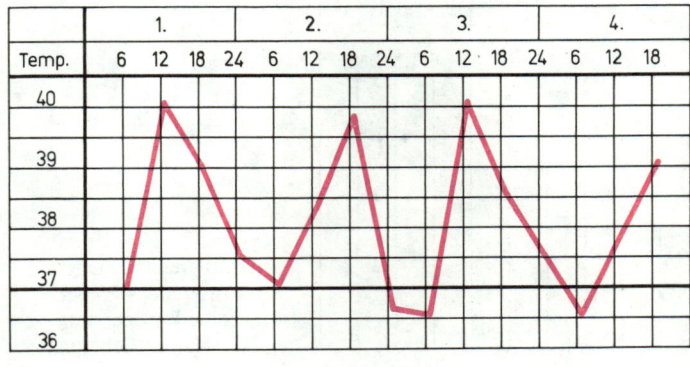

Abb. 80 Fiebertypen
a normale Körpertempera-
tur
b langsamer Temperaturan-
stieg
c schneller Temperaturan-
stieg mit kontinuierlichem
Fieber
d intermittierendes Fieber

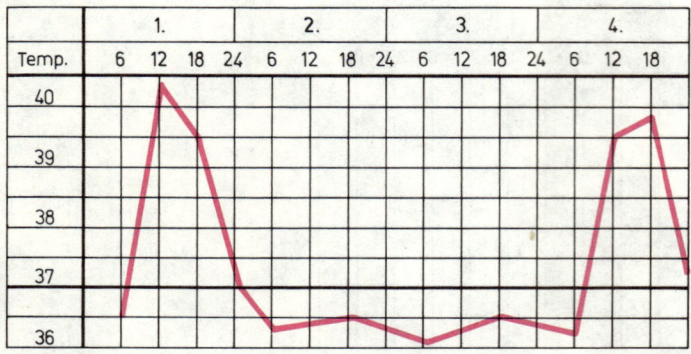

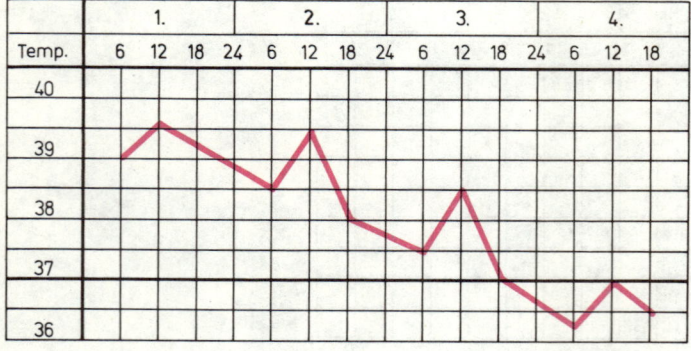

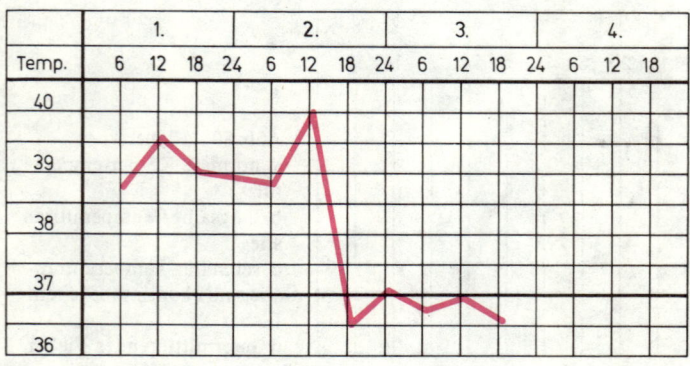

e remittierendes Fieber
f rekurrierendes Fieber
g lytische Entfieberung
h kritische Entfieberung

Schüttelfrost verläuft in mehreren Phasen:

- Am Anfang fröstelt der Kranke, Wärmebildung durch unwillkürliches Muskelzit-
tern. Der Patient klappert mit den Zäh-
nen, er wird förmlich im Bett geschüttelt.
Fenster schließen, Patienten gut zudek-
ken und Wärme zuführen (Decken,
Wärmflaschen, Heizkissen, Lichtkasten,
heißen Tee).
Unmittelbar nach Beendigung des Schüttelfrostes Temperatur messen (höchste
Körpertemperatur). Beschleunigte Pulsfrequenz. In der Klinik ist der Arzt zu
verständigen. Die Krankenschwester
bleibt bei dem Patienten.

- Der rasche Anstieg der Körpertemperatur
stellt für den Kranken eine große Belastung dar. Er ist oft aufgeregt, unruhig
und ängstlich. Durch Zuspruch und ein
verständnisvolles Eingehen auf seine
Wünsche wird die Situation erleichtert.
Ständige Beobachtung des Patienten ist
notwendig, verbunden mit regelmäßiger
Kontrolle und Dokumentation von Puls-,
Blutdruck- und Atemfrequenz.

- Die letzte Phase des Schüttelfrostes setzt
mit Schweißausbruch ein und gleichzeitigem Absinken der Körpertemperatur. In
dieser Phase ist der Patient besonders
aufmerksam zu beobachten (Kollapsnei-
gung).
Der Schweiß ist im allgemeinen großper-
lig und warm. Kleinperliger und kalter
Schweiß läßt auf ein Herz-Kreislauf-Versagen schließen.
Die Gesichtsfarbe des Kranken wechselt
von Röte in Blässe, der Puls wird flach
und frequenter.
Nach dem Schüttelfrost können Abwaschungen des Gesichtes, kühle Getränke
und kalte Wadenwickel dem Patienten
Linderung bringen. Die Wäsche sollte
möglichst erst nach Entfieberung gewechselt werden. Da die Gefahr einer Erkältung besteht, sollte der Wäschewechsel
rasch erfolgen.

- Nach dem Fieber fällt der Kranke in
einen tiefen Schlaf, aus dem er möglichst
nicht geweckt werden sollte. Es sind nur
unbedingt notwendige pflegerische Handlungen vorzunehmen.

Schüttelfrost ist auf dem Krankenblatt zu
dokumentieren. Die jeweils höchsten
Temperaturen müssen vermerkt werden.

Fieberdelirium

Es handelt sich um einen durch die Erhöhung der Körpertemperatur ausgelösten Zustand der Verwirrung. In manchen Fällen
können auch Halluzinationen beobachtet
werden.
Ein Fieberdelirium kann infolge Schädigung
des Wärmeregulationszentrums durch im
Blut kreisende Erreger bzw. deren Toxine
ausgelöst werden. Es entsteht vor allem bei
langwierigen und schweren Fieberzuständen
und erfordert eine gewissenhafte Kontrolle
des sehr unruhigen Kranken. Dabei empfiehlt es sich, rechtzeitig das Bettgitter anzubringen. Kühle Umschläge oder Wadenwik-
kel sowie die ärztliche Verordnung von
Sedativa und Hypnotika tragen zur Beruhigung des Kranken und Senkung der Körpertemperatur bei.

2.7.2.5. Pflege eines Patienten mit Fieber

Der Patient mit Fieber bedarf einer besonders sorgfältigen *Grundkrankenpflege, Behandlungspflege* und *Krankenbeobachtung*.

Maßnahmen der Grundkrankenpflege

▶ Bei fiebernden Patienten ist die Körperpflege besonders wichtig, da sie zu verstärktem Schwitzen neigen, geschwächt
und wenig aktiv sind. Deshalb sollte der
fiebernde Patient täglich eine Ganzwaschung erhalten. Auf die Mund- und Lip-
penpflege ist Wert zu legen.
Um Erkältungen zu vermeiden und wegen des subjektiven Unwohlseins dürfen
Patienten mit Fieber nicht in feuchten
Nachthemden, Schlafanzügen oder
durchschwitzter Bettwäsche liegen.

▶ Die Lagerung des Patienten muß seiner
Grundkrankheit entsprechen, er sollte jedoch so bequem wie möglich gebettet
werden.

▶ Ist der Kranke durch eine längere Fieberpe-
riode geschwächt, muß Komplikationen intensiv vorgebeugt werden.
In Abhängigkeit vom Krankheitsverlauf
sind erforderlich:
– Soor- und Parotitisprophylaxe

- Pneumonieprophylaxe
- Thromboseprophylaxe
- Dekubitusprophylaxe
- Obstipationsprophylaxe.

▶ Bei Bedarf können dem Patienten kühle Umschläge oder Wickel verabreicht werden.

▶ Wegen der bestehenden Appetitlosigkeit muß dem Patienten wiederholt Essen und Trinken angeboten werden. Für eine leichte Kost und kühle Getränke ist zu sorgen.

▶ Die Raumtemperatur sollte ständig kontrolliert und den Bedürfnissen des Patienten angepaßt werden. Wenn notwendig, muß dem Kranken Wärme zugeführt oder eine zusätzliche Decke entfernt werden.

▶ Störende Lichtquellen sind auszuschalten, Aufregungen und Unruhe im Zimmer zu vermeiden.

Ein fiebernder Patient braucht aufmerksame Zuwendung. Er muß stets das Gefühl haben, daß die Krankenschwester für ihn da ist.

Beobachtung eines Patienten mit Fieber
Da ein Fieberkranker sich in Gefahr befindet, sind bei ihm folgende Werte bzw. Symptome ständig zu kontrollieren und zu dokumentieren:

- Körpertemperatur
- Puls
- Atmung
- Bewußtseinslage
- äußeres Aussehen
- Flüssigkeitsbilanz.

Behandlung eines Patienten mit Fieber
Zunächst sind die Ursachen des Fiebers zu klären und zu beseitigen. Danach richten sich die ärztlichen Behandlungsmaßnahmen.
Bei bakteriell ausgelöstem Fieber werden Chemotherapeutika und Antibiotika eingesetzt.
Die Wirkung von fiebersenkenden Arzneimitteln ist symptomatisch. Sie sollten nur ausnahmsweise verordnet werden, da sie nicht ursächlich wirken und das Krankheitsbild verschleiert werden kann. Fiebersenkende Arzneimittel sind indiziert bei länger andauerndem hohem Fieber. Die Verordnung darf jedoch nur vom Arzt erfolgen (z.B. Aminophenazon, Acetylsalicylsäure).

Physikalische Behandlungsmaßnahmen können symptomatisch zur Senkung des Fiebers beitragen. Feuchtkühle Wadenwickel sind eine einfache und leicht zu handhabende pflegerische Maßnahme. Auch kühle Abwaschungen (dem Wasser etwas Alkohol oder Essig beigeben) bringen Linderung.

2.7.3. Messen der Körpertemperatur

2.7.3.1. Das Thermometer

Zum Messen der Körpertemperatur werden verschiedene Thermometer benutzt:

● *Maximalthermometer*
Das Thermometer bleibt an dem erreichten höchsten Temperaturpunkt stehen. Im allgemeinen sind Messungen zwischen 35 °C und 42 °C möglich. Es besteht aus einem äußeren Glasmantel, einer graduierten Skala und einer geschlossenen luftleeren Kapillarröhre, die unten für das Quecksilberdepot erweitert ist. Oberhalb des Quecksilberdepots weist die Kapillarröhre eine Verengung auf. Kühlt das Thermometer ab, reißt der Quecksilberfaden an dieser Stelle, und die Quecksilbersäule bleibt auf der erreichten Höhe stehen. Durch ruckartige Handbewegungen kann der Quecksilberfaden wieder in das Depot zurückgeschlagen werden. Das Thermometer wird dazu wie ein Bleistift gehalten.

● *Spezialthermometer für orale Temperaturmessung*
Die Spitze mit dem Quecksilberdepot ist breit oder leicht kugelförmig. Es ist kleiner als das Maximalthermometer.

● *Hautthermometer*
Die Temperaturanzeige dieses Thermometers basiert auf dem elektromagnetischen Prinzip. Die Hauttemperatur der verschiedenen Körperregionen schwankt zwischen 28 °C und 33 °C.

2.7.3.2. Technik des Messens

Körperliche Bewegung und auch psychische Erregung können die Körpertemperatur des Menschen verändern. Der Kranke sollte vor der Messung der Temperatur möglichst 15–30 min ruhen. Das Messen der Körpertemperatur ist am liegenden Patienten durchzuführen. Es kann axillar, oral oder rektal vorgenommen werden. Jede der angewandten Methoden hat Vor- und Nachteile.

Axillare Messung

Das Messen erfolgt in der Achselhöhle. Diese Form wird am häufigsten beim Erwachsenen und bei älteren Kindern angewandt.

Von der Krankenschwester ist zu beachten:
▶ Die Quecksilbersäule des Thermometers muß sich unter 35 °C, d. h. im Quecksilberdepot, befinden. Durch kräftiges Schütteln wird diese Vorbedingung des Messens erreicht.
▶ Die Achselhöhle muß trocken sein. Zwischen der Haut und dem Thermometer dürfen sich keine Kleidungsstücke befinden.
▶ Das Thermometer muß tatsächlich in der Axilla liegen.
▶ Der Patient muß sich ruhig verhalten, um eine Reibung zu verhindern.
▶ Die Meßdauer beträgt 7–10 min.
▶ Eine Temperatur zwischen 36,1 °C und 36,9 °C ist bei der axillaren Messung als normal anzusehen.

Vorteile der axillaren Messung
– relativ einfache Handhabung,
– für den Patienten bequem.

Nachteile der axillaren Messung
– Durch den Meßort bedingt (Achselhöhle) kann sich das Thermometer leicht verschieben.
– Das Thermometer kann im Bett verlorengehen (Unfallquelle).
– Durch Bewegung entsteht Reibung. Dadurch kann es dem Patienten ermöglicht werden, das Ergebnis der Temperaturmessung direkt zu beeinflussen (artefizielle Fehlbestimmung).
– Die Meßzeit ist relativ lang, da die Haut in der Axilla ein schlechter Wärmeleiter ist.

Rektale Messung

Das Messen wird im After vorgenommen. Diese Art der Messung geschieht vor allem bei Bewußtlosen, bei stark Untergewichtigen, bei Säuglingen und Kleinkindern.

Von der Krankenschwester ist zu beachten:
▶ Das Messen erfolgt in Seiten- oder Bauchlage des Kranken (in besonderen Fällen auch in Rückenlage).
▶ Während des Messens dürfen keine Darmentleerungen vor sich gehen.
▶ Zur Messung wird ein spezielles Rektalthermometer benutzt, ein übliches Maximalthermometer erfüllt den Zweck jedoch ebenfalls.
▶ Das Thermometer wird vorsichtig, mit leicht drehender Bewegung, in den After eingeführt.
▶ Wegen der isolierenden Eigenschaft von Fett sollte das Thermometer nicht mit Borvaseline oder einer anderen Salbe in Berührung gebracht werden.
▶ Säuglinge und Kleinkinder werden während des Meßvorgangs auf den Rücken gelegt.
▶ Bei Kindern und unruhigen erwachsenen Kranken ist das Thermometer von dem Messenden zu halten.
▶ Die Meßdauer beträgt 3 min.
▶ Eine Körpertemperatur zwischen 36,6 °C und 37,4 °C ist als normal anzusehen.

Vorteile der rektalen Messung
– Der Meßvorgang ist kurz,
– rechtzeitiges Erkennen von entzündlichen Veränderungen im Darm, einschließlich des Bauchraumes,
– das Meßergebnis kann vom Patienten artefiziell nicht beeinflußt werden.

Nachteile der rektalen Messung
– Das Messen ist für den Kranken nicht angenehm.

Orale Messung

Das Messen erfolgt in der Mundhöhle. Zuvor darf der Patient keine heißen oder kalten Speisen bzw. Getränke zu sich genommen haben.

Von der Krankenschwester ist zu beachten:
▶ Zur Messung wird das übliche Maximalthermometer oder ein kleineres Spezialthermometer verwendet.
▶ Die Meßdauer beträgt 5 min.
▶ Eine Körpertemperatur zwischen 36,3 °C und 37,1 °C ist als normal anzusehen.

Nachteile der oralen Messung:
– ungeeignet bei Kindern, unruhigen oder bewußtlosen Kranken.

Zum Ablesen der Werte des Fieberthermometers ist dieses waagerecht zu halten. Sofortiges Eintragen der gemessenen Temperatur in ein Buch oder auf der Krankenkurve hilft, Fehler zu vermeiden. Hat der Patient Fieber, ist eine zusätzliche mündliche Information an die leitende Schwester zu geben; auch der Stationsarzt muß in Kenntnis gesetzt werden.

Günstige Meßzeiten sind: morgens zwischen 7.00 und 8.00 Uhr und am späten Nachmittag, möglichst aber nicht vor 16.00 Uhr.

2.7.4. Anwendung von Wärme und Kälte

2.7.4.1. Anwendung von Wärme

Wärme führt zu einer starken Gefäßerweiterung. Diese bewirkt:
- eine bessere Versorgung des Gewebes mit Nährstoffen und Sauerstoff,
- eine Anregung des Stoffwechsels,
- einen schnelleren Abtransport von Wundsekreten, Blutergüssen, Bakterien,
- eine vermehrte Schweißabsonderung.

Unter Wärmeanwendung tritt gleichzeitig die Entspannung der Muskulatur und damit verbunden bei schmerzhaften muskulären Verspannungen eine Schmerzlinderung ein.

Bei Wärmeanwendung ist zu beachten, daß Patienten mit Schädigung des sensiblen Nervensystems häufig ein herabgesetztes oder fehlendes Schmerz- und Wärmeempfinden haben. Es ist deshalb bei der Verordnung von Wärme in trockener oder feuchter Form größte Vorsicht geboten. Das gilt in besonderem Maße auch für bewußtlose und gelähmte Patienten.

Wärmequellen

Die wichtigsten Wärmespender für die Behandlung der Patienten sind:

● *Die Gummiwärmflasche* (Abb. 81)
dient der lokalen Durchblutungssteigerung der Haut, des Unterhautgewebes, der darunter liegenden Muskulatur und Organe. Beim Gebrauch der Gummiwärmflasche ist zu beachten:
- Füllen der Wärmflasche zu einem Drittel mit Wasser (Wassertemperatur 60 °C),
- die Gummiwärmflasche wird auf eine harte Unterlage gelegt und die Luft durch

Vorfließen des Wassers bis zur Öffnung herausgelassen,
- Wärmflasche verschließen,
- Überprüfung der Dichtung durch Herunterhängen der Wärmflasche,
- die Wärmflasche wird mit einem Handtuch umwickelt.

● *Das elektrische Heizkissen* (Abb. 82)
besitzt einen Heizansatz, der durch den Stromdurchfluß Wärme abgibt. Der Heizansatz ist mit einem Feuchtigkeitsschutz umgeben. Es ist deshalb möglich, das Heizkissen zur Warmhaltung von feuchten Umschlägen zu verwenden. Die Temperatur läßt sich über einen Schalter stufenweise regulieren. In der Klinik und auch in der Hauskrankenpflege hat das Heizkissen ein breites Anwendungsfeld gefunden:
- bei krampfartigen Magen-, Darm- und bei Nierenbeschwerden,
- bei Menstruationsbeschwerden,
- zur besseren Resorption von Blutergüssen,
- zum Anregen der Darmtätigkeit nach Bauchoperationen.

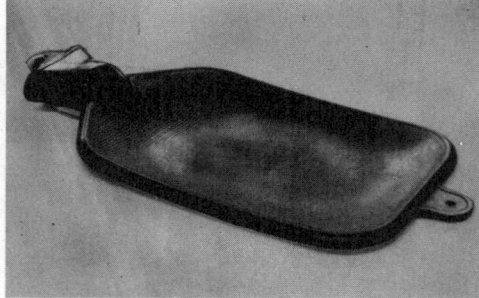

Abb. 81   Gummiwärmflasche

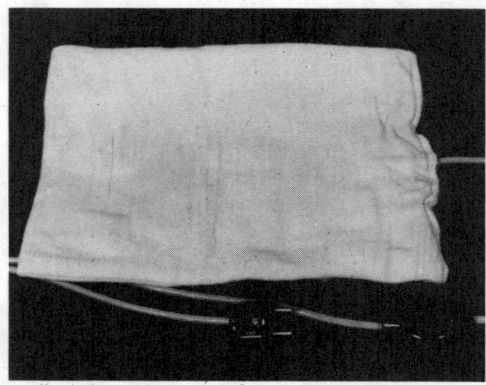

Abb. 82   Elektrisches Heizkissen

Bei seiner Verwendung ist zu beachten, daß
- Stecker und Kabel intakt sind und ein Feuchtigkeitsschutz vorhanden ist,
- das Heizkissen nicht zusammengefaltet oder geknickt, nicht mit Sicherheitsnadeln zusammengesteckt ist,
- es keinem schlafenden oder unruhigen Patienten ohne Aufsicht gegeben wird,
- es auf die niedrigste Heizstufe gestellt wird, wenn der Patient das Bett verläßt,
- ein nasses Heizkissen nicht durch Einschalten des elektrischen Stromes getrocknet wird,
- die Stationsschwester regelmäßig eine elektrotechnische Überprüfung des Heizkissens veranlaßt.

● *Der Glühlichtkasten (Lichtbogen)* (Abb. 83) besteht aus wärmebeständigem Material, an dessen Innenseite eine unterschiedliche Anzahl von Glühbirnen angebracht ist. Er findet Verwendung
- bei Schwitzpackungen,
- bei Schmerzen und entzündlichen Erkrankungen,
- zum Trocknen von Gipsverbänden.
Bei seiner Anwendung ist folgendes zu beachten:
- Stecker und Kabel auf Intaktheit überprüfen,
- die entsprechende Körperpartie mit einem Tuch abdecken, den Glühlichtkasten darüber geben,
- der Glühlichtkasten wird mit einer Decke abgedeckt, um einen dichten Abschluß herzustellen,
- die gewünschte Wärmeintensität wird durch Einschaltung einer mehr oder weniger großen Zahl von Glühbirnen erreicht,

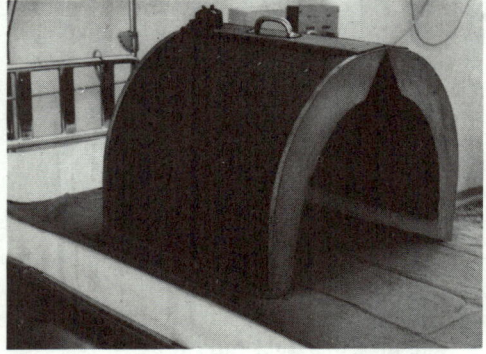

Abb. 83   Glühlichtkasten

- die Dauer eines Heißluftbades darf 20 min nicht überschreiten,
- nach Abschalten des Glühlichtkastens sollte der Patient noch 10 min unter dem Lichtbogen verbleiben, um den Körper nicht zu großen Temperaturunterschieden auszusetzen.

● *Warme und heiße Wickel*
Die Wärmezufuhr mit Wickeln kann trocken (angewärmte trockene Handtücher) oder feuchtnaß erfolgen.
- Trockene warme Wickel
  Der Patient wird für eine halbe bis dreiviertel Stunde in ein erwärmtes Tuch eingewickelt.
  Anwendung nach hydrotherapeutischen Maßnahmen.
- Feuchtwarme Wickel
  Anwendung lokal als Hals-, Brust-, Kreuz-, Schulter-, Leib-, Rumpf-, Arm-, Oberschenkel-, Waden- und Beinwickel. Die Wickel erzeugen eine örtliche Überwärmung mit einer Durchblutungssteigerung (Hyperämie). Dadurch kommt es zur Schweißbildung. Der Kranke soll vorher genügend zu trinken bekommen.
  Beim feuchtwarmen Wickel ist der Kranke von der Krankenschwester sorgfältig zu beobachten.
- Feuchter Wickel.

Benötigte Gegenstände und Materialien:
Woll- oder Flanelltuch (Zwischentuch), saugfähiges, weiches Wickeltuch, heißes Wasser.

Anlegen des Wickels
▶ Die für den Wickel zu verwendenden Tücher müssen die richtigen, dem Körper angepaßten Maße haben.
▶ Der Wickel muß oben und unten dicht anliegen, das Zwischentuch soll das Wickeltuch um 3–5 cm an den Rändern überragen.
▶ Das Wickeltuch wird in heißes Wasser getaucht und ausgewrungen. Es darf nicht mehr tropfen. Die Temperatur ist mit der Hand zu prüfen.
▶ Der Patient muß über die vorgesehenen Maßnahmen informiert werden.
▶ Wickel auflegen und fixieren, das Zwischentuch darüber geben,
  Patienten gut zudecken. Er muß sich wohlfühlen und darf keinesfalls frieren.

Einwirkungszeit und Erneuerungsintervall des Wickels

Die Krankenschwester richtet sich nach der jeweiligen Anordnung des Arztes. Als Faustregel werden angesehen:

> Bei Wärmezufuhr: Wickel 1–2 h liegenlassen, 1–2mal täglich erneuern. Nach Wegnehmen des Wickels ist darauf zu achten, daß der Kranke gut abgetrocknet wird. Es besteht sonst die Gefahr der Erkältung.

● *Feuchtheiße Umschläge*

Das Anbringen der Tücher erfolgt nicht zirkulär wie beim Wickel, sondern das nasse Tuch wird heiß aufgelegt und ein Zwischentuch sowie ein stärkeres Handtuch (Flanelltuch) darüber gegeben. Dann wird dem Patienten das Hemd übergezogen. Zusätzlich kann ein Heizkissen mit Feuchtigkeitsschutz bzw. eine Gummiwärmflasche aufgelegt werden.

Feuchtheiße Umschläge wirken schmerzlindernd und entspannend (z. B. bei Magen-, Leber- und Gallenerkrankungen). Sie regen weiterhin die Blasen- und Darmtätigkeit an (z. B. bei Blasen- oder Darmatonie).

● *Hautreizmittel*

Senfmehl (aus zerstoßenen Senfkörnern gewonnen) wird als ein stärkeres Hautreizmittel eingesetzt. Durch die im Senfmehl enthaltenen ätherischen Öle kommt es zu einer hyperämisierenden Wirkung an der Haut.

– Senfmehlauflage

Das Senfmehl wird als Brei mit warmem Wasser (etwa 40 °C) angerührt. Dieser Brei wird auf einen Lappen ½–1 cm dick aufgetragen, das ganze als Paket geformt und unmittelbar auf die Haut gegeben. Mittels Zwischentuch und Handtuch wird es befestigt. Das Verbleiben der Packung auf der Haut wird von 3–5 min bis auf maximal 15 min gesteigert. Im allgemeinen erfolgt eine Verordnung pro Tag.

Die Krankenschwester muß dafür sorgen, daß anschließend die Haut gründlich gewaschen, getrocknet und gepudert wird.

– Senfpflaster

können als Fertigware bezogen werden. Das Senfpflaster wird in warmes Wasser eingelegt und auf den vorgesehenen Hautbezirk gebracht. Es hat eine weniger intensive Wirkung als die Senfmehlauflage. Die Einwirkungszeit beträgt 10 min.

2.7.4.2. Anwendung von Kälte

Mit Hilfe von Kälte werden die Blutgefäße eng gestellt und damit die Durchblutung sowie der Stoffwechsel in dem betreffenden Gebiet herabgesetzt. Durch lokale Anwendung von Kälte kann eine Blutstillung unterstützt, entzündliche Prozesse können eingedämmt, Schwellungen und Ergußbildungen bei Traumen (Zerrungen, Verstauchungen, Verrenkungen) vermieden werden. Darüber hinaus hat Kälte eine vorübergehende anästhesierende Wirkung. Für den Effekt der Kälteanwendung ist die Einwirkungszeit von Bedeutung:

● Kurzzeitige Einwirkung von Kälte führt zu einer reaktiven Mehrdurchblutung (Hyperämie) der Haut. Diese wird um so intensiver sein, je stärker der kurzzeitige Kältereiz war.

● Eine Mehrdurchblutung wird auch dann erreicht, wenn die Kälte ohne Erneuerung des Kältespenders bis zur Wiedererwärmung belassen wird.

● Die eigentliche Kälteeinwirkung tritt jedoch bei längerer Anwendung von Kälte ein. Dabei müssen die Kühlelemente ständig erneuert werden.

Kältequellen

Nachstehend seien einige Kältespender genannt:

● *Die Eisblase (Eisbeutel, Eiskrawatte)*

wird in verschiedenen Größen und Formen benutzt. Die Form der Eisblase wird durch den Ort der Anwendung bestimmt. Sie dient vor allem zur Behandlung von entzündlichen Prozessen und zur Blutstillung, z. B.

– bei Schädelverletzungen oder Kopfoperationen

Für diese Patienten wird eine kleinere Eisblase gewählt. Um Druckwirkung zu vermeiden, sollte die Eisblase über dem Kopf aufgehängt werden.

– bei Blutungen oder Entzündungen im Bauchbereich

Hierfür eignen sich runde bzw. ovale Eisblasen. Zur Druckentlastung ist das Aufhängen am Bettbogen möglich.

– nach Tonsillektomie

Zur Kühlung wird die sog. Eiskrawatte angelegt. Unter dem Kinn, an den Ohren vorbei, kann sie mit einem Dreiecktuch am Scheitel geknotet festgehalten werden. Der vor der Ohrmuschel austretende Trigeminusnerv ist durch Unterpolsterung mit Watte vor Unterkühlung zu schützen.

● *Thermo- oder Kühlelemente* (Abb. 84) bestehen aus einer Plasthülle, in der eine Gelantinemasse enthalten ist. Diese Kühlelemente speichern die im Kühlschrank oder in der Gefriertruhe aufgenommene Kälte über 30–60 min. Das Anwendungsgebiet entspricht dem der Eisblase.

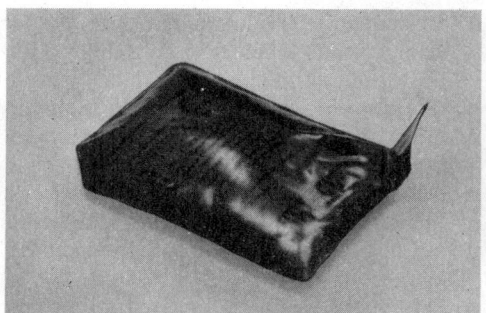

Abb. 84   Kühlelement

● *Kalte Umschläge und Wickel*

leiten Wärme ab. Sie werden angewandt bei
– lokalen entzünd-   – Verstauchungen
  lichen Prozessen   – Schwellungen
– Thrombophlebitis   – Entzündungen
– Verrenkungen   – Fieber.

Die Umschläge sollten über eine halbe Stunde hindurch alle 3–5 min gewechselt werden.

● *Alkoholische Lösungen mit Kälteeinwirkung*

Die bei der Verdunstung freiwerdende Kälte wird therapeutisch genutzt. Der Kältereiz ist nur sehr kurz und regt bei bettlägerigen Kranken die Durchblutung an. Dazu wird Franzbranntwein genommen.

2.7.4.3. Heliobehandlung

Das Sonnenlicht ist schon seit langem als eine Heilmethode bekannt. Die Therapie mit künstlichen Lichtquellen, wie Infrarot- oder Ultraviolettbestrahlung, ist zum Be-

standteil der modernen Physiotherapie geworden.

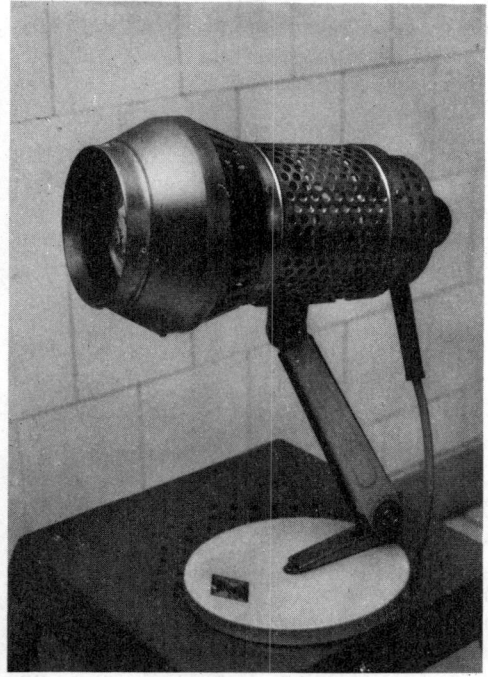

Abb. 85   Infrarotlampe

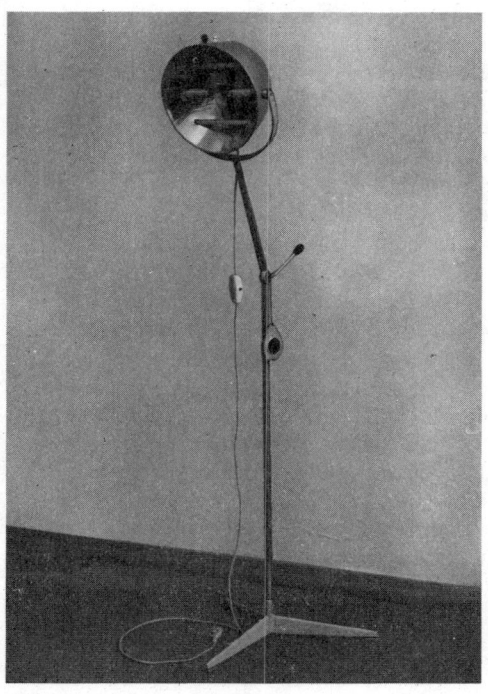

Abb. 86   Höhensonne

● *Infrarotbestrahlung* (Abb. 85)
erzeugt Wärme im Körper, fördert die Durchblutung und wirkt entspannend auf die Muskulatur. Anwendung als vorbereitende Erwärmung für Gymnastik, Massage- oder Zugtherapie.

● *Ultraviolettbestrahlung* (Abb. 86)
wirkt bakterizid und regt eine verstärkte Bildung von Hautpigmenten an. Sie bewirkt in der Haut die Umwandlung des Provitamins D in Vitamin D. Anwendung bei Hauterkrankungen, Vitamin-D-Mangel und in der Rekonvaleszenz.

2.8. Der Patient im Krankenhaus

2.8.1. Die Krankenhausaufnahme

Die Krankenhausaufnahme ist für den Patienten stets ein bedeutungsvolles und in sein persönliches Leben eingreifendes Ereignis. Er begibt sich in ein ihm meistens unbekanntes Krankenhausmilieu mit neuen Bezugspersonen und dem Krankenhaus eigenen Tagesabläufen. Der Kranke wird untersucht und behandelt. Es ergeben sich viele Fragen, die mit seiner Gesundheitsstörung und dem Krankenhausaufenthalt, mit seinem weiteren Leben zusammenhängen.
Die Krankenschwester muß sich deshalb mit Einfühlungsvermögen in die Lage des Patienten hineinversetzen. Sie sollte bei der Aufnahme eines Patienten folgendes berücksichtigen:

● Der Patient kommt in ein ihm völlig fremdes Milieu.
● Er kann sich seine Umgebung und die Mitpatienten nicht aussuchen.
● Er muß sich von seinen Angehörigen, von seiner familiären und seiner Arbeitsumwelt trennen.
● Er muß sich den Arbeitsabläufen und Vorschriften des Krankenhauses unterordnen.
● Er muß entsprechend seiner Gesundheitsstörung häufig Bettruhe einhalten.
● Das Krankenzimmer ist zweckmäßig ausgestattet, jedoch hat der Patient auf die Ausstattung meist keinen Einfluß.
● Bei bestimmten Gesundheitsstörungen wird der Patient auf der Liege oder im Rollstuhl transportiert; dadurch wird

seine gewohnte Selbständigkeit stark eingeschränkt.
● Die Krankenhausbehandlung ist oft mit unangenehmen, manchmal auch mit schmerzhaften Maßnahmen verbunden.
● Der Aufenthalt in einem Krankenhaus und damit entstehende Notwendigkeiten und Erscheinungen, können beim Patienten das Gefühl der Abhängigkeit und Hilflosigkeit auslösen.

Die Krankenschwester muß diese Bedenken kennen, um die psychische Situation beim Patienten zu verstehen und zusätzliche Belastungen abwenden zu können.
Mit der Krankenhausaufnahme verbinden sich beim Patienten bestimmte Erwartungen:

● Er möchte geheilt werden, um wieder sein gewohntes Leben in Familie und Beruf führen zu können.
● Er wünscht eine individuelle Behandlung, die Information und Kommunikation einschließt.
● Er erwartet Antworten auf ihn bewegende Fragen, um sein Bedürfnis nach Erkenntnis und Selbsterkenntnis befriedigen zu können.
● Er braucht Hoffnung und, wenn notwendig, Trost.
● Er sucht Unterstützung bei der Bewältigung einer chronischen oder unheilbaren Krankheit und ersehnt Rücksichtnahme, Freundlichkeit, Fürsorge und Entgegenkommen.

Deshalb muß der Patient immer im Mittelpunkt aller Bemühungen der Krankenschwester stehen. Den Bedürfnissen des Patienten haben sich weitestgehend alle Arbeitsabläufe, Verrichtungen, diagnostischen, therapeutischen und rehabilitativen Maßnahmen unterzuordnen. Der Patient ist stets mit Aufmerksamkeit, Fürsorge und Diskretion zu betreuen.

Die Selbständigkeit des Patienten ist zu fördern, um bei ihm das Gefühl der Abhängigkeit und Hilflosigkeit einzuschränken. Ein wesentlicher Inhalt der Betreuung ist die Herstellung vertrauensvoller Beziehungen zum Patienten. Die Basis dafür wird vor allem auch durch eine günstige Gestaltung des Aufnahmeprozesses geschaffen.

Die Aufnahme des Patienten erfolgt in unterschiedlicher Weise. Sie richtet sich nach der Art der Erkrankung und den im Territorium gegebenen Möglichkeiten. Bei akuten Erkrankungen kann sie durch die Schnelle Medizinische Hilfe oder nach Einweisung durch den Not- oder Hausarzt mit dem Krankentransport erfolgen. Darüber hinaus besteht die Möglichkeit einer schon seit längerer Zeit geplanten Krankenhausaufnahme. In diesen Fällen nimmt der Hausarzt, die Ambulanz am Krankenhaus oder die zuständige Poliklinik die Einweisung vor. Die Auswahl der Station wird von der Art der Erkrankung bestimmt.

Bei der Aufnahme ist von der Krankenschwester der Zustand des Patienten zu beachten. Schwerkranke Patienten sind sofort durch die Krankenschwester ins Bett zu bringen und richtig zu lagern. Gehfähige Patienten werden ebenfalls in das Krankenzimmer begleitet. Der ersten Begegnung mit dem Patienten ist besondere Aufmerksamkeit zu widmen. Die Krankenschwester sollte sich vorstellen und für den Empfang des Kranken Zeit nehmen, da der erste Eindruck des Patienten und seiner Angehörigen für die weitere Gestaltung der notwendigen vertrauensvollen Beziehungen oft bestimmend ist.

Bei der Aufnahme eines Patienten muß die Krankenschwester folgende Kriterien beachten:

▶ Der Patient sollte bei der Aufnahme ins Krankenhaus das Gefühl bekommen, daß ihm die Krankenschwester selbstverständliche Hilfe anbietet und mit Takt und Einfühlungsvermögen seine Situation erkennt.
▶ Bei der Auswahl des Zimmers sind der physische und psychische Zustand des Patienten, die Art und die voraussichtliche Dauer der Erkrankung, das Alter und eventuelle Gewohnheiten des Kranken zu berücksichtigen.
▶ Stehen im Zimmer mehrere Betten frei, so sollte dem Patienten die Auswahl eines Bettes überlassen bleiben.
▶ Dem Kranken sind die Mitpatienten und die Mitarbeiter der Station vorzustellen.
▶ Schon beim ersten Auskleiden im Krankenzimmer ist der Patient von den Mitpatienten abzuschirmen, um ihm von Beginn an das Gefühl der Diskretion zu

geben. Wenn möglich, kann ihm das Auskleiden auch im Badezimmer gestattet werden.
▶ Den Angehörigen des Patienten ist ebenfalls freundlich zu begegnen. Ihnen ist die Möglichkeit zu geben, den Kranken in das Krankenzimmer zu begleiten und ihm behilflich zu sein. Dabei sollten sie nicht gedrängt werden.
▶ Die Angehörigen erhalten Informationen über die Besuchszeiten und über die Möglichkeit eines Gesprächs mit dem behandelnden Arzt.
▶ Danach werden dem Patienten eventuelle Besonderheiten, Stationsabläufe sowie festgesetzte Termine mitgeteilt. Es werden ihm wichtige Bereiche der Station, wie sanitäre und Aufenthaltsräume, gezeigt.
▶ Die Funktion der Rufanlage und die Möglichkeit ihrer Betätigung ist dem Patienten zu erklären. Die Krankenschwester sollte die Rufanlage einschalten, um zu beweisen, daß diese auch in Ordnung ist.
▶ Der Patient muß erfahren, an wen er sich im Bedarfsfall wenden kann.
▶ Wenn möglich, ist dem Patienten schon bei der Aufnahme die Hausordnung aktenkundig bekannt zu geben.

Während der Aufnahme muß die Krankenschwester die Bedürfnisse des Patienten erfassen und in die Planung der Krankenpflege einbeziehen.

2.8.2. Sicherheit im Krankenhaus

Das Bedürfnis nach Sicherheit hat im Spektrum der Grundbedürfnisse des Menschen eine zentrale Bedeutung, da in diesem physische, psychische und soziale Bedürfnisse eingeschlossen sind. Sicherheit bedeutet für den Patienten ungefährdet, geschützt und geborgen zu sein. Es ist deshalb ein Grundbedürfnis des Menschen, weil Unsicherheit zu Angst, Unwohlsein, letztlich zur Krankheit führen kann. Deshalb ist es notwendig, daß dem Kranken bewußt gemacht wird, von qualifizierten Fachkräften betreut und behandelt zu werden und daß Schäden durch Ordnung und Sauberkeit, durch die Gewährleistung eines Hygieneregimes im Krankenhaus, durch Unfallverhütung und andere Maßnahmen abgewendet werden. Die Krankenpflege schafft dadurch ein Milieu der Gefahrlosigkeit und vermittelt dem Patient das für die medizinische Betreuung so wichtige Gefühl der Sicherheit und Geborgenheit. Dies geschieht durch

- eine fachlich fundierte, einfühlsame Erfassung der Grundbedürfnisse,
- eine dem Gesundheitszustand des Patienten angemessene Grundkrankenpflege, die vor allem auf die Aktivierung des Patienten gerichtet ist,
- eine mit dem Arzt und anderen am Krankenpflegeprozeß Beteiligten abgestimmte Behandlungspflege,
- eine wissenschaftlich fundierte Krankenbeobachtung.

Vor allem die angemessene Grundkrankenpflege schafft ein Krankenhausmilieu, das dem Patienten Sicherheit, Geborgenheit, Ruhe und Wohnlichkeit bietet.

Die Krankenschwester sollte wegen der zentralen Bedeutung der Sicherheit für das Wohlbefinden und die Genesung des Patienten Gefahren rechtzeitig erkennen und abwenden.

Physische Schädigungsmöglichkeiten
Eine unsachgemäße Krankenpflege führt zu Schäden beim Patienten, die seine Gesundheit erheblich beeinträchtigen können, den Heilungsprozeß verzögern und manchmal sogar unmöglich machen. Es können Schmerzzustände auftreten, die eine physische und psychische Belastung des Patienten und eine Verlängerung des Krankenhausaufenthaltes zur Folge haben. Solche Schäden entstehen durch

- falsche Lagerung und Mobilisierung (Kontrakturen, Atrophien, Dekubiti, Thrombophlebitiden, Pneumonien),
- Unfälle (Verbrennungen und Verbrühungen, Sturz aus dem Krankenbett, Elektrounfälle),
- Hospitalkeiminfektionen (Wundinfektionen, Pneumonien, Harnwegsinfektionen),
- Verwechselung von Arzneimitteln,
- unzureichende Beachtung ärztlicher Anordnungen,
- Komplikationen nach Operationen bei Bewußtlosigkeit (nicht beachtete Blutun-

gen, Aspiration von Erbrochenem, Kreislaufkollaps),
- mangelhafte Information des Arztes.

Die angeführten Schädigungsmöglichkeiten im Krankenhaus zeigen die Bedeutung einer guten Qualität der Krankenpflege für die Sicherheit des Patienten. Die Aufgabe der Krankenschwester besteht darin, eine sichere, möglichst aber optimale Krankenpflege zu gewährleisten.

Psychische Schädigungsmöglichkeiten
Es ist zu bedenken, daß der Patient durch die notwendige Krankenhauseinweisung oftmals plötzlich aus seiner vertrauten Umgebung herausgerissen wurde, daß er einen eingeschränkten Kontakt zu seinen Familienangehörigen, Freunden, Bekannten, Arbeitskollegen hat und daß er selbst durch die Krankheit in seiner Bewegungsfreiheit eingeengt ist. Auch Angst und die Ungewißheit über den Krankheitsverlauf bedrücken ihn. Alle diese Faktoren können zu einer Verunsicherung führen.
Eine bedürfnisgerechte Krankenpflege verlangt schon bei der ersten Kontaktaufnahme mit dem Kranken eine sachgerechte Information und die Beachtung seiner Verhaltensweise, um psychische Störungen rechtzeitig verhindern zu können. Werden psychische Bedürfnisse übersehen, kann es zum sog. psychischen Hospitalismus kommen.

Durch Einfühlungsvermögen, Taktgefühl, Fürsorge und Anteilnahme, ein enges Zusammenwirken mit den Angehörigen, Freunden, Arbeitskollegen sowie mit allen an der Behandlung und Betreuung des Patienten Beteiligten kann die Krankenschwester mithelfen, die auslösenden Ursachen für einen psychischen Hospitalismus zu erkennen und diesen zu vermeiden.

Soziale Faktoren
In der sozialistischen Gesellschaft sind schwerwiegende soziale Belastungen, wie Arbeitslosigkeit, oder die Sorge um die Sicherung des Lebensunterhaltes bei Krankheit oder Invalidität ohne Bedeutung. Es gibt jedoch soziale Faktoren, die zur Beeinträchtigung des Sicherheitsgefühls des Patienten führen können.

Solche sind z. B.:

- unzureichende Beachtung des Bedürfnisses nach Information und Kommunikation, des Bedürfnisses nach Erkenntnis und Selbsterkenntnis, des Bedürfnisses nach Kooperation,
- Tendenzen der Isolierung und Vereinsamung,
- familiäre Probleme, die aus dem plötzlichen Kranksein resultieren,
- die Sorge um begonnene Arbeitsprojekte.

Diese sozialen Faktoren müssen von der Krankenschwester sorgfältig erfaßt und gemeinsam mit dem Arzt, mit der Krankenhausfürsorgerin und anderen sachkundigen Mitarbeitern einer Klärung zugeführt werden.

Gerade bei der Lösung sozialer Probleme ist eine enge Zusammenarbeit mit den Angehörigen und anderen Bezugspersonen des Kranken notwendig, um ihn von Sorgen zu entlasten.

2.8.3. Hygiene in der Krankenpflege

Das Wort Hygiene bedeutet so viel wie Gesundheitslehre. Die Hygiene beschäftigt sich nach *Winter* mit dem Studium der Gesetzmäßigkeiten der Wechselwirkung zwischen belebter und unbelebter Umwelt sowie zwischen Gesundheit und Krankheit des Menschen.

In den Gesundheitseinrichtungen gibt es Wechselwirkungen zwischen der Organisation der Betreuung des Patienten und dessen Gesundheitszustand.

Davon abgeleitet, gehören zur Krankenhaushygiene die

- kontinuierliche Bekämpfung von Krankheitserregern (antimikrobielles Regime),
- Gesundheitserziehung,
- Organisation der Hygiene im Prozeß der medizinischen Betreuung,
- Sorge um das soziale Wohlergehen der Patienten, einschließlich der Arbeits- und Lebensbedingungen für die Mitarbeiter,
- Aus- und Weiterbildung der Mitarbeiter auf dem Gebiet der Hygiene.

Die Durchsetzung der Krankenhaushygiene ist eine verantwortungsvolle Aufgabe der Krankenschwester, die ein umfassendes theoretisches Wissen voraussetzt. Die hygienischen Vorschriften sind stets korrekt anzuwenden.

2.8.3.1. Die Infektion im Krankenhaus

Unter einer Infektion ist das Eindringen von krankheitserregenden Mikroorganismen in den Organismus zu verstehen, die lokale oder allgemeine Störungen der Gesundheit verursachen. Das eigentliche Krankheitsbild wird dabei von der Abwehrreaktion des Organismus bestimmt. Es ist vor allem abhängig von der Virulenz und der Toxinbildung der Keime. Die Übertragung der pathogenen Mikroorganismen kann mittelbar oder unmittelbar auf den Menschen erfolgen. Täglich werden im Krankenhaus Patienten aufgenommen und entlassen. Das führt dazu, daß immer wieder neue Krankheitserreger eingeschleppt werden, die sich auf Personen und Materialien ansiedeln und vermehren, wenn Mängel im antimikrobiellen Regime vorhanden sind. In Durchsetzung der Rahmenhygieneordnung hat die Krankenschwester dem entgegenzuwirken.

Subjektive Faktoren
Ein entscheidender subjektiver Faktor ist die Vernachlässigung des antimikrobiellen Regimes. Ursachen dafür können sein:

- mangelhafte Ausbildung in Hygiene der im Krankenhaus Beschäftigten,
- fehlerhafter Umgang mit Desinfektionsmitteln,
- Vernachlässigung der Sauberkeit,
- Fehler in der Aseptik und Antiseptik,
- Vernachlässigung in der Händedesinfektion,
- wenig kritischer Umgang mit Chemotherapeutika.

Objektive Faktoren
Die große Zahl der zu versorgenden Patienten und auftretende bauliche Probleme schaffen nicht selten objektive Schwierigkeiten für eine optimale Desinfektion und Sterilisation. Aber auch moderne medizinische Geräte und Instrumente sind schwer zu desinfizieren (z. B. Beatmungsgeräte, Dauerkatheter, Inkubatoren, Klima- und Belüftungs-

anlagen, optische Geräte, Dialysenanlagen usw.).

Infektionsquellen

In den Einrichtungen des Gesundheitswesens gibt es folgende Infektionsquellen:
- Menschen (Patienten, Besucher, Mitarbeiter)
- Erdboden
- Straßenschmutz
- Staub
- Wasser
- Klimaanlagen, Abflüsse, Leitungswasser
- Tiere (Insekten, Nagetiere).

Zahlreiche Infektionsquellen bieten solche Patienten, die über einen infektiösen Prozeß, eine Allgemeininfektion oder als asymptomatische Keimträger Erreger einschleppen. In diesem Zusammenhang sind auch Nebenbefunde wichtig:
- Furunkel
- Pyodermien
- infizierte Ekzeme
- chronische Erkrankungen der Nasennebenhöhlen und der Luftwege
- Durchfälle.

Beschäftigte mit lokalen oder allgemeinen Infektionen sind eine stets zu beachtende Infektionsquelle; Besucher spielen dagegen für die Einschleppung von Keimen eine untergeordnete Rolle.

Die Keime siedeln sich vorrangig auf der Haut, den Haaren, den Nasenhöhlen, den Augen, dem Nabel und der Mundhöhle an.

Je nach der Art der Grunderkrankung und dem durchgeführten ärztlichen Eingriff sind das Sekret der Nasen- und Rachenhöhlen, die Haut, Stuhl und Genitalflora für die Verbreitung von Hospitalinfektionen von Bedeutung. Im Krankenhaus sind sanitäre Anlagen, die Ausstattung der Zimmer sowie technische Geräte und Anlagen oftmals mit Keimen besiedelt. Auch das Krankenhauspersonal kann kontaminiert sein (Hauben, Kittel, Schuhe).

Übertragung der Keime

Die von Menschen und Tieren mit den Sekreten und Exkreten ausgeschiedenen Krankheitserreger werden von der jeweiligen Austrittspforte (Mund, Nase, Haut oder Schleimhaut, After, Harnröhre) übertragen. Die Infektion des Menschen erfolgt auf direktem und auf indirektem Weg.

Folgende Übertragungsmöglichkeiten werden unterschieden:
- Orale Infektionen
  Infizierte und kontaminierte Lebensmittel, Gegenstände und Hände werden zur Infektionsquelle durch Schmierinfektionen (z. B. Typhus, Ruhr, Hepatitis infectiosa, Enterovirusinfektionen „faecal oraler Infektionsweg").
- Aerogene Infektionen
  Die Erreger werden durch Tröpfcheninfektionen (Anhusten, Anniesen, Ansprechen) oder Staub übertragen.
- Haut-, Schleimhaut- und Wundinfektionen
- trans- oder perkutane Infektionen, Inokulationsinfektion
  durch tierische Überträger (meist Arthropoden, wie Flöhe, Zecken). Die Keime werden durch Bisse und Stiche in den Organismus gebracht.
- Infektionen durch Eingriffe (Injektionen)
  Auf diese Weise kann z. B. eine Virushepatitis B entstehen.
- Diaplazentare (intrauterine) Infektionen
  Über die Plazenta gelangen Keime zu dem sich entwickelnden Kind.

Resistenz von Erregern

Gegenüber Chemotherapeutika wird eine *natürliche* von einer *erworbenen Resistenz* unterschieden. Die natürliche oder primäre Resistenz ist eine vorgebildete Eigenschaft einzelner Keimarten bei bestimmten Chemotherapeutika. Die erworbene (sekundäre) Resistenz kann sich gegen einzelne oder mehrere, zumeist ähnlich strukturierte Chemotherapeutika richten. Mit Hilfe verschiedener Testmethoden ist es möglich, die Resistenzlage der einzelnen Keime zu ermitteln, so daß die jeweils wirksamen Chemotherapeutika (Antibiotika, Sulfonamide) vom Arzt festgelegt werden können.

In der Klinik ist folgende Einteilung üblich:
- **E** = empfindlich
- **e** = mäßig empfindlich
- **R** = resistent

Die resistenten Keime sind es, die zu den gefürchteten Hauskeimen werden, die ursächlich für den infektiösen Hospitalismus in Frage kommen.

2.8.3.2. Der infektiöse Hospitalismus

Während ihres Aufenthaltes in Gesundheitseinrichtungen können Patienten infektionsbedingte Schäden erwerben (infektiöser Hospitalismus). Dadurch besteht die Gefahr, daß Verlauf und Prognose des Grundleidens, welches zur stationären Einweisung geführt hat, ungünstig beeinflußt werden.

Mit dem Begriff „infektiöser Hospitalismus" (nosokomiale Infektionen) werden klinisch erkennbare mikrobiologische Erkrankungen bezeichnet, die gehäuft oder vereinzelt in stationären Einrichtungen auftreten und in keinem ursächlichen Zusammenhang mit der Erkrankung bei Krankenhausaufnahme stehen. Sie werden während des Aufenthaltes in Einrichtungen des Gesundheitswesens erworben und während des Aufenthaltes (z. B. Grundinfektion) oder erst nach der Entlassung klinisch manifestiert.

● *Direkter Hospitalismus*
Die infektiöse Erkrankung wird im Krankenhaus erworben.

● *Indirekter Hospitalismus*
Die infektiöse Erkrankung wird von stationär behandelten Patienten auf andere Menschen übertragen.

In jedem Fall ist es erforderlich, daß die Infektionsketten exakt nachgewiesen werden.

Ursachen des infektiösen Hospitalismus

● Erreger
Neben Kolibakterien, Pseudomonas aeruginosa und Proteus zählen pathogene Staphylokokken zu den häufigsten Hospitalkeimen. Daneben gibt es banale Keime, Sproßpilze und verschiedene Virusarten (z. B. Erreger von Masern, Windpocken, Hepatitis infectiosa), die zu Hospitalinfektionen führen können.

● Ausbreitungsmöglichkeiten
Die moderne Antibiotika- und Chemotherapeutika führt in manchen Einrichtungen zu einer Überbewertung bei der Behandlung infektiöser Erkrankungsprozesse. Dadurch wurden allgemeine prophylaktische seuchenhygienische Maßnahmen vernachlässigt. Der daraus resultierende infektiöse Hospitalismus erfordert ein strenges krankenhaushygienisches Regime, insbesondere ein diszipliniertes Verhalten der Mitarbeiter in der Gesundheitseinrichtung, sowie die Anwendung moderner antimikrobieller Verfahren.

Laboratoriumsdiagnostik
Die Voraussetzung für eine wirksame Prophylaxe und Bekämpfung von Hospitalinfektionen ist die rechtzeitige Erfassung und Ermittlung der ursächlichen Erreger. Dazu eignen sich folgende Laboratoriumsmethoden:
● Abstrich in Nase und Rachen bei allen Mitarbeitern, um eventuelle Keimträger festzustellen,
● Isolierung der Erreger aus Sanitäranlagen, Betten, Nachtschränken, Bettzeug und sonstigen Gegenständen,
● Keimbestimmung der Luft,
● Überprüfung der Sterilisationsgeräte durch biologische Verfahren,
● Kontrolle von Lösungen auf ihre Sterilität.

Die Meldepflicht bei Verdacht auf eine solche Erkrankung ist strikt einzuhalten!

2.8.3.3. Verhütungs- und Bekämpfungsmaßnahmen des infektiösen Hospitalismus

Der infektiöse Hospitalismus ist nur durch ein komplex abgestuftes System hygienischpflegerischer und antimikrobieller Maßnahmen nachhaltig zu bekämpfen. Dazu eignet sich am besten das von *Weuffen* konzipierte „protektive System":
● Keimarmut in der Umwelt,
● Förderung der natürlichen Keimflora des Menschen,
● optimale Abwehrlage.
Weitere Mittel und Möglichkeiten sind:
● Die konsequente Durchsetzung der Hygieneordnung
– Aseptik
   Überwachung und Kontrolle von Arbeitsabläufen und Arbeitsplänen, möglichst Zentralisierung;
– Optimierung der Umweltfaktoren hinsichtlich Belüftung, Klimatisierung, Beleuchtung, Farbgebung, Lärmschutz, Ausstattung.

● Aktivierung der Abwehrkräfte
durch Gesundheitserziehung und psychisches Wohlbefinden.
● Das antimikrobielle System
– Antiseptik, Chemotherapie, Desinfektion, Sterilisation, Entwesung, Keimzahlverminderung der Raumluft, Reinigung, Impfprophylaxe.
● Schwarz-Weiß-Trennung
Strenge Trennung infizierter Bereiche von nichtinfizierten bzw. nichtkontaminierten.

2.8.3:4. Die Verantwortung der Krankenschwester für das Einhalten der Hygieneordnung

Die Hygiene eines Krankenhauses wird entscheidend mitbestimmt von den hygienischen Verhältnissen auf den einzelnen Stationen. Für diese ist jede Krankenschwester voll verantwortlich.

Die Krankenschwester muß darüber wachen, daß die Keimverbreitung auf ein Mindestmaß beschränkt bleibt, sie muß Gefahrenquellen erkennen und dafür sorgen, daß diese so schnell wie möglich beseitigt werden.

Begünstigende Faktoren für eine Keimverbreitung sind:
● Staubentwicklung im Krankenzimmer,
● ungeschützte Frisuren,
● Schmuck und Armbanduhren,
● das Tragen von Straßenschuhen,
● ungeschützte Hände während der Arbeit auf Infektionsabteilungen,
● unsachgemäßer Umgang mit beschmutzter oder infizierter Wäsche,
● mangelhafte Reinigung und Desinfektion von Gegenständen, die für die Pflege oder für diagnostisch-therapeutische Eingriffe erforderlich sind.

2.8.3.5. Asepsis und Antisepsis

Um eine Asepsis (Keimfreiheit) zu erreichen, sind Maßnahmen notwendig, die einer Keimverschleppung oder Verunreinigung durch Keime (Kontamination) entgegenwirken.

Grundprinzipien der Asepsis
Die Asepsis ist uneingeschränkt einzuhalten bei:

● Injektionen, Punktionen oder anderen Eingriffen, die mit einer Verletzung der äußeren Haut einhergehen,
● allen Wunden, die primär nicht septisch infiziert sind,
● diagnostischen oder therapeutischen Handlungen, die zu einer Verbindung des Körperinnern mit der Außenwelt führen (Blasen-, Venenkatheter),
● Entnahme von verschiedenen Materialien aus sterilen Verpackungen, insbesondere Kästen (z. B. Spritzenkästen).

Die Antisepsis umfaßt jene Maßnahmen, die dazu beitragen, krankheitserregende Mikroorganismen mittels mechanischer, chemischer und/oder physikalischer Methoden zu beseitigen. Unter Antiseptik ist der Einsatz von Antiseptika zu verstehen, welche auf Keime wachstumshemmend (bakteriostatisch) bzw. abtötend (bakterizid) wirken.

Maßnahmen der Antisepsis sind:

● *Keimverminderung*
Es werden sowohl pathogene als auch apathogene Erreger vermindert. Die Keime werden auf eine Anzahl reduziert, die für den menschlichen Organismus unschädlich ist.

Die Krankenschwester muß sich dessen bewußt sein, daß durch regelmäßige Reinigungsmaßnahmen das Anliegen der Antisepsis unterstützt wird. Mechanische und Fußbodenreinigung sind Eckpfeiler der Krankenhaushygiene! Hier dürfen keine Einschränkungen zugelassen werden.

● *Desinfektion*
Mit der Desinfektion soll erreicht werden, daß Material und Gegenstände nicht mehr infizieren können. Pathogene Keime werden zerstört oder im Wachstum gehemmt.

● *Sterilisation*
Alle lebenden Mikroorganismen (einschließlich ihrer Dauerformen = Sporen) werden abgetötet bzw. beseitigt.

2.8.3.5.1. Die Desinfektion

Durch die Desinfektion wird totes oder lebendes Material in einen Zustand versetzt, daß es nicht mehr infektiös ist. Pathogene Keime werden allerdings nur zum Teil abgetötet oder in ihrem Wachstum gehemmt, keinesfalls tritt durch die Desinfektion eine Keimfreiheit ein. Der Gegenstand wird lediglich so weit von pathogenen Keimen befreit, daß keine Infektion mehr möglich wird.

Die Desinfektion ist ein komplexer Vorgang. Der Wirkungsmechanismus der Desinfektionsmittel ist noch nicht in allen Einzelheiten geklärt. Wirkungsfaktoren an den Mikroorganismen sind u. a.:

– Eiweißveränderungen,
– Störungen der Sauerstoffaufnahme,
– Blockierung von intrazellulären Zellfermenten.

Desinfektionsmittel werden aus praktischen Erwägungen in Fein-, Grob- und Raumdesinfektionsmittel unterteilt. An ein gutes Desinfektionsmittel werden u. a. solche Anforderungen gestellt, wie

● bakterienabtötende (bakterizide) Wirkung,
● Wirkung in geringer Konzentration,
● ungiftig und unschädlich für das Desinfektionsgut,
● beständig und netzfähig,
● möglichst keine unangenehme Geruchskomponente.

Bei der Suche nach dem am besten geeigneten Desinfektionsverfahren sind nachstehende Aspekte von besonderer Bedeutung:
● die Zeit
  Sie muß für die Händedesinfektion kürzer bemessen sein (1–2 min für hygienische, 5 min für chirurgische) als für die Scheuer- (4 h) oder die Wäschedesinfektion (5–12 h);
● das Wirkungsspektrum und die Konzentration des Desinfektionsmittels;
● die vorhandene Feuchtigkeit;
● pH-Wert der desinfizierenden Lösung;
● die Temperatur
  Bei höheren Temperaturen läuft der Desinfektionsprozeß in der Regel schneller ab als bei niedrigen;
● Schmutzstoffe
  Schmutzhüllen aus Blut, Eiter und Eiweißstoffen um die Infektionskeime erschweren den Angriff des Desinfektionsmittels und machen die Desinfektion, insbesondere im angetrockneten Zustand der Keime, fast unmöglich;
● Eiweißfehler, Seifenfehler
  In Gegenwart von Eiweiß (z. B. Blut, Serum oder Seifen) wird die Aktivität des Desinfektionsmittels eingeschränkt.

Je nach dem Einsatzbereich des Desinfektionsmittels sind zu unterscheiden:
● Händedesinfektion (hygienische und chirurgische),
● Hautdesinfektion (Einstichort bei Injektionen, Punktionen, Operationsgebiet),
● Wäschedesinfektion,
● Geräte- und Instrumentendesinfektion,
● Flächendesinfektion (Scheuerdesinfektion),
● Desinfektion von Ausscheidungen,
● Luftdesinfektion,
● Desinfektion von Verbänden und Tupfern.

Folgende Arten der Desinfektion sollen hervorgehoben werden:
● Laufende Desinfektion
Sie dient dazu, die während einer Krankheit ausgeschiedenen Keime möglichst schnell zu vernichten. Entsprechend dem Risiko werden Fußböden, Möbel, fahrbare und stationäre Geräte, Krankentragen, Klinikschuhe sowie Gegenstände, die mit dem Patienten direkt in Kontakt gekommen sind (Wäsche und Geschirr) regelmäßig desinfiziert. Die Häufigkeit und die Art der Desinfektion sollten in abteilungsspezifischen Hygieneordnungen festgelegt werden.
● Wäschedesinfektion
Die Desinfektion der gesamten Krankenhauswäsche sollte im CDT-Waschverfahren erfolgen.

Hygienische Händedesinfektion
Um die Weiterverbreitung der Keime über das Pflegepersonal zu verhindern, ist regelmäßig eine Händedesinfektion vorzunehmen. Die hygienische Händedesinfektion soll das Abtöten der auf der Haut befindlichen Erreger bewirken. Vor jedem Händewaschen werden die Hände erst mit dem vorgeschriebenen Desinfektionsmittel behandelt.
Unter Waschbewegungen müssen die Hände

2 min lang einer entsprechenden Desinfektionslösung ausgesetzt werden. Dazu eignen sich sowohl 70%iger Ethylalkohol, 40%iger Propylalkohol (Optal) oder spezielle Zubereitungen auf alkoholischer Grundlage als auch Phenolpräparate und quartäre Ammoniumsalze (jeweils in 2%iger Konzentration). Bei einer Virusdesinfektion werden Wofasteril 0,3 % (Einwirkungszeit 1 min) oder spezielle formaldehydhaltige Lösungen genommen. Wird die Desinfektionslösung in einer Schüssel aufbewahrt, läßt die Wirkung nach; besser ist daher eine Spritzflasche; die mit einer Schlauchverbindung und einem Gummiball versehen ist. Beim Zusammendrükken des Gummiballs mit dem Fuß wird das Desinfektionsmittel freigegeben.
Anschließend werden die Hände mit Seife und Bürste (Fingernägel) unter fließendem warmem Wasser gewaschen.

Hautdesinfektion vor Punktionen und chirurgischen Eingriffen
Vor derartigen Eingriffen ist die betreffende Körperregion mit Jodtinktur oder Wofasteril abzuwaschen. Mit Benzin oder Ether ist keine Desinfektion zu erreichen! Alkohol wirkt erst nach einer Einwirkungszeit von 2 min.
Bei Blutentnahme zur Alkoholbestimmung sowie zur Desinfektion des Glans penis vor der Gewinnung von Spontanurin sind 0,1‰ige Sublimatlösungen zu verwenden.

Desinfektion von ärztlichem Instrumentarium, Spritzen und Geräten
Bevor das benutzte Instrumentarium gereinigt und sterilisiert wird, ist es zu desinfizieren. Dazu bieten sich an:
● 30 min Kochen in 1–2%iger wäßriger Sodalösung,
● Einlegen in chemische Desinfektionslösung (4%iges Fesiaform für 2 h oder 0,5%iges Wofasteril für 15 min). Zum Korrosionsschutz kann die Wofasterillösung in 0,5%iger Graham-Salz-Lösung hergestellt werden. Chemische Desinfektionsmittel können an den Instrumenten eine Korrosion bewirken.

Desinfektion von Stuhl, Urin und Erbrochenem
Zwei Teile Desinfektionsmittel werden mit einem Teil der genannten Ausscheidungen vermengt. Die Einwirkungszeit beträgt 6 h, danach erst Entleerung in der Fäkalienspüle

oder in der Toilette. Mit einer Stielbürste werden die benutzten Gefäße mit demselben Desinfektionsmittel gesäubert und anschließend 6 h in eine Desinfektionslösung gegeben.

Desinfektion von Sputum, Nasen- und Rachensekret
Bevor das Gefäß vom Patienten benutzt wird, ist es zu zwei Dritteln mit Desinfektionslösung zu füllen. 6 h nach der letzten Sputumzugabe wird das mit dem Desinfektionsmittel versetzte Sputum in ein Sammelgefäß gegeben und weitere 6 h danach in den dazu bestimmten Ausguß oder Abort gegossen. Die Gefäße sind anschließend 6 h in die gleiche Desinfektionslösung zu legen bzw. 15 min zu kochen oder in den Autoklaven zu bringen. Vor erneuter Benutzung mit heißem Wasser auswaschen!

Schlußdesinfektion
Ziel: Vernichtung von Erregern, die nach Infektionskrankheiten längere Zeit überleben.
Anwendungsgebiet: Haus- und Scheuerdesinfektion, Scheuerdesinfektion, Gerätedesinfektion.
Ein infiziertes Krankenzimmer ist mit allen darin befindlichen Gegenständen zu desinfizieren.

Vorgehen bei der Schlußdesinfektion:
▶ Schränke, Tisch- und sonstige Kästen öffnen,
▶ Matratzen hochstellen,
▶ Möbel so hinstellen, daß verdampftes oder vernebeltes Desinfektionsmittel an alle Stellen dringen kann,
▶ Fenster und Türen von außen gut abdichten (Klebestreifen) und abschließen,
▶ Anbringen eines Vermerks „Schluß-, Raumdesinfektion!",
▶ nach der Desinfektion gründliche Be- und Entlüftung des Krankenzimmers,
▶ anschließend intensive Scheuerdesinfektion.

● Schlußdesinfektion eines Raumes
Zur Raumluftdesinfektion eignet sich besonders die Formaldehyd-Dampfdesinfektion. Es werden zuvor 15 ml Formaldehyd DAB 7 und 22,5 ml Wasser pro Kubikmeter Raumluft verdampft bzw. versprüht. Nach mindestens 6 h Einwirkungszeit werden 15 ml Ammoniakgas pro Kubikmeter Raumluft nach

Verdampfen im Ammoniakentwickler durch das Schlüsselloch zur Bildung von weniger reizendem Hexamethylentetramin eingelassen.

● Besonderheiten der Bettendesinfektion
Es muß selbstverständlich sein, daß jeder neu in die Klinik aufgenommene Kranke nicht nur ein sauber bezogenes, sondern auch ein desinfiziertes Bett bekommt, da gerade Matratzen, Kopfkissen und Deckbetten zu Reservoiren von pathogenen Keimen werden können. Nur durch eine regelmäßig durchgeführte Desinfektion ist dieses zu vermeiden.

● Bettendesinfektion auf der Station
Die Desinfektion erfolgt im Zimmer bzw. in einem kleineren, eigens dafür bestimmten Raum. Neben der Spray-Behandlung mit 60%igem Formalin eignet sich die Formalin-Kaltverneblung.

● Zentrale Bettendesinfektion – Bettenzentrale
Bei der Bekämpfung des infektiösen Hospitalismus ist für stationäre Einrichtungen die zentrale Bettendesinfektion unerläßlich. Hierfür ist eine unreine und eine reine Zone mit jeweils eigenem Personal notwendig. Damit beim Transport durch das Krankenhaus keine Keime verbreitet werden, wird das Bett mit einer Plastfolie bedeckt, die erst in der unreinen Zone abgenommen wird.

● Flächendesinfektion (Scheuer- und Sprühdesinfektion)
Der Scheuerdesinfektion geht die Desinfektion der Wäsche und der Gebrauchsgegenstände voraus.
Matratzen werden aus dem Bett genommen und die Möbel von den Wänden gerückt. Danach sind alle Einrichtungsgegenstände, die Wände sowie der Fußboden mit einer entsprechenden Desinfektionslösung intensiv zu behandeln, Matratzen abzureiben bzw. abzubürsten. Nachdem die für das Desinfektionsmittel vorgeschriebene Einwirkungszeit erreicht wurde, wird der Raum gelüftet und anschließend mit Wasser und Seife gründlich gereinigt.
Die Sprühdesinfektion ist relativ einfach und vielseitig anwendbar. Es werden formaldehydhaltige Präparate (Fesia-form oder Hydra-form in 2%iger Lösung) sowie Kresomerlat und Meleusol eingesetzt.

2.8.3.5.2. Die Sterilisation

Theoretische Grundlagen
Nach dem 2. Arzneimittelgesetzbuch der DDR (1975) werden durch die Sterilisation alle an Gegenständen, in Stoffen oder Zubereitungen befindlichen vermehrungsfähigen pathogenen und apathogenen Erreger abgetötet.
Die Sterilisationsverfahren sind vom Minister für Gesundheitswesen angewiesen, sie werden von Hygiene-Inspektionen überwacht. Herstellung, Handel, Abgabe und Betrieb von Geräten zur Sterilisation bedürfen der Genehmigung und Überwachung durch das staatliche Gesundheitswesen („Gesetz zur Verhütung und Bekämpfung übertragbarer Krankheiten", 1983).
Nach *Horn* müssen folgende Gegenstände, Stoffe und Zubereitungen in der Humanmedizin steril sein:
● alle Gegenstände, mit denen beim Menschen Haut und Schleimhaut durchtrennt werden,
● Gegenstände, Stoffe und Zubereitungen, die unter die Haut, die Schleimhäute oder in unspezifisch infektionsempfängliche Hohlräume eingebracht oder mit denen freiliegende Gewebsschichten berührt werden,
● Zubereitungen, die injiziert oder infundiert werden,
● Gegenstände, die zur Gewinnung oder Aufnahme von Bestandteilen des menschlichen Organismus zur Wiederverwendung an Menschen bestimmt sind.

Sterilisationsverfahren
● Thermische Verfahren
 – Dampfsterilisation
 – Heißluftsterilisation (Abb. 87);
● Strahlensterilisation;
● Chemische Verfahren (Kaltsterilisation)
 – Ethylenoxid
 – Peressigsäure.
Die Eignung der Sterilisationsverfahren für verschiedene Substanzen und Materialien ist der RHO (Rahmenhygieneordnung) des Gesundheitswesens zu entnehmen.

Hitzesterilisation
Der Sterilisationsvorgang erfolgt in einer festgelegten Zeit, die als Betriebszeit (Abb. 88) bezeichnet wird.

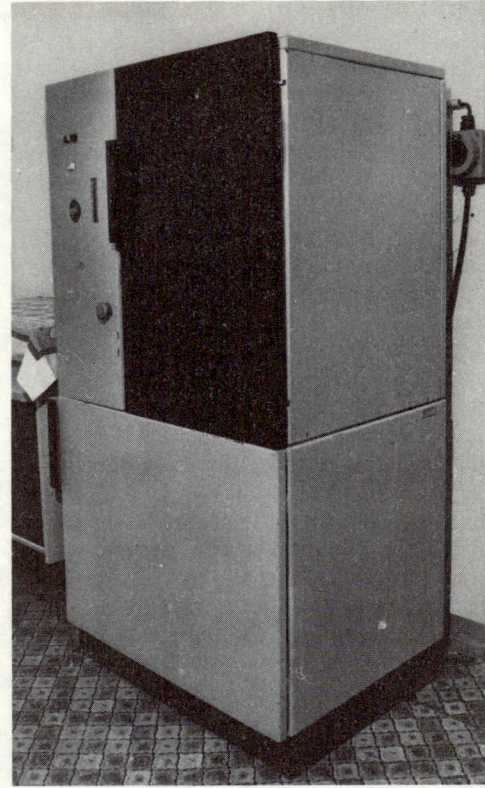

Abb. 87   Heißluftsterilisator

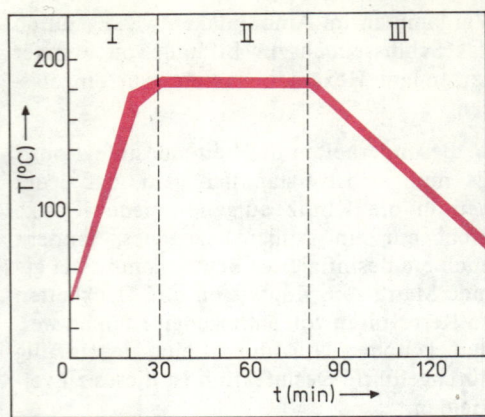

Abb. 88   Schematische Darstellung des Sterilisationsvorganges
I Erwärmungszeit
II Sterilisierzeit = Durchwärmungszeit + Abtötungszeit + Sicherheitszuschlag
III Abkühlungszeit

Die Betriebszeit besteht aus
● der Erwärmungszeit; der Zeit, die vom Beginn der Wärmezufuhr bis zum Erreichen der vorgeschriebenen Sterilisiertemperatur am Anzeigethermometer benötigt wird;
● der Ausgleichszeit; der Zeit, bis an allen Orten des Sterilisiergerätes das Wirkprinzip (Hitze bzw. gespannter Dampf) in der notwendigen Höhe erreicht ist;
● der Abtötungszeit; der Zeit, in der die Erreger vernichtet werden. Sie ist unterschiedlich lang, z. B. bei 180 °C trockener Hitze 25 min.
● Sicherheitszuschlag. Vom Zeitpunkt des Abschaltens des Gerätes beginnt die Abkühlungszeit. Bei 80 °C kann ein Heißluftgerät, bei 60 °C ein Autoklav geöffnet werden.

Die **Dokumentation** ist gerätebezogen zu führen und muß enthalten:
– Datum
– Inhalt des Gerätes
– Uhrzeit der Inbetriebnahme

– Uhrzeit des Erreichens der Sterilisiertemperatur
– Uhrzeit des Abschaltens des Gerätes
– Unterschrift.

Diese Dokumentation ist das Protokoll eines physikalischen Testes; denn jeder Sterilisationsvorgang sollte als solcher angesehen werden. Die vorgeschriebene biologische Testung mit „Sporenerde" ergibt ein aktuelles Ergebnis. Aus dem täglichen Protokoll sollte die Krankenschwester erkennen, ob ein Gerät defekt ist, z. B.
– kein Temperaturanstieg
– Betriebstemperatur wird nicht erreicht
– Betriebstemperatur wird verspätet erreicht (zu lange Anheizzeit)
– Lötstellen an Instrumenten haben sich gelöst
– abnorme Gerüche.

Die Dokumentation ist der Nachweis für eine ordnungsgemäße Arbeit.

Lagerung des Sterilisiergutes
Es ist darauf zu achten, daß nur hitzestabiles Material eingelagert wird. Das Sterilgut muß in geschlossenen Behältern sterilisiert werden. Günstig ist das Abpacken von Sets, z. B. in Alu- oder in hitzestabiler Folie.
Das Gerät ist so zu beschicken, daß die Heißluft alle Stellen erreichen kann.
Bei Heißluftsterilisatoren ist die Betriebszeit auf eine Stunde bei 180 °C festgelegt. Beim Autoklaven ist die Betriebszeit abhängig von

der Arbeitsweise des Gerätes (s. Gebrauchsanweisung). Hierbei ist zu beachten, daß die Sterilgutbehälter innerhalb ihrer Umhüllungen zu sterilisieren sind (z. B. Schimmelbuschtrommeln).

Strahlensterilisation
Sie wird in der Industrie angewendet.

Chemische Verfahren
Kaltsterilisation
In der Liste der Desinfektionsmittel ist die Peressigsäure (Wofasteril) als Kaltsterilisationsverfahren zugelassen. Sie ist schnell wirksam, energiesparend und billig. Die Einwirkungszeit beträgt bei einer 0,5%igen Wofasterillösung 15 min. Diese Zeit darf nicht überschritten werden, da bei Metallen die Gefahr der Korrosion besteht.

Gassterilisation
In einem Gassterilisator wird Ethylenoxid bei 20–70 °C und Unterdruck verwendet. Besonders günstig ist es, daß das Sterilisiergut in Polyethylenfolien eingeschweißt ist und somit lange gelagert werden kann.
Weitere Sterilisationsverfahren sind die bakterienfreie Filtration und das Abstellen unter aseptischen Bedingungen. Es hat sich bewährt, die Sterilisation von besonders geschulten Mitarbeitern vornehmen zu lassen.

Aufbewahrungszeiten von Sterilisiergut in Sterilisierbehältern
(z. B. Schimmelbuschtrommeln)

Textilien	7 Tage
Karton	30 Tage
bestimmte Papiersorten	30 Tage
Behälter (hermetisch verschlossen)	30 Tage
Plastfolie	30 Tage

Die Umhüllungen müssen unversehrt sein und trockengehalten werden. Die in Folie eingeschweißten Gegenstände sind entsprechend den Angaben der sterilisierenden Einrichtung verwendbar.

Überprüfung der Sterilisationsanlagen
Sterilisationsgeräte müssen vor Inbetriebnahme, nach Reparaturen und bei regelmäßiger Benutzung alle 2 Jahre überprüft werden, es sind jedoch häufigere Kontrollen empfehlenswert. Werden an einem Gerät Mängel bemerkt, ist es zu sperren und zu testen.

Das zur Zeit für die Praxis gebräuchliche Verfahren ist der biologische Test mit Sporenerde. Zu dem Testvorgang wird ein Protokoll angefertigt (Untersuchungsantrag 8664 VV Freiberg, Außenstelle Dresden, AG 307/82 V/19/18 D 4485). Das Protokoll und die Päckchen mit Sporenerde werden an das zuständige Mikrobiologische Institut gesandt. Menge und Lagerung der Sporenerde sind abhängig vom Gerätetyp und werden von dem zu prüfenden Institut vorgeschrieben.
Um die Beurteilung beschleunigen zu können, sind andere Testmethoden in der Entwicklung, z. B. Indikatoren.

Zentralsterilisation
Die zentrale Sterilgutversorgung ist eine moderne, sichere und ökonomische Organisationsform für die Bereitstellung von sterilisierten Materialien. Für die Einrichtung und Inbetriebnahme gilt die Richtlinie für die Planung und Entwicklung der zentralen Sterilgutversorgung (VuM MfGe v. 2. 4. 1973).

2.8.3.5.3. Besonderheiten der Arbeit auf Infektionsstationen

Auf der Infektionsstation ist vor allem die Antisepsis zu beachten. Kranke mit Infektionskrankheiten sind auf entsprechenden Abteilungen oder in Isolierzimmern unterzubringen. Von Vorteil ist es, wenn der Infektionsabteilung eine Schleuse sowohl für Personen als auch für Geräte angeschlossen ist.

● Personenschleuse
Jede Person, die eine Isolierstation betritt, muß die Möglichkeit haben, sich vorher und hinterher umzukleiden und zu desinfizieren. Für die Mitarbeiter ist eine Duschkabine, die mit der Personenschleuse verbunden ist, wünschenswert.

● Geräteschleuse
Beim Verlassen der Infektionsstation sind jegliche Geräte und Materialien zu desinfizieren. Dieses Vorhaben wird durch spezielle Geräteschleusen erleichtert.
Zur Desinfektion der Exkremente verfügen moderne Isolierstationen über Topfspülmaschinen. Dem Spülmittel ist bereits ein Desinfektionsmittel zugesetzt.

Sind die der Infektionsstation nachgeordneten Einrichtungen baulich entfernt, ist zu achten auf:
– Wäscheeinlagerung und -weiterleitung in Foliensäcken,
– Abfälle müssen in Foliensäcken zur Verbrennung gebracht werden,
– sind keine Wegwerfgefäße vorhanden, ist das Geschirr nach dem Gebrauch zu desinfizieren,
– das Abwasser muß einer hauseigenen Klärung zugeführt werden.

Auf Infektionsabteilungen ist auch das Pflegepersonal gefährdet.

> Deshalb ist konsequent darauf zu achten, daß die Belange der persönlichen Hygiene berücksichtigt werden, eine zweckentsprechende Berufskleidung getragen sowie ein aktiver und passiver Infektionsschutz betrieben wird.

Der Kranke auf der Isolierstation

Infektionskranke unterliegen einer erheblichen Belastung, die sowohl durch ihre Erkrankung als auch durch die Isolierung von der Außenwelt bedingt ist.
Die Trennung von Familienangehörigen und Freunden kann sich psychisch erschwerend auswirken. Diese Probleme sind von der Krankenschwester unbedingt zu beachten und im Betreuungsprozeß mit zu berücksichtigen.
Der Kontakt des Kranken zur Außenwelt ist weitestgehend aufrecht zu erhalten, sei es über ein Schleusenfenster, welches die Möglichkeit der Verbindung mit Besuchern gibt, oder durch geeignete Information und Kommunikation (Radio, Fernsehen, Literatur). Bewährt hat sich die Kopplung eines Besucherfensters mit einem Telefon, so daß auch der sprachliche Kontakt gegeben ist.

2.8.4. Der Umgang mit Arzneimitteln auf der Station

Die Krankenschwester verwaltet auf der Station eine Apotheke im „Kleinen". Damit trägt sie eine große Verantwortung. Sie muß wichtige Grundprinzipien der Aufbewahrung von Arzneimitteln kennen und befolgen:
▶ Der Arzneimittelschrank ist stets abzu-

schließen und der Schlüssel abzuziehen. Besondere Vorsichtsmaßnahmen sind bei Arzneimitteln, die dem Betäubungs- und Suchtmittelgesetz unterliegen, geboten.
▶ Arzneimittel sind so zu lagern, daß lichtempfindliche Präparate nicht durch direkte Licht- oder Sonneneinwirkung verändert werden.
▶ Das Arzneimittel ist regelmäßig auf sein Verfallsdatum zu kontrollieren.

Abgabe von Arzneimitteln an den Kranken

Die Verabreichung eines Arzneimittels an den Kranken durch die Krankenschwester darf nur nach Anweisung des Arztes erfolgen. Die Prinzipien der Ordnung, Sauberkeit und Übersichtlichkeit sind streng einzuhalten. Um Fehler zu vermeiden, sollte bei der Ausgabe von Arzneimitteln mit anderen Personen nicht gesprochen werden.
Beim Abfüllen von Tropfen aus Flaschen ist das Etikett nach oben zu halten, der Flaschenhals vor dem Verschließen abzuwischen. **Genaues Abzählen der Tropfen in Augenhöhe mit Hilfe eines Tropfenzählers!** Arzneimittel in flüssiger Form sind vor dem Gebrauch zu schütteln. Flaschen und Dosen müssen nach der Entnahme des Arzneimittels wieder fest verschlossen werden. Die Arzneimittel werden auf ein deutlich beschriftetes Tablett (Name und Vorname des Kranken, Zimmer-Nr., Dosierungsvorschrift – Angabe in mg oder g –, Verabreichungsform, zeitliche und mengenmäßige Verteilung der Dosis über den Tag) aufbewahrt. Aus der Flasche oder aus der Verpackung herausgenommene und nicht verbrauchte Arzneimittel dürfen nicht wieder in diese zurückgegeben werden. Das Zusammenschütten von Restmengen ist nicht gestattet!
Jedes an den Kranken verabreichte Arzneimittel muß auf der Krankenkurve dokumentiert werden. Es empfiehlt sich, diese Eintragung sofort vorzunehmen, damit sie nicht in Vergessenheit gerät.
Die Krankenschwester muß wissen, aus welchen Gründen ein Arzneimittel verordnet wird. Sie muß die Wirkung kennen und unerwünschte Nebenwirkungen wahrnehmen. Das für die Krankenschwester erforderliche Wissen über Arzneimittel ist in den Lehrbüchern zur Arzneimittellehre enthalten.

2.8.5. Die Kleidung des Kranken im Krankenhaus

Jeder Mensch kleidet sich seinen Wünschen und seinem Geschmack entsprechend. Dies hebt sein Selbstbewußtsein und verbessert das Wohlbefinden.

Daneben erfüllt die Kleidung eine wichtige, ursprüngliche Funktion. Sie trägt
- zum Schutz des Körpers gegen Witterungseinflüsse,
- zur Wärmeregulation,
- zur Abwendung von Verletzungen

bei.

Der Wunsch des Menschen, sich geschmackvoll, modisch und praktisch zu kleiden, ist ein wichtiges Grundbedürfnis, das auch in der Krankenpflege beachtet werden muß. Leider wird das Bedürfnis der Patienten nach einer angemessenen Kleidung von den Krankenschwestern in den Gesundheitseinrichtungen häufig unterschätzt. Es sollte bedacht werden, daß die Erfüllung dieser Wünsche der Patienten – selbstverständlich unter Berücksichtigung der Pflegenotwendigkeiten (Pflegebedürftigkeit, Aufenthaltsort im Krankenhaus) – zur Stärkung des Selbstgefühles und zur Aktivierung beitragen kann.

Die Krankenschwester sollte deshalb der Bekleidung des Patienten eine besondere Aufmerksamkeit widmen, indem sie
- die Bekleidung des Kranken aufmerksam beachtet,
- den Kranken bei der Auswahl geeigneter Kleidung für das Krankenhaus beratend unterstützt,
- dem Kranken das Bedürfnis nach ansehnlicher und zweckmäßiger Kleidung erfüllen hilft.

Die Krankenschwester muß dabei spezifische Gesichtspunkte, die mit der Krankenhausbehandlung im Zusammenhang stehen, in Betracht ziehen.

Vordergründig steht der Gesundheitszustand des Patienten. So sind Fragen der Wärmeregulation und der praktischen Handhabung ebenso zu berücksichtigen, wie Aspekte der Hospitalismusprophylaxe und des Infektionsschutzes.

Die Bekleidung des bettlägerigen Kranken

Schwerstkranke Patienten (Bewußtlose, Frischoperierte, Schwerverletzte usw.) werden im Krankenhaus mit dem offenen Krankenhaushemd bekleidet, da dies eine schnelle und wenig belastende Diagnostik, Therapie und Krankenpflege zuläßt. Es entspricht im Stadium der Intensivpflege den Pflegenotwendigkeiten und sichert das Bedürfnis des Patienten nach physischer Existenz. Die Benutzung eines offenen Krankenhaushemdes sollte jedoch nur so lange wie unbedingt notwendig erfolgen, da das offene Krankenhaushemd vom Patient häufig als entwürdigend empfunden wird.

Besonderer Wert ist auf die Kleidung langfristig bettlägeriger Patienten zu legen, da bei diesen psychologische Gesichtspunkte außerordentlich wichtig sind (Selbstwertgefühl).

Hier sollte die Krankenschwester gemeinsam mit dem Patienten und seinen Angehörigen für eine dem Gesundheitszustand und dem Geschmack des Patienten entsprechende Bekleidung (Art der Bekleidung, farbliche Gestaltung) sorgen. Dies gilt vor allem für bestimmte Höhepunkte im Wochenablauf (Sonn- und Feiertage, Besuchstage), aber auch im Leben des Patienten (Geburtstage, besondere Besuche).

> Die Beachtung der Wünsche des Patienten trägt zum Wohlbefinden und zum Selbstbewußtsein bei, hat somit Einfluß auf den Genesungswillen und auf den Heilungsprozeß.

Die Bekleidung des behinderten Kranken

Für den behinderten oder chronisch kranken Patienten, der in seinem Aktionsradius stark eingeengt ist und oftmals den Tag im Kranken- oder Rollstuhl verbringen muß, spielt die Kleidung eine besondere Rolle für sein Selbstwertgefühl und seine physische und psychische Aktivierung. Daraus ergeben sich für die Krankenschwester eine Reihe von wichtigen und verantwortungsvollen Aufgaben:

- Für das Ankleiden dieses Patienten ist stets Zeit und Geduld erforderlich. Die Hilfeleistung sollte mit Sorgfalt und Freundlichkeit ausgeübt werden, damit bei dem Patienten niemals das Gefühl der Abhängigkeit verstärkt wird. Darüber hinaus ist zu beachten, daß sich der Patient nach Möglichkeit selbst ankleidet.

Die Krankenschwester hilft nur dort, wo es unbedingt notwendig ist.

▶ Die Krankenschwester achtet auf einen regelmäßigen Wechsel der Wäsche und der Oberkleider.

▶ Bei besonderen Anlässen ist die Auswahl der Bekleidung sorgfältig vorzunehmen. Das Anlegen von farbigen Tüchern oder von Modeschmuck kann dabei den Wünschen des Patienten entgegenkommen und für Abwechslung sorgen.

Die Bekleidung des selbständigen Kranken

Nicht selten befinden sich auf den Bettenstationen Patienten, die selbständig sind (vor planbaren operativen Eingriffen, zur Diagnostik, vor der Entlassung) und damit für ihre Bekleidung selbst sorgen können.

Häufig ist zu beobachten, daß diese Patienten sich auch am Tag nur im Nachthemd oder im Morgenrock auf der Station oder in den Aufenthaltsräumen bewegen. Hier sollte die Krankenschwester freundlich und taktvoll auf eine adrette und angemessene Bekleidung bestehen.

Nach notwendigen diagnostischen und therapeutischen Maßnahmen ist auf ein völliges Ankleiden der Patienten zu achten. Damit wird einem Trend begegnet, daß sich selbständige Patienten im Unterbewußtsein in die Rolle des kranken, wenig aktivierten Patienten begeben.

2.8.5.1. Hilfeleistungen der Krankenschwester beim An- und Auskleiden des Kranken

Die notwendige Hilfe beim An- und Auskleiden des Patienten ist durch die Krankenschwester mit großer Sorgfalt, Einfühlungsvermögen und Taktgefühl zu gewährleisten, da hierbei Intimsphäre unmittelbar berührt wird. Deshalb sollte das An- und Auskleiden vom Kranken möglichst selbständig vorgenommen werden. Es ist eine wichtige und verantwortungsvolle Aufgabe der Krankenschwester, den Umfang der notwendigen pflegerischen Hilfe zu bestimmen. Die Hilfeleistung beim An- und Auskleiden muß sich auf ein notwendiges Mindestmaß beschränken, weil sich beim Patienten sehr schnell das Gefühl der völligen Abhängigkeit und Hilflosigkeit entwickeln kann.

Die pflegerische Hilfeleistung der Krankenschwester kann sich auf eine vollständige Unterstützung beim An- und Auskleiden des Patienten erstrecken, sie kann sich aber auch auf eine nur teilweise Unterstützung, z. B. beim Anziehen eines Kleides bzw. beim Überstreifen eines Hemdes, oder auf das Bereitlegen einzelner Kleidungsstücke begrenzen.

Bei der Mobilisierung bettlägeriger Patienten ist das Ankleiden besonders sorgfältig vorzunehmen. Vor dem Aufsitzen auf dem Bettrand, dem Sitzen im Krankenstuhl oder vor ersten Gehversuchen sind durch die Krankenschwester gemeinsam mit dem Patienten die wichtigsten Kleidungsstücke anzuziehen, um den Kranken vor Erkältung zu schützen und ihm das Gefühl der zunehmenden Besserung zu geben. Hier erfüllt das Ankleiden des Patienten eine nicht zu unterschätzende Aktivierungsfunktion.

Neben dieser unmittelbaren Hilfe beim An- und Auskleiden des Patienten hat die Krankenschwester stets auf saubere und ordentliche Kleidung des Patienten zu achten.

Unordentliche und unsaubere Kleidung läßt Rückschlüsse auf die Qualität der Krankenpflege zu.

Gemeinsam mit den Angehörigen ist regelmäßig für frische Körperwäsche und Oberbekleidung zu sorgen.

Alleinstehenden Patienten, die keine Angehörigen mehr haben, sollte gemeinsam mit der Krankenhausfürsorge unter Nutzung zentraler Dienste Unterstützung gegeben werden, damit auch diesen Kranken das Grundbedürfnis nach angemessener Kleidung befriedigt werden kann.

Während sich die Hilfeleistung der Krankenschwester bei selbständigen, teilweise mobilen oder behinderten Patienten auf eine angemessene Unterstützung beschränkt, ist bei bettlägerigen schwerstkranken Patienten eine umfassende Unterstützung notwendig, die auch das Wechseln des Nachthemdes beinhaltet.

Beim Wechseln des Nachthemdes ist folgendes Vorgehen zu empfehlen:

▶ Das saubere Hemd wird bereitgelegt, Verschlüsse werden geöffnet.

▶ Beim Tragen eines offenen Hemdes wird

dieses nach Öffnen des Rückenverschlusses unter den Schultern hervorgezogen und über die Arme gestreift.

Das saubere Hemd wird dann über die Arme und die Schultern gezogen. Die Bänder werden am Rücken geschlossen.

▶ Beim Tragen eines geschlossenen Hemdes werden die Knöpfe geöffnet. Es wird am Rücken von unten nach oben gerollt, über den Kopf des Patienten gehoben und über die Arme gestreift.

Das frische Hemd wird über die angehobenen Arme, dann über den Kopf gezogen und am Rücken geglättet. Dabei sollte der Patient den Kopf gegen die Brust drücken und die Arme erhoben halten.

Bei teilweise gelähmten Patienten ist folgendes Vorgehen angezeigt:

▶ Beim Ausziehen erst die Hemdsärmel vom gesunden und dann vom kranken Arm abstreifen und beim Anziehen erst über den kranken und dann über den gesunden Arm ziehen.

Die gebrauchten Hemden werden in den Wäschesack gegeben. Die Krankenschwester sorgt für einen regelmäßigen Wäschewechsel, dabei sind die unterschiedlichen Bedürfnisse der Patienten zu berücksichtigen.

3.   Behandlungspflege

3.1.   Mitarbeit der Krankenschwester bei der Aufnahme eines Patienten

Die Krankenschwester übernimmt im Prozeß der Diagnostik, Therapie und Rehabilitation wichtige Aufgaben im Auftrag des Arztes. Diese behandlungspflegerischen Leistungen werden häufig gemeinsam mit dem Arzt, mit anderen sachkundigen Fachkräften oder selbständig durchgeführt. Die Krankenschwester trägt damit zur Absicherung des Bedürfnisses der Patienten nach medizinischer Behandlung bei.

3.1.1.   Die ärztliche Aufnahmeuntersuchung

Nach erfolgter Einweisung des Patienten auf der Station und im Patientenzimmer erfolgt in der Regel die erste ärztliche Untersuchung. Die Krankenschwester bereitet diese Aufnahmeuntersuchung gründlich vor. Sie stellt das Gewicht und die Größe des Patienten fest, pulst ihn und mißt seinen Blutdruck. Darüber hinaus bereitet sie ein Untersuchungstablett für den Arzt vor. Auf diesem Untersuchungstablett sind bereitzustellen (Abb. 89):
- Stethoskop für die Auskultation,
- Blutdruckapparat für die Blutdruckmessung,
- Reflexhammer zur Prüfung der Reflexe,
- Bandmaß zur Messung des Körperumfangs,
- Spatel, Taschenlampe,
- Nierenschale,
- Rektalhandschuh oder Fingerlinge,
- Vaseline,
- notwendige Formulare für die Anordnung diagnostischer und therapeutischer Maßnahmen.

Die weitere Ausstattung des Untersuchungstablettes richtet sich nach der Art der Station.
Die erste ärztliche Untersuchung führt zur Erhebung des klinischen Befundes. Sie sollte wegen der besseren Kontaktmöglichkeiten in einem gesonderten Untersuchungsraum erfolgen. Durch gezieltes Befragen des Patienten verschafft sich der Arzt weiterhin einen Überblick über den Gesundheitszustand und über notwendig werdende diagnostische und therapeutische Maßnahmen. Die Vorgeschichte (Anamnese) des Patienten setzt sich zusammen aus der
- Eigenanamnese (wichtige Erkrankungen und durchgeführte Behandlungen),
- Familienanamnese (bemerkenswerte Erkrankungen in der Familie des Patienten),
- Sozialanamnese (berufliche Entwicklung und Belastung des Patienten),
- jetztigen Anamnese (Aussagen über den gegenwärtigen Beschwerdekomplex).

Der Arzt wendet bei der ersten klinischen Untersuchung die Methoden der Palpation (Betasten), der Perkussion (Beklopfen) und der Auskultation (Abhören) an. Außerdem gehört zur Grunduntersuchung die rektale Untersuchung.

Im Umgang mit dem Patienten ist stets darauf zu achten, daß zu den Grundpflichten der Mitarbeiter des Gesundheits- und Sozialwesens die Schweigepflicht gehört. Sie ist die Voraussetzung für ein vertrauensvolles Arzt-Schwester-Patient-Verhältnis.

Nach der Untersuchung bespricht der Arzt mit der Krankenschwester die notwendigen Verordnungen. Es werden diagnostische und

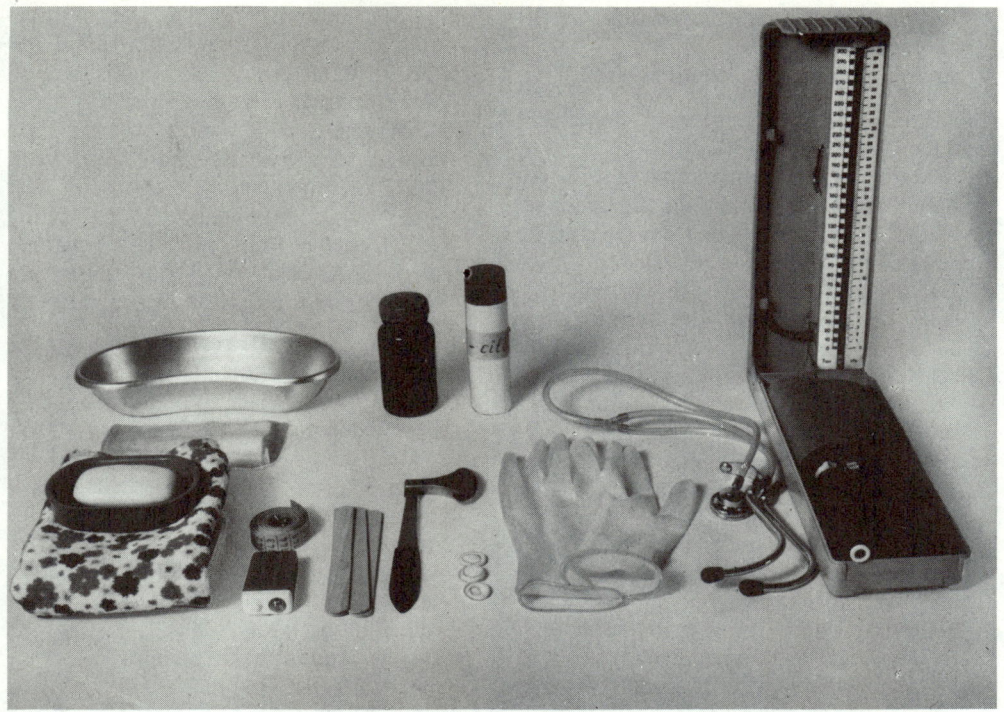

Abb. 89   Untersuchungstablett für die ärztliche Aufnahmeuntersuchung

therapeutische Sofortmaßnahmen festgelegt und das gemeinsame Vorgehen in der pflegerischen Betreuung besprochen. Die Krankenschwester sorgt in Übereinstimmung mit dem Arzt für eine ausreichende Information des Patienten.

3.1.2. Erfassung der Pulswerte

Die Untersuchungsmethode gehört zu den Aufgaben der Krankenschwester. Gemessen wird bei der Aufnahme des Patienten, danach entsprechend seinem Gesundheitszustand in regelmäßigen Zeitabständen. Das Pulsen ist eine Routineuntersuchung, verlangt aber Erfahrung, soll exakt durchgeführt und schriftlich fixiert werden (z. B. auf der Krankenkurve). Es fördert den Kontakt zwischen Patient und Krankenschwester.

Der Puls gehört neben der Atmung und dem Blutdruck zu den 3 fundamentalen Vitalzeichen. Er gibt Auskunft über die Herztätigkeit.

Durch das Schlagvolumen des Herzens (70–100 ml Blut pro Systole) wird eine bestimmte Blutmenge in das arterielle System gepumpt. Die Aortenwände erweitern sich infolge des Druckanstiegs und kehren durch ihre Elastizität wieder in die Ausgangsstellung zurück. Es entsteht eine wellenförmige Bewegung, die Pulswelle oder einfach Puls genannt wird. Die Anzahl der Herzkontraktionen entspricht der Anzahl des an der Peripherie fühl- und/oder sichtbaren Pulses. Dieser Puls kann mit den Fingern überall dort gut getastet werden, wo das arterielle Gefäß gegen eine feste Unterlage (Knochen oder Muskel) gepreßt werden kann, nach dem Prinzip, daß jeder Druck Gegendruck erzeugt.

Bei oberflächlich liegenden arteriellen Gefäßen ist die Pulswelle durch die sich rhythmisch hebende und zurückfallende Haut zu sehen (z. B. an den Schläfen oder am Handgelenk).

Folgende Arterien eignen sich besonders für die digitale Pulsmessung:

● Arteria radialis (Speichenschlagader) als häufigste Meßstelle,

- Arteria carotis (Halsschlagader) als zweithäufigste Meßstelle,
- Arteria femoralis (Leistenschlagader).

Die Technik des Pulsmessens beherrscht jede Krankenschwester (Abb. 90a u. b):

▶ Es werden 4 Finger auf das palmare (Hohlhandseite) Ende des Radius (Speiche) gelegt, der Daumen übt auf der Gegenseite (dorsal) einen Gegendruck aus.

▶ Der Patient hält sein Handgelenk entspannt oder legt es auf die Bettdecke.

▶ In der anderen Hand hält die Krankenschwester die Uhr, Stopp- oder auch Sanduhr und zählt die tastbaren Pulsschläge.

▶ Bei normalem Puls genügt das Zählen während einer Viertelminute, anschließend wird die Anzahl der registrierten Pulsschläge mit 4 multipliziert.

▶ Ist der Puls pathologisch verändert (sehr langsam, arrhythmisch), sollte durchgehend eine Minute gezählt werden.

▶ In der Regel – je nach Fachgebiet und Krankheitsbild – wird früh und abends in Verbindung mit der Temperaturmessung gepulst.

- Bei bestimmten Patienten (z. B. postoperativ, Schwerkranke, bei Schock) muß der Puls je nach Anordnung halbstündlich oder stündlich gemessen werden; genaue Dokumentation notwendig!

- Besteht eine gezielte Indikation, kann eine Dauermessung – apparativ mit oder ohne Computerkopplung – notwendig sein. Von der Krankenschwester werden nur die Abweichungen des Pulses am Schreiber oder am Bildschirm registriert.

An der Qualität des Pulses lassen sich Unterschiede feststellen (Abb. 91).
Im Prinzip sollte jede Veränderung dem Arzt gemeldet werden.

> Die wichtigsten Qualitätsmerkmale des Pulses sind:
> 1. die Frequenz (schnell – langsam),
> 2. der Rhythmus (regelmäßig – unregelmäßig),
> 3. die Füllung (groß – klein),
> 4. die Spannung (hart – weich).

Der Puls ist zwar ein wichtiger Hinweis auf die Herztätigkeit und die Kreislaufverhält-

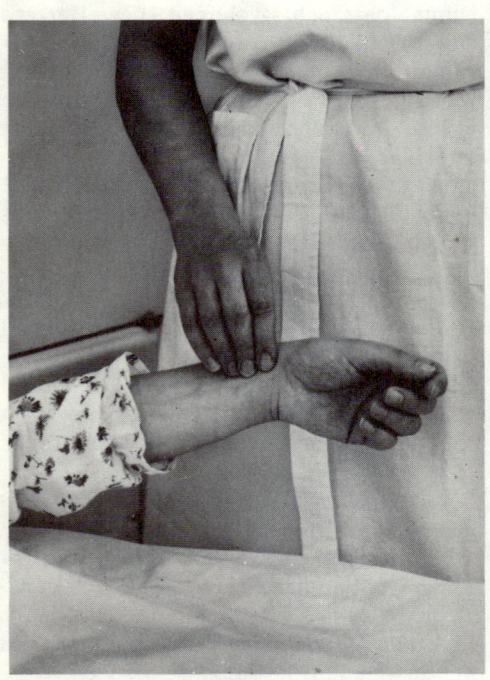

Abb. 90a   Messen des Pulsschlages

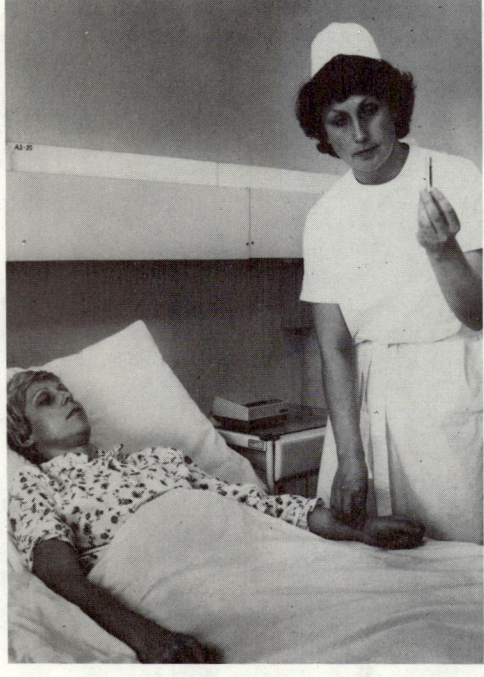

Abb. 90b   Fingerhaltung der Krankenschwester beim Palpieren des Radialispulses

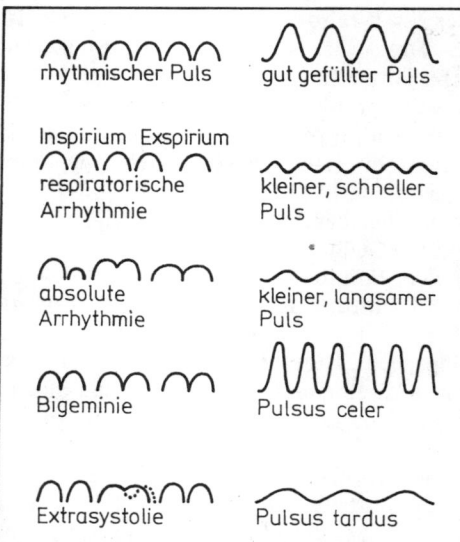

rhythmischer Puls gut gefüllter Puls

Inspirium Exspirium
respiratorische kleiner, schneller
Arrhythmie Puls

absolute kleiner, langsamer
Arrhythmie Puls

Bigeminie Pulsus celer

Extrasystolie Pulsus tardus

Abb. 91 Schematische Darstellung verschiedener Pulsqualitäten
links: Rhythmus des Pulsschlages, rechts: Spannung, Füllung und Frequenz des Pulsschlages

nisse, reicht aber nie allein für eine eindeutige Diagnose aus. Durch die Veränderung der Gefäße (Arterienverkalkung, Adipositas usw.) wird auch die Pulsqualität verändert.

Eine normale Pulsfrequenz ist sehr wichtig. Sie beträgt bei Neugeborenen 120 bis 140 Schläge/min, bei Kindern bis zu 8–10 Jahren 90–120 Schläge/min, bei Erwachsenen 60–80 Schläge/min, bei alten Menschen 70–90 Schläge/min. Es bestehen also unterschiedliche Pulsfrequenzen nach Alter, Konstitution und Geschlecht.

Eine Pulsbeschleunigung (Tachykardie) ist bei 100 und mehr Pulsschlägen/min vorhanden. Eine Tachykardie kann auftreten
● ohne pathologische Veränderungen
– bei körperlicher Anstrengung (Arbeit, Sport),
– bei Einnahme von anregenden Arzneimitteln, reichlichen Mahlzeiten, Genußmitteln,
– bei Erregungszuständen
● krankheitsbedingt
– bei Blutverlust und Schock als Ausdruck der Anpassung des Herzens,
– bei jeder Temperaturerhöhung (hohes Fieber = hohe Pulsfrequenz),
– bei Herzkrankheiten und Schilddrüsenüberfunktion.
Eine Pulsverlangsamung besteht dann, wenn

die Pulsschläge unter 50/min liegen. Auch eine Bradykardie kann sein
● ohne pathologische Veränderungen
– bei Sportlern, Wöchnerinnen, konstitutionell bedingt, beim Schlafen, im Hungerzustand
● krankheitsbedingt
– bei gesteigertem Hirndruck (deshalb Pulskurve oft halbstündlich beim Schädel-Hirn-Trauma, postoperativ nach Schädeloperationen, bei Hirntumoren),
– bei Herzkrankheiten (Reizleitungsstörungen, Block),
– bei Verdauungsstörungen, Erbrechen, Ikterus,
– bei Digitalisüberdosierung.
Bei manchen Herzkrankheiten entsteht ein „Pulsdefizit“: Die Herzkontraktionen sind so rasch, daß die Pulswelle an der Peripherie nicht immer ankommt. Es muß deshalb durch den Arzt mit Hilfe des Stethoskops die Zahl der Herzkontraktionen gemessen werden, in der gleichen Zeitspanne mißt die Krankenschwester den peripheren Puls. Die Differenz zwischen beiden Werten ergibt das Pulsdefizit. Eine ähnliche Bedeutung kommt dem Pulsrhythmus zu. Physiologisch gesehen, erfolgen die Herzkontraktionen regelmäßig. Jede Unregelmäßigkeit (Arrhythmie) kann gemessen, also erfaßt werden. Durch das Reizleitungssystem werden die Herzkontraktionen vom Sinusknoten ausgehend in beiden Vorhöfen ausgelöst – die Vorhöfe kontrahieren; der Reiz wird über die Kammerscheidewand in die Kammermuskulatur geleitet, so daß die erfolgte Kontraktion der Vorhöfe die nachfolgende Kontraktion der Kammern auslöst. Aus pathologischen Gründen kann an verschiedenen Stellen des Reizleitungssystems eine Unterbrechung eintreten. Sie wird als Block bezeichnet. Dieser Block kann vollständig, teilweise, zeitweilig oder dauernd sein. Dadurch kontrahieren sich Vorhöfe und Kammern in einem unterschiedlichen Rhythmus und in einer unterschiedlichen Frequenz. Auch bei Pulsrhythmusstörungen können die Ursachen in einem geringen Prozentsatz
● ohne pathologische Veränderungen
– bei der respiratorischen Arrhythmie (die Herzfrequenz wird beim tiefen Einatmen beschleunigt, beim Ausatmen verlangsamt, oft bei Kindern und Jugendlichen anzutreffen),

- bei Nervosität, starken Rauchern und bei Angstzuständen kann bei normaler Herzfrequenz eine vorzeitige Herzkontraktion vorkommen, die Extrasystole. Nach jeder Extrasystole erfolgt eine ausgleichende Pause der normalen Frequenz;
- meistens aber krankheitsbedingt
- Extrasystolen als Ausdruck der Herzerkrankung, wie Infarkt, Herzklappenfehler, Herzinsuffizienz,
- absolute Arrhythmie als Ausdruck einer Herzmuskelerkrankung,
- Herzblock als Ausdruck einer kompletten Unterbrechung des Reizleitungssystems, z. B. beim Herzinfarkt,
- paroxysmale Tachykardie als Anfall – plötzliche Erhöhung der Frequenz mit oder ohne Extrasystolen

ausgelöst werden.

Auch die Füllung und Spannung des Pulses sind wichtig. Die Beurteilung dieser Pulsqualität basiert auf Erfahrung.

Bei einem großen Schlagvolumen des Herzens (Menge des ausgestoßenen Blutes, Herzaktion, Beschaffenheit der Gefäße) ist ein voller und kräftiger bzw. großer oder starker Puls fühlbar. Ein sehr langsamer (bradykarder), großer oder starker Puls wird Druckpuls genannt (hart und groß), der bei beginnendem Hirnödem auftritt.

Ein getasteter Druckpuls ist immer ein Warnsignal und muß sofort dem Arzt gemeldet werden!

Weiterhin gibt es den kleinen, weichen, fadenförmigen Puls: Das Herzschlagvolumen wird kleiner, weil entweder zu wenig Blut vorhanden ist (große Blutung, Schock) oder der Herzmuskel immer schwächer wird (Herzmuskelerkrankungen).

Jeder fadenförmige, kleine, weiche Puls ist ebenfalls eine ernste Warnung und muß unverzüglich dem Arzt gemeldet werden!

3.1.3. Die Blutdruckmessung[1]

Auch das Messen des Blutdruckes gehört in das Aufgabengebiet der Krankenschwester.

Gemessen wird der Arteriendruck, das ist der Druck des strömenden Blutes in den Schlagadern. Er ist abhängig

- von der Blutmenge, die durch Kontraktion der linken Kammer in das arterielle System (Herzschlagvolumen) gepumpt wird,
- von der Beschaffenheit der Gefäße,
- vom Gefäßwiderstand,
- vom Füllungsstand der Gefäße.

Der Blutdruck läßt Schlußfolgerungen zu über die Herz- und Kreislaufsituation des Menschen. Durch die Herzmuskelkontraktion wird eine entsprechende Menge Blut in die Gefäße gepumpt, wodurch sich augenblicklich der Druck erhöht. Die jetzt folgende Erschlaffung des Herzmuskels (Diastole) führt zu einem Druckabfall in den Gefäßen. Bei der Blutdruckmessung wird somit ein systolischer und ein diastolischer Druck registriert, der in Millimeter des Druckes einer Quecksilbersäule gemessen (kPa) und mit 2 Zahlen angegeben wird. Die erste Zahl entspricht immer dem systolischen, die zweite dem diastolischen Wert (z. B. 16,0/10,7 kPa bzw. 120/80 Torr). Durch den Widerstand der Gefäße, deren Beschaffenheit und einige andere Einflußfaktoren wird eine kontinuierliche Strömung des Blutes gewährleistet.

Die Erfassung des Blutdruckes gibt Hinweise auf die Herz-Kreislauf-Funktion. Er gehört zu den wichtigsten Vitalzeichen. Der systolische Druck sollte in der Regel 20,0 kPa bzw. 150 Torr nicht überschreiten, der diastolische Druck dagegen stets unter 12,0 kPa liegen. Innerhalb dieser Grenzwerte gibt es Schwankungen.

Nach dem Erfinder der unblutigen Blutdruckmessung *Riva-Rocci* werden die ermittelten Werte als RR (bezieht sich auf die angewandte Meßmethode) angegeben. Beispiel: RR 16,0/10,7 kPa entspricht einem systolischen Druck von 16,0 kPa und einem diastolischen Druck von 10,7 kPa.
Auf den Blutdruck wirken das Alter, die

---

[1] Die Angabe von Druckwerten erfolgt in der SI-Einheit Pascal bzw. Kilopascal, obwohl nach internationaler Übereinkunft die Blutdruckwerte auch weiterhin in mm Hg oder Torr registriert werden können.

Konstitution sowie der physische und psychische Zustand des Menschen.

Da der Blutdruck durch den systolischen und den diastolischen Wert charakterisiert wird, muß auch die Differenz zwischen diesen beiden Werten Beachtung finden. Die Differenz – auch Blutdruckamplitude genannt – beträgt im allgemeinen 5,35 kPa. Ein kleinerer Wert ist bedeutungslos, ein größerer dagegen gibt Hinweise auf das Vorliegen einer Herz-Kreislauf-Erkrankung. Einen Unterdruck bezeichnet man als Hypotonie, einen Überdruck als Hypertonie. Beide sind häufig vorhanden.

Die unbehandelte Hypotonie ist Ausgangspunkt für schwere Folgeerkrankungen, sie kann aber auch Ausdruck anderer Grundleiden sein.

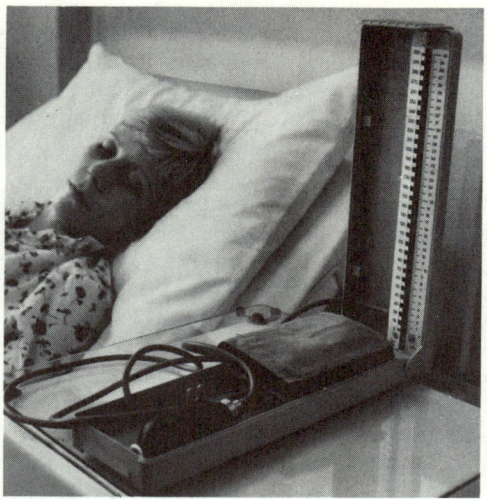

Abb. 92   Das Blutdruckmeßgerät

3.1.3.1.   Blutdruckmeßgeräte

Die Anwendung dieser Geräte besteht in dem Prinzip: Druck bewirkt Gegendruck. Wenn eine Arterie von außen einem Druck ausgesetzt wird, verengt sich das Lumen des Gefäßes. Ist der Druck stärker als der Innendruck des Gefäßes und die Gefäßelastizität, wird das Gefäß zusammengedrückt und der Blutdurchfluß unterbrochen. Läßt der Außendruck langsam nach, beginnt sich das Lumen wieder zu weiten, das Blut wird durch die Enge (Stenose) entsprechend der Herzfrequenz rhythmisch durchgepumpt. Läßt der Außendruck völlig nach, fließt das Blut wieder normal. Die Funktion des Blutdruckapparates besteht darin, daß mit Hilfe einer aufblasbaren Gummimanschette Druck erzeugt und dieser durch ein Manometer dosiert und ablesbar gehalten wird (Abb. 92).

> Der Blutdruckapparat besteht aus einer aufblasbaren Gummimanschette, dem Handgebläse und dem Manometer.

Die Gummimanschette, von außen mit Leinen oder Segeltuch umhüllt, ist unterschiedlich breit. Von der Manschette führt ein Gummischlauch zum Gummiballon (Handgebläse), ein zweiter Gummischlauch führt von der Manschette zum Manometer. Es handelt sich also um ein in sich geschlossenes System, in dem Druck erzeugt und am Manometer abgelesen werden kann. Dieser Druck wird durch ein Schraubenventil am Handgebläse wieder abgelassen.

Blutdruckapparate gibt es in verschiedenen Ausführungen. Der klassische Blutdruckapparat nach *Riva-Rocci* besteht aus einem Holzkasten, in dem Manschette, Schläuche und Handgebläse untergebracht sind. Auf der Innenseite des Deckels ist ein Steigrohr mit Skala befestigt. Durch den Druck wird Quecksilber in das Steigrohr gepumpt (deshalb mm Hg). Neuere Apparate haben kein Quecksilbermanometer, sondern uhrförmige mechanische Manometer.

Technische Durchführung der Blutdruckmessung
Bei jeder beginnenden Kompression einer Schlagader ist unterhalb der Einengung (nach distal) der Pulsschlag durch ein auf die Arterie gedrücktes Stethoskop zu hören. Der Ton wird lauter, je stärker die Stenose erzeugt wird, er verschwindet mit der kompletten Kompression des Gefäßes. Wird bei dem gleichen Vorgang der Puls distal der Manschette getastet, so tritt bei vollständiger Kompression Pulslosigkeit ein. Dieser Moment der Pulslosigkeit entspricht dem systolischen Druck. Beobachtet man ganz genau den Zeiger des Manometers oder den oberen Pegel der Quecksilbersäule, so ist ein Ausschlagen des Zeigers bei beginnender Stenosierung der Arterie (diastolischer Wert) bis zum Stillstand des Zeigers bei kompletter Kompression (systolischer Wert) zu bemerken.

Nach Anlegen der Manschette eines Blutdruckapparates kann der diastolische Wert akustisch mit Hilfe eines Stethoskopes, der systolische Wert dagegen palpatorisch gemessen werden.

Die Blutdruckmessung erfolgt am entblößten Oberarm. Da es lagebedingte Blutdruckschwankungen gibt, sollte die Lage des Patienten während des Messens vermerkt werden. Bei bestimmten Herz-Gefäß-Erkrankungen muß nacheinander an beiden Oberarmen gemessen werden. Kontrollmessungen an verschiedenen Tagen sind immer am selben Arm und mit demselben Apparat vorzunehmen. Sind die Ergebnisse unsicher, Luft ablassen und die Messung wiederholen.

Vorgehen beim Messen des Blutdruckes (Abb. 93):

▶ Der Patient ist zunächst bequem und entspannt zu lagern, beengende Kleidungsstücke sind abzulegen.
▶ Die Blutdruckmanschette wird faltenlos und straff am Oberarm fixiert.
▶ Die Schlauchverbindungen und das Ventil müssen überprüft werden. Das Manometer wird in Sichtweite gebracht. Stethoskop unterhalb (distal) der Manschette auf die Ellenbeuge aufsetzen.
▶ Die Manschette wird bei geschlossenem Ventil aufgeblasen, bis der periphere Puls nicht mehr tastbar und über das Stethoskop auch nicht mehr hörbar ist.

▶ Bei unbekanntem Blutdruck des Patienten den Druck auf 200 mm Hg aufblasen, danach langsam das Ventil öffnen und den Druck allmählich reduzieren. Der zuerst gehörte Pulston ist der systolische, der zuletzt gehörte der diastolische Wert.
▶ Bei bekanntem Blutdruck des Patienten 1,5–4,0 kPa mehr aufblasen, dann Druck reduzieren und ablesen.
▶ Nach erfolgter Messung die gesamte Luft aus der Manschette entweichen lassen.
▶ Die gemessenen Werte sind sofort zu dokumentieren!

Bei bestimmten Krankheitszuständen ist es notwendig, die Blutdruckwerte in kürzeren Zeitfolgen zu erfassen:
– bei Schädel-Hirn-Verletzungen,
– nach Unfällen, schweren Blutungen oder größeren operativen Eingriffen,
– bei Herz-Kreislauf-Erkrankungen (Hypertonie, Hypotonie).

Dieses wird auch empfohlen während der Behandlung mit bestimmten Arzneimitteln.

Beim Messen des Blutdruckes können Fehler aus folgenden Ursachen entstehen:
– nicht intakter Blutdruckapparat, defektes Ventil- oder Schlauchsystem,
– nicht glatt aufliegende oder nicht völlig entleerte Manschette,
– zu rasche Druckreduzierung (Pulswelle normal 0,8/s, deshalb Drucksenkung 0,3–0,4 kPa je Sekunde!).

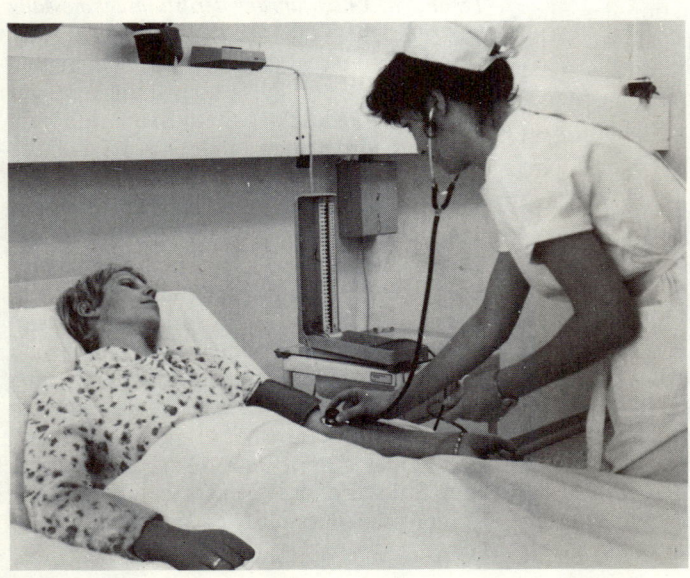

Abb. 93
Die Blutdruckmessung

3.1.4. Die Unterstützung des Arztes bei der Visite

Die Visite ist ein wichtiges Aufgabengebiet der Krankenschwester in der Behandlungspflege. Hier erfolgt der Kontakt zwischen dem Patienten und dem Behandlungskollektiv. Bei der Visite zeigt es sich, ob Vertrauen, Kooperation und menschliches Miteinander vorhanden sind.

- Die Visite ist für den Patienten der tägliche Höhepunkt im Stationsablauf.
- Sie ermöglicht ihm ein Gespräch, die Äußerung von Sorgen und Nöten.
- Der Patient erwartet von der Visite neue Informationen, Entscheidungen, menschliche Wärme und Kraft zur Bewältigung schwerer Situationen.

Aufgaben der Krankenschwester vor, während und nach der Visite
Im Mittelpunkt steht der Patient. Er ist über die Visite zu informieren. Die Krankenschwester hat alle notwendigen Vorbereitungen zu treffen, die eine zügige und ordnungsgemäße Visite gewährleisten.

- Die Unterlagen des Kranken müssen vollständig und griffbereit sein. Das betrifft vor allem neue Befunde und Röntgenaufnahmen im Original.
- Je nach Fachgebiet sollte ein Visitenwagen vorhanden sein, auf dem diese Unterlagen sowie Untersuchungsbestecks bereit liegen (Abb. 94).
- Aktuelle Informationen über den Zustand des Patienten sind entweder mündlich oder an Hand der Unterlagen zu übermitteln.
- Bei notwendigen ärztlichen Untersuchungen hat die Krankenschwester zu assistie-

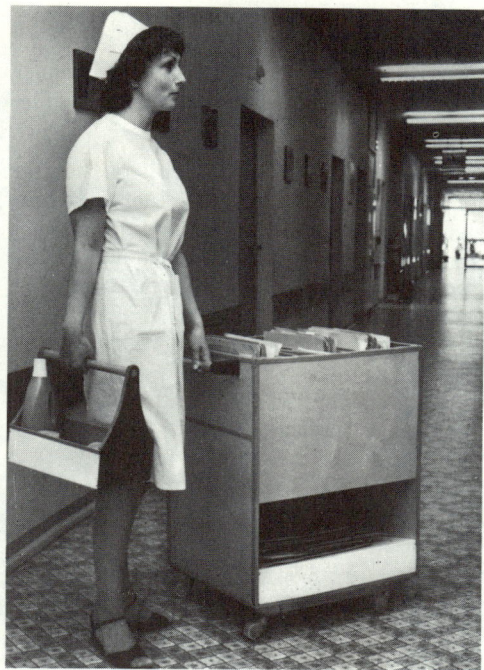

Abb. 94 Krankenschwester mit Visitenwagen und Behältnis für wichtige Untersuchungsmaterialien

ren, alle ärztlichen Verordnungen werden schriftlich vermerkt.
- Nach der Visite müssen die Unterlagen des Kranken im Stationszimmer verwahrt werden.
- Ärztliche Verordnungen sind unverzüglich durchzuführen.
- Nach der Visite empfiehlt es sich, in dringenden Fällen Patienten nochmals aufzusuchen, sie aufzuklären und ihre Ängste vor neuen Untersuchungen zu zerstreuen.

In manchen Fällen können zusätzliche Arztvisiten erforderlich werden. Diese erfolgen entweder von dem behandelnden Arzt, der den Patienten kennt, oder aber von einem diensthabenden Arzt, der den Patienten noch nicht kennt.
Bei zusätzlichen Visiten trägt die Krankenschwester eine besondere Verantwortung, weil

- eine außergewöhnliche Situation entstanden ist,
- sie auf Grund ihres engen Kontaktes zum Patienten dem Arzt wichtige Informationen geben kann,

- oftmals keine Zeit vorhanden ist, um alle Unterlagen herbei zu schaffen,
- ärztliche Verordnungen schnell, sicher und verläßlich durchgeführt werden müssen.

Zukünftige Krankenschwestern und Ärzte nehmen an der Lehrvisite teil. Sie ist ein wichtiger Bestandteil im Ausbildungsprozeß. Die Krankenschwester achtet darauf,

- daß die Würde des Patienten gewahrt bleibt,
- der Patient nicht beunruhigt oder verunsichert wird,
- die erforderlichen Untersuchungsbestecks vorhanden sind,
- eine exakte Dokumentation erfolgt.

3.1.5. Die Blutentnahme

Jede Blutentnahme ist ein Eingriff. Sie erfolgt mittels Venen- oder Arterienpunktion. Die Haut wird mit einer Kanüle durchstoßen und das Blutgefäß einwandig durchbohrt. Es entsteht eine Verbindung zwischen dem Gefäßsystem und der Außenwelt.

Es ist zwischen der Punktion von Venen und Arterien (venöse und arterielle Blutentnahme) zu unterscheiden. Die venöse Blutentnahme gehört zu den Aufgaben der Krankenschwester. Die arterielle Blutentnahme wird dagegen nur vom Arzt ausgeführt.

Die Indikation zur Blutentnahme wird vom Arzt gestellt. Der Eingriff ist mit aller Sorgfalt durchzuführen; denn jeder Eingriff – auch die Venenpunktion – birgt Gefahren in sich. Das gewonnene Blut wird vorwiegend für diagnostische, seltener für therapeutische Zwecke benötigt.

Bei einer Blutentnahme ist zu beachten, daß

- die meisten Menschen beim „Stechen" mit einer „Nadel" Angst und Unbehagen empfinden,
- die Punktion das Einschleppen von Keimen (unsterile Kanüle, Verschleppung von pathogenen Hautkeimen) in die Blutbahn und in das Unterhautgewebe ermöglicht,
- durch die Punktion eine Blutungsquelle entstehen kann.

Der Patient ist über die Indikation, Notwendigkeit und den Verlauf einer Venenpunktion aufzuklären. In einem vertrauensvollen Gespräch sind Ängste zu zerstreuen und seine Kooperationsbereitschaft zu sichern.

Der Eingriff muß risikoarm gehalten werden durch

- entspannte Lagerung des Patienten,
- Bereitstellung aller benötigten Instrumente und Materialien,
- fachgerechte Desinfektion der Haut,
- Verwendung steriler Kanülen und Spritzen,
- sorgfältigen Umgang mit dem entnommenen Blut, einschließlich exakte Beschriftung.

Nach der Blutentnahme ist die Einstichstelle zu desinfizieren und mit einem Pflaster oder sterilen Tupfer zu versehen.

Das entnommene Blut ist wie Infektionsmaterial zu behandeln, weil durch Blut Infektionskrankheiten übertragen werden können (Virushepatitisgefahr!).

Die Blutentnahme kann im Sitzen oder im Liegen erfolgen. Bei gehfähigen Patienten ist es zweckmäßig, die Venenpunktion nicht im Krankenzimmer, sondern in einem Funktionszimmer (Stationszimmer) vorzunehmen.

Vorbereitung zur Blutentnahme mittels Venenpunktion (Abb. 95):

- Orientierung über die benötigte Blutmenge (Anzahl der durchzuführenden Analysen),
- Kenntnis darüber, wieviel Nativblut je Röhrchen gebraucht wird und welcher Menge Blut ein gerinnungshemmender Stoff beigefügt sein muß (vorwiegend Natrium citricum),
- Auswahl der Röhrchen und ihre genaue Beschriftung,
- Ausfüllen der Anforderungsscheine, welche die vom Arzt geforderten Analysen ausweisen,
- Bereitstellung der Röhrchen auf einem Stativ,
- Anordnung des vollständigen Spritzbestecks auf einem Tablett: Stativ mit beschrifteten Röhrchen, Kanülen, Spritzen sowie Desinfektionslösung, sterile Tup-

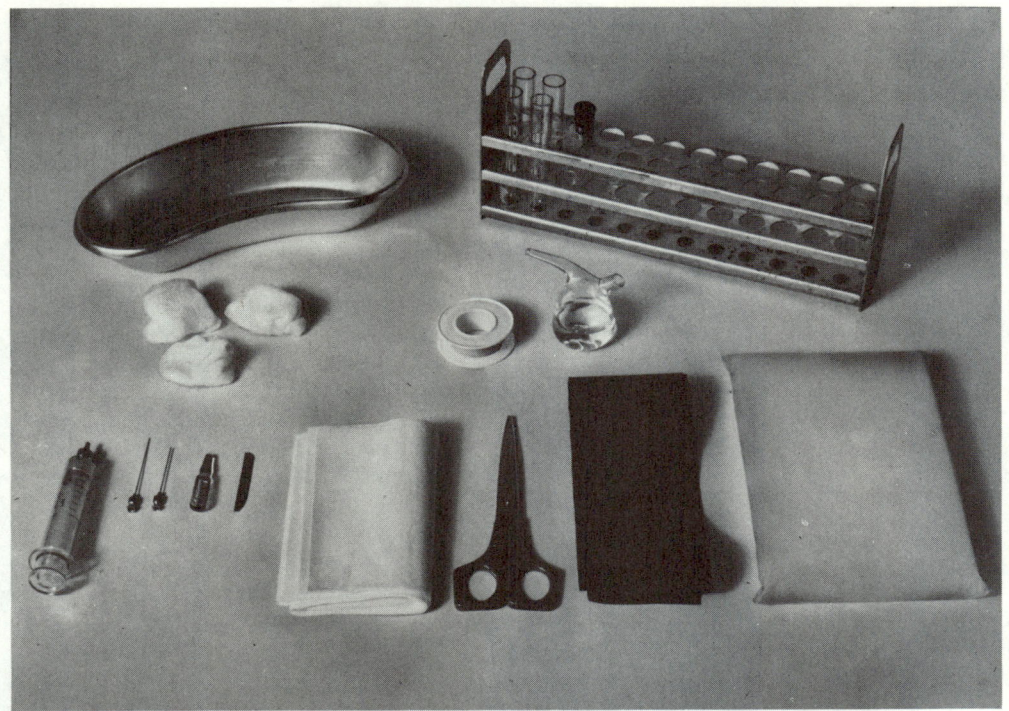

Abb. 95 Materialien zur Blutentnahme

fer, Stauschlauch, Heftpflaster, Nieren-schale, Lagerungskissen.

Hinweise zum Spritzbesteck:
- Zu bevorzugen sind kurzgeschliffene Kanülen, sterilisierbar, oder Einwegkanülen.
- Als Spritze kann die Standard-Rekord- oder Einwegspritze verwendet werden.
- Punktion ist auch ohne Spritze mit Hilfe einer Flügelkanüle möglich.
- Für Spezialuntersuchungen (z. B. Blutalkohol) kann Einwegmaterial in Form eines Vakuumröhrchens mit angeschweißter glasumschichteter Kanüle benutzt werden.

Durchführung der Venenpunktion
Nachdem sich die Krankenschwester die Hände gewaschen hat, wird die Kanüle auf die Injektionsspritze gesetzt und diese in Reichweite abgelegt. Sodann wird die geeignete Punktionsstelle ausgewählt. Nach Möglichkeit ist eine gut sichtbare oder nach Anlegen der Staubinde eine gut tastbare Vene
- in der Ellenbeuge (Abb. 96),
- im Unterarmbereich oder

- im Handrückenbereich

zu nehmen. Danach Anlegen der Staubinde oder des Stauschlauches; Lagerung des gestreckten Armes auf dem Lagerungskissen (entspannte Lage des Patienten beachten!) (Abb. 97).

Desinfektion der Haut mit Tupfer. Die Haut wird quer zur Einstichrichtung mit einer Hand gespannt, die andere Hand faßt die Spritze mit der festsitzenden Kanüle. Die Kanüle wird durch die Haut gestochen in Richtung des sichtbaren Gefäßes (direkte Venenpunktion) oder in Richtung des tastbaren (bedingt durch den Venenstau) Gefäßes (indirekte Venenpunktion). Nachdem der Widerstand der Venenwand spürbar überwunden ist, wird Blut aspiriert. Bei unklarer Lage der Kanülenspritze kann mit einer Hand die Spritze vorgeschoben, mit der anderen ein Daueraspirationsdruck ausgeübt werden. Ist Blut in der Spritze vorhanden, wird entweder weiter aspiriert und damit die Spritze vollgezogen, oder man entfernt die Spritze und läßt das Blut in ein Röhrchen abtropfen. Ist die gewünschte Blutmenge erreicht, entfernt man den Stau-

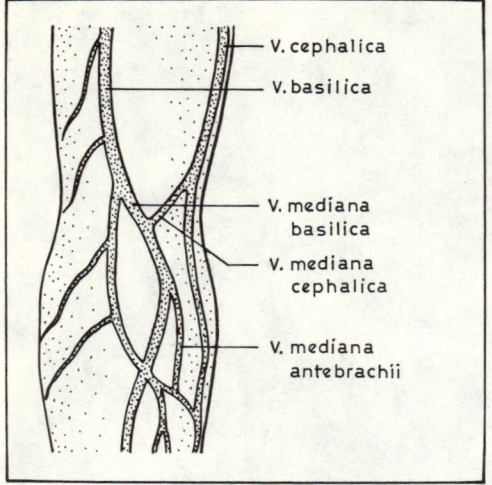

Abb. 96 Schematische Darstellung von Venenpunktionsstellen in der Ellenbeuge

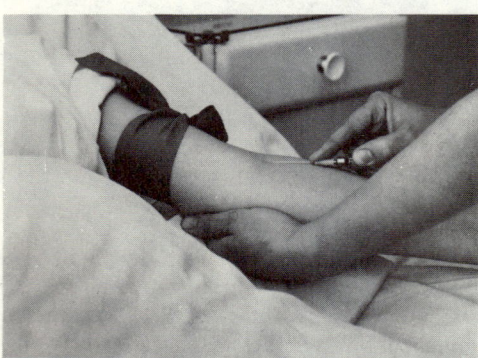

Abb. 97 Blutentnahme durch Venenpunktion

schlauch, legt über die Punktionsstelle einen mit Desinfektionslösung getränkten oder auch einen sterilen trockenen Tupfer und zieht die Kanüle aus dem Gewebe. Die Punktionsstelle wird 15–20 s mit dem Tupfer komprimiert, der Arm anschließend mit liegendem Tupfer gebeugt, nach 2–3 min Desinfektion der Haut, Auflegen eines Heftpflasters.

Folgende Hinweise erleichtern die Venenpunktion:
▶ Nach Möglichkeit in der Ellenbeuge punktieren. Die Schmerzempfindlichkeit am Unterarm, besonders aber im Handrückenbereich, ist wesentlich größer.
▶ Öffnen und Schließen der Faust sowie Herunterhängen des Armes können die Venenfüllung erleichtern und beschleunigen.
▶ Ein weiteres Hilfsmittel zur besseren Venenlokalisation kann ein feuchtwarmer Umschlag sein.
▶ Beim Anlegen der Staubinde darf kein Schmerz entstehen. Arterielle Gefäße müssen durchgängig bleiben, im Zweifelsfall Puls tasten.

Die Krankenschwester sollte
● ruhig und sicher auftreten. Dies festigt das Vertrauen des Patienten,
● beim Nichtauffinden einer Vene den Patienten aufklären und ohne Hast eine neue Punktionsstelle vorbereiten,
● durch Übung den Tastsinn für gefüllte, aber nicht sichtbare Venen entwickeln.

Beim Umgang mit dem gewonnenen Blut ist folgendes zu beachten:
▶ Das Blut ist in Röhrchen senkrecht stehend und gut verschlossen aufzubewahren.
▶ Schneller Transport in das Laboratorium oder Aufbewahrung im Kühlschrank sind zu sichern.
▶ Das Blut darf nicht geschüttelt werden, um eine mechanische Schädigung der Blutkörperchen zu vermeiden (Gefahr der Hämolyse, Analyse ist nicht durchführbar, bedeutet erneute Venenpunktion).
▶ Bei Vermischung des Blutes mit gerinnungshemmenden oder konservierenden Flüssigkeiten sind die Röhrchen nur zu kippen, nicht zu schütteln!
▶ Wenn Blut durch Abtropfen in das Röhrchen gewonnen wird, dann immer am Röhrenrand fließen lassen.
▶ Blut von der Spritze in das Röhrchen wird unter kleinem Kolbendruck gleichfalls langsam am Röhrenrand entleert.
▶ Vor und nach der Blutentnahme Aufschriften am Röhrchen (Name und Nummer des Patienten) mit dem Namen des Patienten vergleichen, Verwechslungsgefahr ausschließen!

3.1.6. Die Blutsenkungsreaktion

Es gibt Erkrankungen, bei denen sich im Blut die Globuline vermehren, während die Albumine verringert sind. Dadurch sinken die roten Blutkörperchen in ungerinnbarem Blut, das sich in einem Glasröhrchen befindet, wesentlich schneller nach unten. Diese Geschwindigkeit des Absinkens ist meßbar, der Prozeß wird Blutsenkung genannt (BSR = Blutsenkungsreaktion). Durch die Zugabe von Natrium citricum wird das gewonnene Venenblut ungerinnbar gemacht (Abb. 98).

Die Blutsenkung ist eine unspezifische, pathologische Reaktion. Pathologische Werte weisen nicht auf ein bestimmtes Krankheitsbild hin.

Die Durchführung dieser Untersuchungsmethode (Blutgewinnung, Abfüllen, Messen) ist Aufgabe der Krankenschwester.
In der Regel findet die Methode nach *Westergren*Anwendung. Das Blut wird mit kleiner Kanüle und mit Hilfe einer 2-ml-Spritze gewonnen. Vor der Venenpunktion wird 0,4 ml (Teilstriche an der Spritze beachten) einer 3,8%igen Natrium-citricum-Lösung (wird in Ampullen geliefert) aufgezogen, die Vene punktiert und nur 1,6 ml Blut (damit 2,0 ml Blut erreicht werden) aspiriert (Abb. 99). Durch Kippen **(nicht Schütteln!)** wird das Blut mit der Lösung vermischt und

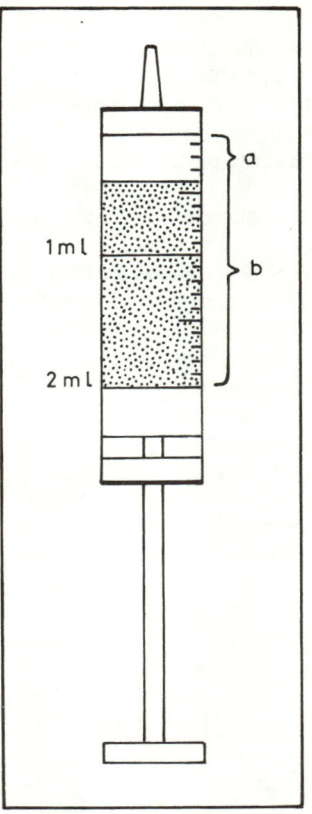

Abb. 99 Schematische Darstellung des Mischungsverhältnisses Blut zu Natrium-citricum-Lösung
a Natrium-citricum-Lösung, b Blut

im Senkungsröhrchen aufgezogen. Diese Senkungsröhrchen befinden sich in einem *Westergren*-Senkungsständer und haben eine im Glas eingeschliffene Graduierung nach Millimetern und Zentimetern. Die Nummer des Senkungsröhrchens mit Namen und Nummer des Patienten wird in einem Heft vermerkt. Nach Fixation des Röhrchens wird ein Stundenwecker eingestellt. Die Geschwindigkeit der Blutsenkung, ablesbar in Millimetern, wird an der Grenze zwischen der roten Blutsäule und der darüber befindlichen gelblichen Säule des Blutplasmas abgelesen und notiert. Die Ablesung erfolgt in der Regel nach einer Stunde und nach 2 Stunden. Anschließend wird das Blut aus dem Röhrchen entfernt, das Röhrchen gesäubert und das gemessene Ergebnis in die Krankenunterlagen (Krankenkurve) übertragen.

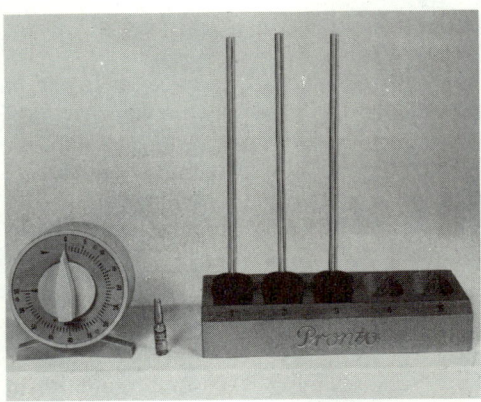

Abb. 98 Notwendige Materialien für die Bestimmung der Blutsenkungsreaktion:
Kurzzeitwecker
3,8%ige Natrium-citricum-Lösung
Blutsenkungsröhrchen nach Westergren

Die Krankenschwester hat zu beachten:

▶ Das genaue Verhältnis Lösung zu Blut (0,4 ml : 1,6 ml) einhalten,
▶ beides vorsichtig mischen, Senkungsröhrchen exakt auffüllen,
▶ Zeit genau einstellen und danach messen,
▶ Verwechslungsmöglichkeiten ausschließen.

Die BSR kann physiologischerweise nach eiweißreichen und voluminösen Mahlzeiten, im letzten Drittel der Schwangerschaft sowie einige Wochen nach der Entbindung erhöht sein. Im Einzelfall, jedoch äußerst selten, kann trotz schwerster Erkrankung (z. B. Krebs) die BSR normal sein.

Die normale BSR beträgt bei Männern 3–8 mm, bei Frauen 6–10 mm je Stunde. Der Idealwert beträgt 6/12 (d. h. 6 mm in der ersten, 12 mm nach der zweiten Stunde).

Blutplasma hat eine gelbliche Farbe. Über Farbveränderungen des Plasmas (z. B. dunkel bei Leberschäden, milchig bei zu hohem Fettgehalt) ist der Arzt zu verständigen.

Mikrobiologische Untersuchung des Blutes

Bei gezielter Indikation werden Mikroorganismen (Bakterien) aus dem Blut gezüchtet. Es muß dabei unbedingt vermieden werden, daß während und nach der Venenpunktion zusätzlich Bakterien in das gewonnene Blut gelangen können. Deshalb ist bei der Venenpunktion folgendes zu beachten:

▶ Vor der Venenpunktion Aufklärung des Patienten.
▶ Zur Vermeidung einer Tröpfcheninfektion darf während der Venenpunktion nicht gesprochen werden. Die Krankenschwester sollte möglichst eine Gesichtsmaske tragen.
▶ Wenn es der Zustand des Patienten erlaubt, ist die Venenpunktion in einem Funktionsraum durchzuführen.
▶ Die Blutkulturflasche ist sorgfältig zu beschriften.
▶ Hände waschen und bürsten!
▶ Die Punktionsstelle ist wie vor einem operativen Eingriff zu desinfizieren.
▶ Nach der Blutgewinnung Kanüle wechseln, Gummistöpsel desinfizieren und

das Blut durch den Gummistöpsel in die Flasche spritzen.
▶ Blut sofort ins Laboratorium senden.

Blutentnahme zum Zweck einer Blutkultur sollte möglichst mit Assistenz durchgeführt werden.

3.2. Injektionen

Als Injektion wird die Verabreichung von flüssigen Arzneimitteln mit Hilfe einer Spritze und einer Kanüle unmittelbar in das Gewebe oder in die Blutgefäße bezeichnet. Sie erfolgt unter Umgehung des Magen-Darm-Traktes (parenteral). Jede Injektion geschieht auf ärztliche Anordnung. Die Krankenschwester ist berechtigt, nach Verordnung des Arztes intrakutan, subkutan und intramuskulär zu injizieren. Für die selbständige Durchführung einer intravenösen Injektion braucht sie jedoch die schriftliche Genehmigung des ärztlichen Leiters.

Folgende Injektionsarten dürfen nur vom Arzt vorgenommen werden:

● die intraarterielle Injektion (in die Arterie),
● die intraartikuläre Injektion (in das Gelenk),
● die intralumbale Injektion (in den Lumbalsack),
● die intrakardiale Injektion (direkt in das Herz).

Bei diesen Injektionen assistiert die Krankenschwester.

Führt die Krankenschwester eine Injektion selbständig aus, so hat sie die vom Arzt vorgegebene Dosierung genau einzuhalten. Jede Injektion kann Komplikationen nach sich ziehen und bei Nichtbeachtung der Vorschriften für den Patienten eine Gefahrenquelle darstellen.

Bei der Injektion muß strengste Asepsis gewahrt bleiben!

Die Verabreichung von Arzneimitteln in Form einer Injektion hat folgende Vorteile:

● Es wird eine schnelle Wirkung des Arzneimittels erreicht.
● Die Dosierung des Arzneimittels ist gut steuerbar.

- Das Arzneimittel kann dem Patienten auch bei Einschränkung des Bewußtseins zugeführt werden.
- Manche Arzneimittel werden durch die Magensäure und andere Verdauungssäfte unwirksam, so daß sie nur parenteral wirken können.
- Resorptionsstörungen im Magen-Darm-Bereich werden mit Hilfe der Injektion vermieden.

Es muß jedoch darauf hingewiesen werden, daß bei allen Vorzügen der parenteralen Applikation Komplikationen, Zwischenfälle sowie Unverträglichkeiten schneller und heftiger entstehen können, da das Arzneimittel bei intravenöser Injektion sofort, bei intramuskulärer oder subkutaner verzögert in die Blutbahn gelangt und je nach Dosierung wirkt. Zwischenfälle infolge Unverträglichkeit können bereits während der Injektion oder aber danach auftreten. Hauptsymptome bei Unverträglichkeit sind Schmerzen und Schockzeichen. Treten diese Zwischenfälle auf, ist unverzüglich der Arzt zu benachrichtigen. Es sind sofort Antiallergika einzusetzen bzw. eine Schockbekämpfung einzuleiten.

Der Patient sieht in jeder Injektion einen Eingriff, der bei ihm Angst und Abwehr auslöst. Deshalb ist es wichtig, daß der Kranke auf die Injektion verständnisvoll vorbereitet wird. Nach der Injektion muß der Patient ge-

wissenhaft beobachtet werden, da auch bei einwandfreier Technik Komplikationen auftreten können.

3.2.1. Spritzen und Kanülen

Injektionen werden mit Hilfe einer Spritze und einer Kanüle durchgeführt. Die Spritze nimmt das flüssige Arzneimittel auf, die Kanüle dringt in das Gewebe ein und leitet die Flüssigkeit von der Spritze in das Gewebe. Deshalb müssen Spritzen wie auch Kanülen absolut steril sein!

Spritzen (Abb. 100)

Einwegspritzen
Die beste Gewähr für Sterilität bietet Einwegmaterial. Es handelt sich um industriell verpackte sterilisierte Spritzen und Kanülen, die nach dem Gebrauch weggeworfen werden.

Im Umgang mit Einwegmaterialien ist zu beachten:
▸ Die Verpackung darf nicht beschädigt sein.
▸ Bei Entnahme der Spritzen aus der Verpackung muß die Sterilität gewahrt bleiben.
▸ Die Vernichtung der Einmalgebrauchsmaterialien muß sorgfältig und sicher er-

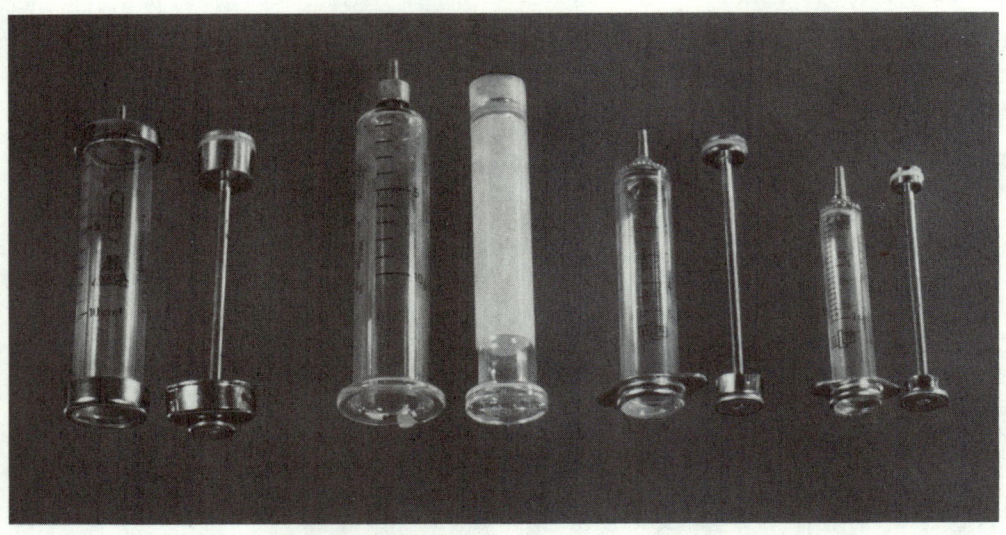

Abb. 100   Verschiedene Spritzenformen
von links nach rechts: Recordspritze, Glasspritze, Tuberkulinspritze, Insulinspritze

173

folgen (Infektions- und Verletzungsgefahr!).

Glasspritzen
Die meisten Spritzen bestehen vollständig aus Glas. Es gibt aber auch solche, die nur einen Glaszylinder haben und alle anderen Teile aus Metall gefertigt sind. Auf dem Glaszylinder befindet sich die Graduierung. Das Fassungsvermögen fast aller Spritzenarten variiert und kann 1 ml, 2 ml, 5 ml, 10 ml und 20 ml betragen.
Jede Spritze besteht aus 2 Teilen: aus Stempel, Stiel und Griff sowie aus dem Glaszylinder mit dem Konus. Zur Reinigung wird die Spritze in ihre beiden Bestandteile zerlegt. Die Sterilisation erfolgt bis zu einer Temperatur von 200°C.

Spezialspritzen
Zu diesen zählen
- die Tuberkulinspritze (zur Immunisierung)
  mit einem Volumen von 1 ml und einer Graduierung bis 0,01 ml;
- die Insulinspritze (für Diabetiker)
  mit einem Volumen von 1–2 ml und einer Graduierung, die I. E. entspricht.

Kanülen (Abb. 101)
Es werden folgende Arten unterschieden:
- *spitze Kanülen* zur Injektion und zum Aufziehen,
- *stumpfe Kanülen* zum Aufziehen und zum Spülen (z. B. Fisteln, Gewebstaschen).

Es gibt
- kurze und lange Kanülen,
- feine, mittelfeine und dicke Kanülen,
- kurz- und langgeschliffene Kanülenspitzen.

Die Form einer Kanüle (Länge, Stärke) wird durch Nummern charakterisiert. Die Auswahl der Kanüle richtet sich nach der Injektionsart, dem zu verabreichenden Arzneimittel oder der abzunehmenden Blutmenge, der Injektionsstelle und der Beschaffenheit der Haut (Abb. 102).

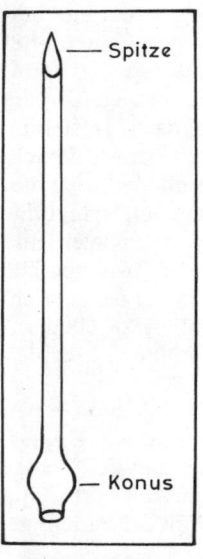

Abb. 102 Schematische Darstellung einer Kanüle

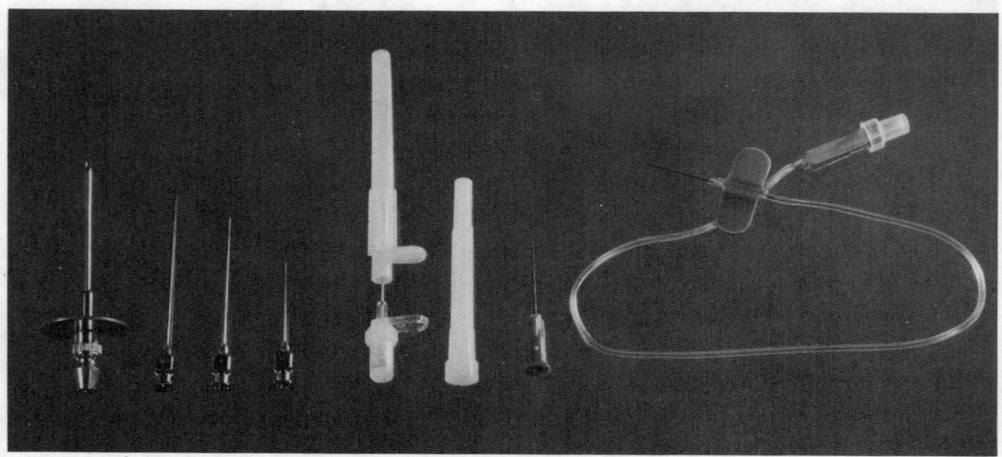

Abb. 101 Verschiedene Kanülenformen

3.2.2. Vorbereitung einer Injektion

Nach ärztlicher Verordnung des Arzneimittels, seiner Dosierung und der Injektionsart sind folgende Vorbereitungen zu treffen: Alle benötigten Materialien, das Arzneimittel und Hilfsmittel, wie Tupfer, Stauschläuche, Desinfektionslösung, sind zweckmäßigerweise auf einem Spritzentablett im Stationszimmer zusammenzustellen. Dabei ist streng auf Einhaltung der Sterilität zu achten (Abb. 103). Das Spritzentablett gewährleistet einen schnellen Zugriff und die übersichtliche Anordnung allen notwendigen Zubehörs für die vorgesehene Injektion sowie ihre schonende Durchführung. Für die Ausstattung des Spritzentablettes bestehen folgende Möglichkeiten:

● *Benutzung von Einwegmaterial*
(Spritze, Kanüle zum Aufziehen, Kanüle zum Spritzen, Tupfer mit Desinfektionslösung, trockene Tupfer, Heftpflaster)

Die Spritze wird der sterilen Verpackung entnommen und sofort auf das Tablett gelegt, dabei darf der Konus das Tablett nicht berühren. Dann wird die erste Kanüle aus der Packung genommen, auf den Konus der Spritze gesetzt und die Spritze mit Kanüle auf das Tablett gelegt; auch die Kanüle darf mit dem Tablett nicht in Berührung kommen. Es folgen das Aufsägen der Ampulle (Vorsicht! Verletzungsgefahr!) und die Entnahme des Arzneimittels. Sodann wird die gefüllte Spritze auf das Tablett zurückgelegt und die zur Entnahme des Arzneimittels benutzte Kanüle entfernt. Die zur Injektion bereitgelegte Kanüle wird auf den Konus aufgesetzt.

● *Benutzung von sterilen Spritzen und Kanülen zum mehrmaligen Gebrauch*
Sie befinden sich in einem sterilen Behälter (Spritzenkasten und Kanülengefäß, vorwiegend aus Glas, mit einem Deckel versehen). Beide Behälter enthalten meistens das Spritzen- und Kanülensortiment für den Stationsbedarf. Die Entnahme muß so erfolgen, das die restlichen Spritzen und Kanülen steril und damit gebrauchsfähig bleiben. Entnommen wird mit einer sterilen Kornzange, die in einem Standgefäß steht.

Das Spritzentablett wird mit einem sterilen Tuch abgedeckt. Gibt es kein Spritzentablett, kann die Spritze auch im Stationszimmer aufgezogen werden. Über die Kanüle wird die leere Ampulle des verwendeten Arzneimittels gestülpt (Schutz vor Verschmutzung der Kanüle sowie letzte Kontrolle des Arzneimittels unmittelbar vor der Injektion). Mit Desinfektionslösung getränkte Tupfer werden in eine Nierenschale gelegt. Sodann kann die Krankenschwester den Patienten aufsuchen. Diese zuletzt beschriebene Art des Vorgehens bei Injektionen sollte jedoch nur dringenden Fällen vorbehalten bleiben.

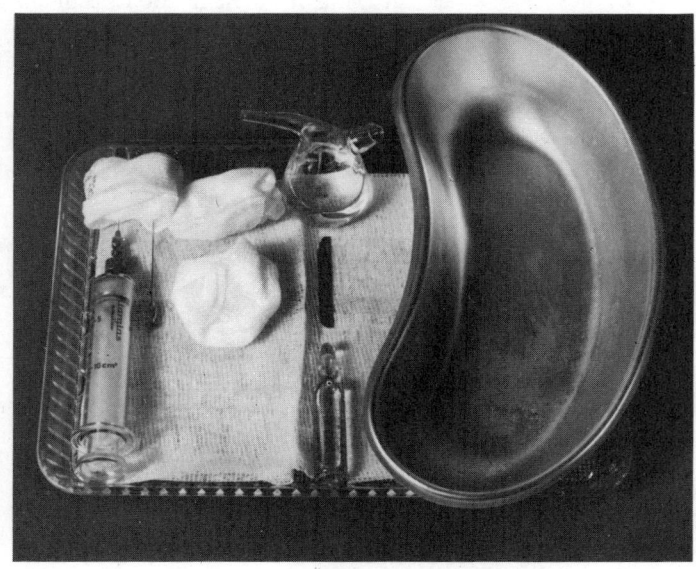

Abb. 103   Spritzentablett

3.2.3. Injektionslösungen

Die Vorbereitung der zu injizierenden Flüssigkeit und die Injektion selbst haben unter absolut sterilen Bedingungen zu erfolgen. Arzneimittel, die zur Injektion bestimmt sind, können in folgenden Formen zur Anwendung kommen:
- als wäßrige Lösung,
- als Trockensubstanz (Pulver in der Ampulle); das Lösungsmittel (meist Kochsalz oder Aqua destillata) befindet sich in einer anderen Ampulle,
- als alkoholische Lösung,
- als ölige Lösung, vorwiegend für Hormone,
- als Emulsion (Gemisch zwischen wäßrigen und öligen Teilen),
- als Suspension (kleinste Teilchen des Arzneimittels mit Wasser versetzt).

Die zu injizierenden Arzneimittel werden vorwiegend in Ampullen aus Glas, manche jedoch auch in Stechampullen (kleine Glasbehälter mit Gummiverschluß, der durch eine Blechkappe geschützt ist) aufbewahrt. Nur wenige Arzneimittel sind bereits fabrikfertig in der Spritze enthalten (Einwegmaterial). Injektionslösungen können auch in der Krankenhausapotheke hergestellt werden. Ihre Aufbewahrung erfolgt in Flaschen mit einem sterilen Gummiverschluß (Abb. 104).

Beim Umgang mit Injektionslösungen hat die Krankenschwester folgendes zu beachten:
▶ Der Name des vom Arzt verordneten Arzneimittels ist mit der Beschriftung auf dem Behältnis zu vergleichen, die Dosierungsvorschrift streng einzuhalten,
▶ Ampullen sind zu desinfizieren und aufzufeilen. Dabei wird ein Tupfer an die Gegenseite des aufzufeilenden Ampullenhalses gehalten, der Hals angefeilt und anschließend aufgebrochen (Abb. 105).
▶ Bei Trockensubstanzen wird das Lösungsmittel in die Trockenampulle injiziert. Hat sich die Trockensubstanz aufgelöst, sollte möglichst sofort injiziert werden.
▶ Von Stechampullen zur mehrmaligen Entnahme wird die Blechkappe entfernt, der Gummiverschluß desinfiziert und durch diesen die Aufzugskanüle gestochen.
▶ Apothekenflaschen werden nach Entfernung des Gummistöpsels schräg gestellt und so die Injektionslösung in die Spritze aufgezogen. Anschließend ist die Flasche sofort wieder zu verschließen.
▶ Bereits gefüllte Spritzen (Einwegmaterial) sind, wie auf der Gebrauchsanweisung angegeben, aufzubrechen.
▶ Emulsionen, Suspensionen und ölige Lösungen müssen vor der Entnahme geschüttelt werden. Bei öligen Lösungen ist die Ampulle einige Zeit vor der Verwendung aus dem Kühlschrank zu nehmen und etwas zu erwärmen.
▶ Nach Entnahme des Arzneimittels ist die Ampulle oder Flasche neben die Spritze zu legen, um vor der Injektion nochmals eine Kontrolle ausüben zu können.

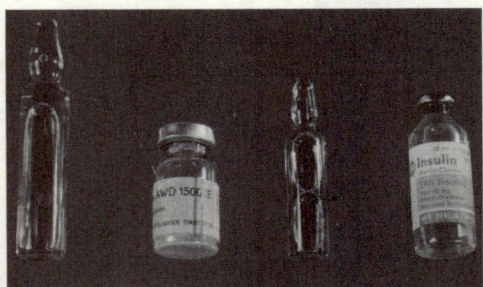

Abb. 104   Verschiedene Injektionslösungen:
Glas-Ampulle
Durchstich-Ampulle mit pulverisiertem Inhalt und Lösungsmittel in Glas-Ampulle,
Durchstich-Ampulle mit wäßrig/öliger Lösung

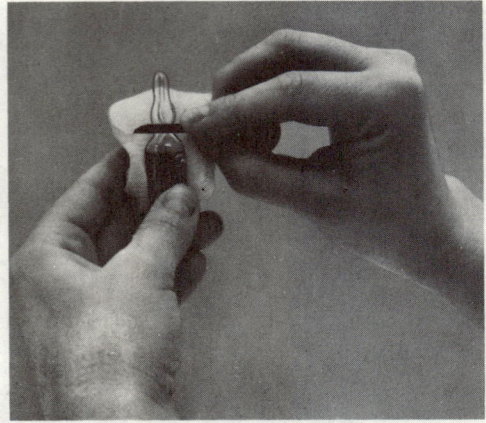

Abb. 105   Das Aufsägen einer Glas-Ampulle

3.2.3.1. Aufziehen der Injektionslösung

Das Aufziehen der Injektionslösung in die Spritze erfolgt unmittelbar vor der beabsichtigten Injektion. Folgendes ist zu beachten:

● Die Größe der Spritze richtet sich nach der Menge des zu verabreichenden Arzneimittels.
● Beim Aufsetzen der Kanüle darf nur ihr Ansatzstück berührt werden.
● Die zum Aufziehen des Arzneimittels verwendete Kanüle darf nicht zur Injektion benutzt werden.

Vorgehen bei Glasampullen (Abb. 106a u. b)
▶ Durch schüttelnde Bewegungen ist die Flüssigkeit aus dem Hals der Ampulle zu entfernen.
▶ Der Ampullenhals wird angefeilt und abgebrochen (Vorsicht, da Verletzungsgefahr durch Glassplitter!).
▶ Die Aufzugkanüle wird auf die Spritze aufgesetzt.
▶ Sodann wird das Arzneimittel aufgezogen, die Ampulle beiseitegelegt (nicht wegwerfen!), die Aufzugkanüle entfernt und die Injektionskanüle aufgesetzt. Dabei darf der Konus der Spritze nicht mit der Unterlage in Berührung kommen.
▶ Zur Entfernung von im Zylinder befindlicher Luft wird die Spritze senkrecht hoch gehalten und die Luft vorsichtig herausgedrückt.

Vorgehen bei Stechampullen (Abb. 107a u. b)
▶ Nach Desinfektion der Blechkappe wird diese entfernt, danach Desinfektion des Gummiverschlusses.
▶ Die Aufziehkanüle wird durch den Gummiverschluß gestoßen und mit Hilfe der Spritze so viel Luft in die Ampulle hineingedrückt, wie Flüssigkeit entnommen werden soll.
▶ Arzneimittel entnehmen, Aufziehkanüle herausziehen und Wechsel der Kanülen, wie bereits beschrieben.

Bleiben in der Ampulle Flüssigkeitsreste zurück, so sind diese nach der Injektion mit der Ampulle wegzuwerfen. Werden Arzneimittel aus Stechampullen oder Flaschen entnommen, so ist nach Entnahme der Gummiverschluß zu desinfizieren, das Datum und die abgefüllte Menge auf dem Etikett zu vermerken und das Gefäß ordnungsgemäß zu verwahren (z. B. im Kühlschrank).

Vorgehen bei Trockensubstanzen
▶ Das Lösungsmittel wird aufgezogen und in die Ampulle oder Stechampulle mit der Trockensubstanz gespritzt.
▶ Der Lösungsvorgang kann durch mehr-

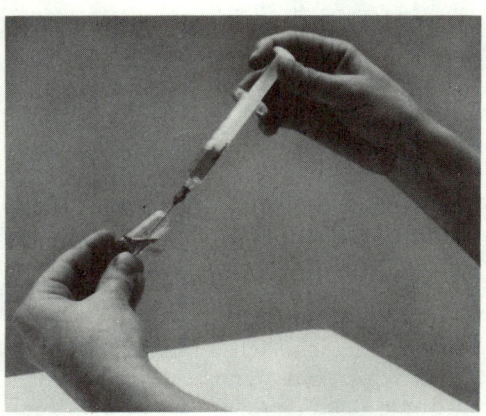

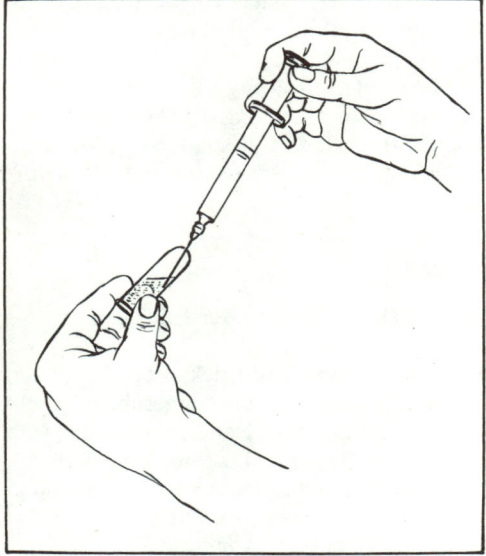

Abb. 106 Das Aufziehen einer Injektionslösung
a aus einer Glas-Ampulle

b schematische Darstellung

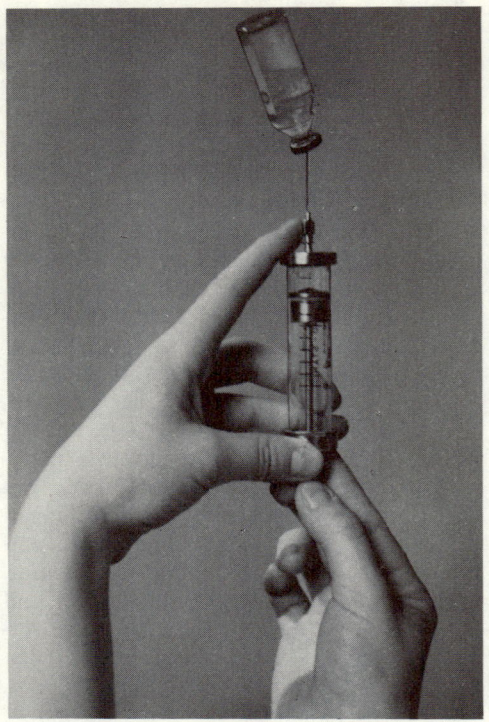

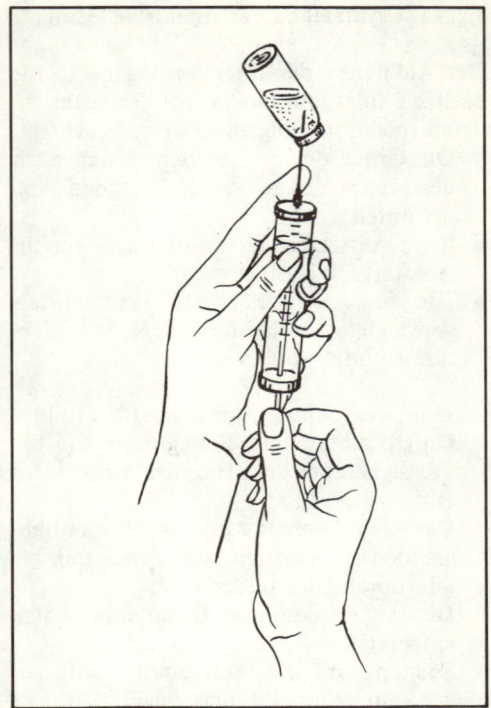

Abb. 107   Das Aufziehen einer Injektionslösung
a aus einer Durchstich-Ampulle

b schematische Darstellung

maliges Aufziehen und Hineinspritzen beschleunigt werden.
► Bei Stechampullen wird nach Zugabe des Lösungsmittels die Ampulle kräftig geschüttelt, erst nach vollständiger Auflösung erfolgt die Entnahme.

Sollen auf Anweisung des Arztes 2 Arzneimittel in einer Spritze (Mischspritze) injiziert werden, ist besonders auf Menge, Dosierung und Applikationsart zu achten.

3.2.4.   Durchführung der Injektion

Wie bereits zum Ausdruck gebracht wurde, ist der Patient über die vorgesehene Injektion zu informieren. Der Kranke sollte eine entspannte Haltung einnehmen und je nach Injektionsart gelagert werden. Die Injektionsstelle wird desinfiziert, die Haut mit der linken Hand gespannt und die Kanüle eingestochen (nicht bohren – das bereitet Schmerzen –, sondern stechen!).

Während der Injektion ist der Patient sorgfältig zu beobachten und nach seinem Befinden zu befragen. Auffälligkeiten sind sofort dem Arzt mitzuteilen.

Welche Art der Injektion gewählt wird, entscheidet der Arzt.

3.2.4.1.   Injektionsarten

Die *intrakutane Injektion* (Abb. 108a) findet vorwiegend bei Impfungen und Testen Anwendung. Die zu injizierende Lösung wird in die oberste Hautschicht (Epidermis) oder zwischen Epidermis und Lederhaut (Korium) gespritzt. Besonders geeignete Körperregionen sind die Haut des Oberarms, des Unterarms oder des Oberschenkels. Die Resorption der eingespritzten Lösung erfolgt sehr langsam. Bei intrakutanen Injektionen können lediglich kleine Mengen Lösungsmittel verabreicht werden, deshalb werden auch nur kleine Spritzen (1 und/oder 2 ml) oder Spezialspritzen sowie feine und kurze Kanülen (Nr. 16 oder 18) verwendet.

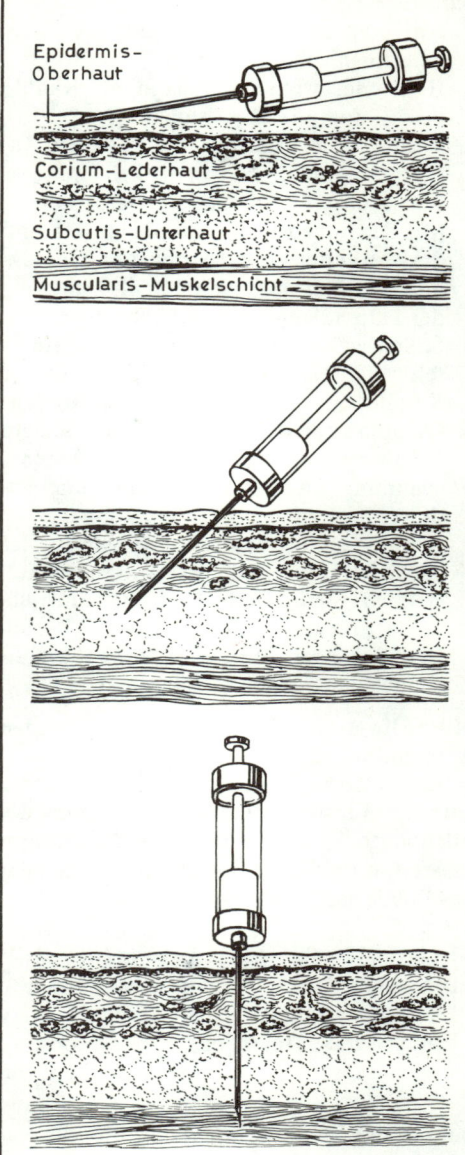

Abb. 108 Schematische Darstellung der wichtigsten Injektionsarten
a intrakutane Injektion
b subkutane Injektion
c intramuskuläre Injektion

Durchführung der Injektion
▸ Haut mit der linken Hand straff spannen,
die Kanüle sehr flach zur Haut ansetzen
und vorstoßen. Das Lumen der Kanüle
muß vollständig in der Haut verschwinden.

▸ Lösung langsam injizieren, durch den
Druck in der Haut entsteht eine Quaddel;
die Haut wird weiß.
▸ Nach Herausziehen der Kanüle Haut desinfizieren, Heftpflaster auflegen.
▸ Der Patient ist darüber aufzuklären, daß
die Injektionsstelle nicht berührt werden
darf und Waschen erst nach einigen
Stunden erlaubt ist.

Die *subkutane Injektion* (Abb. 108b) dient
dem Einbringen von Lösungen in das Unter-
hautzellgewebe (Subkutis). Die Lösungen
dürfen weder ätzend noch schmerzhaft sein.
Da die Subkutis verschiebbar ist und sich
leicht abheben läßt, wird bei der Injektion
die Haut zwischen 2 Fingern abgehoben und
die Kanüle in einem Winkel von 45° energisch durch die Haut gestoßen. Bevorzugte
Injektionsstellen sind der Oberarm und der
Oberschenkel. Bei der subkutanen Injektion
sollten langgeschliffene, kurze und feine Kanülen verwendet werden.

Durchführung der Injektion (Abb. 109)
▸ Beim Abheben der Haut ist die Kanüle
an der entstehenden Hautfalte einzuführen.
▸ Die Kanülenspitze läßt sich im subkutanen Gewebe leicht bewegen. Zunächst
aspirieren, um eine eventuelle Gefäßver-
letzung auszuschließen.
▸ Dann kann die Lösung langsam injiziert
werden.
▸ Nach beendeter Injektion sterilen Tupfer
auf den Teil der Kanüle legen, der aus
der Haut herausragt, anschließend Kanüle mit einer schnellen Bewegung herausziehen.

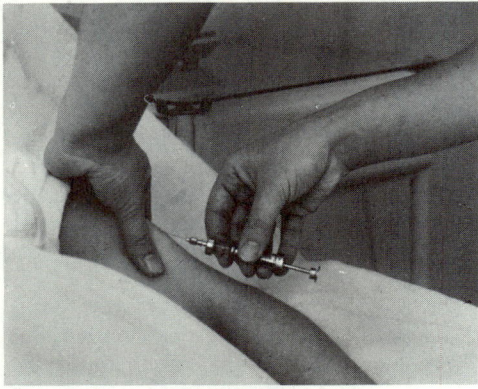

Abb. 109 Die subkutane Injektion

- Sodann wird der Tupfer auf die Einstichstelle gedrückt. Durch kreisende Bewegungen kann eine bessere Arzneimittelverteilung im Gewebe erreicht werden.
- Haut desinfizieren und Heftpflaster auf die Einstichstelle legen.

Durch die *intramuskuläre Injektion* (Abb. 108c) werden Arzneimittel in die Muskulatur gespritzt. Dort erfolgt die Resorption, bedingt durch die Struktur des Muskelgewebes, schneller als in anderen Körpergeweben. Bei dieser Injektionsart können auch größere Flüssigkeitsmengen (10–20 ml) injiziert werden. Die Haut wird mit der linken Hand gespannt, die rechte Hand führt die Spritze. Die Kanüle steht senkrecht zur Haut und durchstößt diese energisch. Zur Verwendung kommen lange, feine oder mittelstarke Kanülen. Wichtig ist die Wahl der Injektionsstelle, um in der Tiefe keine Nerven oder Gefäße zu verletzen. Die am meisten benutzte Injektionsstelle liegt über dem mittleren Gesäßmuskel, begrenzt durch den großen Rollhöcker (Trochanter major), den seitlichen Darmbeinhöcker (Eminentia cristae iliacae) und den vorderen Darmbeinstachel (Spina iliaca superior). Beim Aufsuchen dieser Stelle liegt der Patient entspannt auf der Seite mit leicht angezogenen Kniegelenken. Die flache Hand wird so auf die entspannte Glutäalmuskulatur gelegt, daß das Handgelenk der Krankenschwester auf dem großen Rollhöcker liegt. Mit den Fingern lassen sich Darmbeinhöcker und Darmbeinstachel tasten. Verbindet man gedanklich den Trochanter und die Eminentia cristae iliacae durch eine Linie, so muß der Einstich zentral dieser Linie (in Richtung Bauch) erfolgen (Abb. 110a, b, c).

Eine weitere Injektionsstelle ist die Muskulatur im Bereich des mittleren Drittels des Oberschenkels lateral der Verbindungslinie zwischen Kniescheibe und der Mitte der Leistengegend. Einstich in Richtung auf den Oberschenkelknochen.

Auch die Außenseite im Bereich des mittleren oder oberen Oberarmdrittels wird oft als Einstichstelle gewählt.

> Die Kanüle darf nie bis zum Konusansatz in das Gewebe gedrückt werden, da Kanülenbrüche immer zwischen Kanülenschaft und Kanülenansatz entstehen.

Durchführung der Injektion

- Patienten entspannt lagern und die geeignete Einstichstelle suchen.
- Haut desinfizieren, spannen, Kanüle rasch durch die Haut stoßen.
- Wird Blut aspiriert, ist die Lage der Kanüle zu ändern. Erst wenn kein weiteres Blut aspiriert wird, darf injiziert werden.
- Mit der linken Hand Kanülenansatz und Spritze halten, mit der rechten das Arzneimittel langsam injizieren. Dabei ist der Patient sorgfältig zu beobachten.
- Sollen größere Mengen eines Arzneimittels verabreicht werden, ist die Lage der Kanüle ein- oder mehrmals zu ändern (Kanüle zurückziehen und in eine andere Richtung vorschieben), da die Gewebespannung sonst stark zunimmt und dadurch Schmerzen entstehen können.
- Nach beendeter Injektion sterilen Tupfer auf die Kanüle legen, dann diese schnell herausziehen. Tupfer auf die Einstichstelle drücken und zur besseren Verteilung des Arzneimittels im Gewebe kreisende Bewegungen ausführen.

Mit Hilfe der *intravenösen Injektion* werden Arzneimittel direkt in die Blutbahn gebracht. Dabei wird eine Vene punktiert. Günstige Einstichstellen sind die Venen der Ellenbeuge und des Unterarms. Mitunter müssen auch Venen des Handrückens oder des Fußes genommen werden.

> Intravenös verabfolgte Arzneimittel wirken sehr schnell. Es dürfen nur solche Lösungen appliziert werden, die lt. Etikett für diese Injektionsart ausgewiesen sind.

Bei der intravenösen Injektion sollte die Kanüle kurz geschliffen und nicht zu lang sein (Nr. 1, 2, 12, 14). Benötigt werden weiterhin ein Lagerungskissen für die betreffende Extremität und ein Stauschlauch.

Durchführung der Injektion

- Die zu punktierende Vene muß sicht- oder tastbar sein.
- Der Stauschlauch wird handbreit oberhalb der Einstichstelle angelegt und die Haut desinfiziert.
- Macht sich ein nochmaliges Tasten der Vene erforderlich, müssen die Finger der

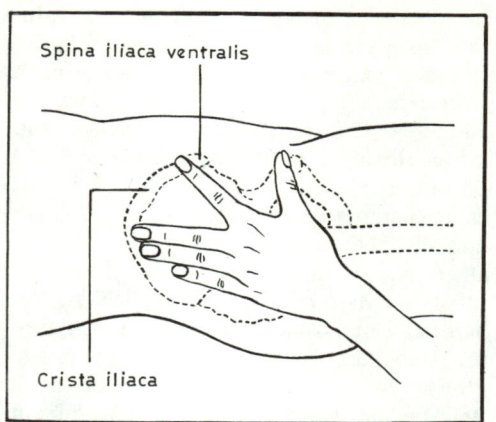

Spina iliaca ventralis

Crista iliaca

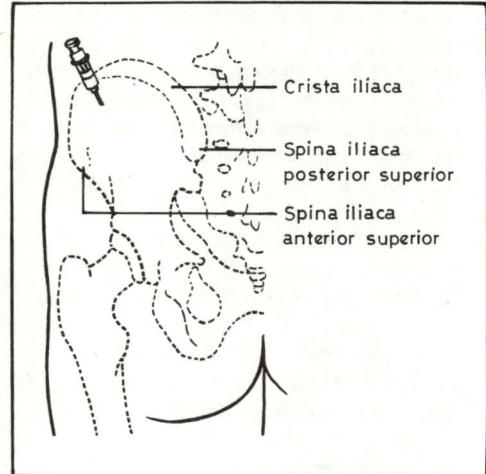

Crista iliaca

Spina iliaca posterior superior

Spina iliaca anterior superior

a b
c

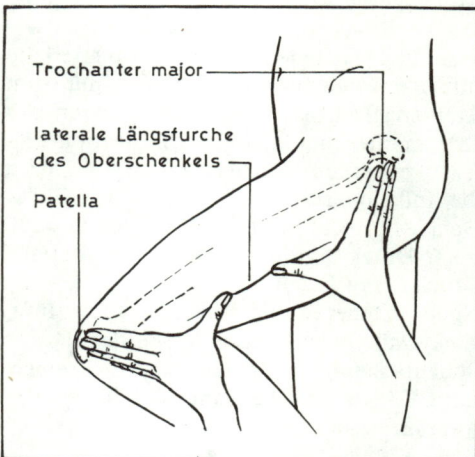

Trochanter major

laterale Längsfurche des Oberschenkels

Patella

Abb. 110 Schematische Darstellung der Einstichstellen bei intramuskulärer Injektion
a nach Hochstetter
b nach Lanz-Wachsmuth
c Lokalisation des Einstichortes im lateralen Oberschenkelbereich

Krankenschwester und die Injektionsstelle erneut desinfiziert werden.
- Sodann Haut entgegen der Stichrichtung spannen und die Kanüle in einem Winkel zwischen 20–70° durch die Haut führen.
- Nach Punktion der Vene mittels der Spritze Blut ansaugen. Bei guter Lage der Kanüle fließt das Blut kontinuierlich in die Spritze.
- Stauschlauch lösen, langsam injizieren, linke Hand hält Kanülenansatz und Spritze; keine unnötigen Bewegungen ausführen. Patienten aufmerksam beobachten.
- Nach der Injektion sterilen Tupfer auf die Einstichstelle drücken, Kanüle schnell herausziehen; Extremität anwinkeln, evtl. hochhalten, nach einigen Minuten Heftpflaster auf die Einstichstelle kleben.

Bei allen Injektionsarten darf für das Durchstechen der Haut die sterile Kanüle nur einmal verwendet werden.

3.3. Infusionen

Unter Infusion ist das Einbringen größerer Mengen verschiedener Lösungen in den Organismus zu verstehen. Da der menschliche

Organismus zu 60 % aus flüssiger Substanz besteht, ist die Zuführung von Lösungen bei bestimmten Krankheiten von großer Bedeutung. Die Indikation zur Infusionsbehandlung kann bei verschiedenen Grundkrankheiten, nach Operationen und Unfällen gegeben sein. Es gibt folgende Therapieformen:

- Die Erhaltungsbehandlung bei Bewußtlosen, nach Operationen, bei Magen-Darm-Erkrankungen sowie Krankheiten, bei denen eine orale Ernährung nicht möglich oder zur Zeit der Erkrankung nicht durchführbar ist. Zugeführt wird die für den Organismus täglich notwendige Menge an Flüssigkeit (Wasser), Elektrolyten und Energie.
- Die Ausgleichbehandlung bei Unregelmäßigkeiten des Säure-Basen-Gleichgewichtes und bei gestörtem Elektrolythaushalt.
- Die Zusatzbehandlung bei Kranken, die einen großen Flüssigkeitsverlust erlitten haben und diesen durch die normale tägliche Trinkmenge nicht ausgleichen können (z. B. bei Magen-Darm-Erkrankungen mit Durchfall und Erbrechen).
- Letztlich kann durch die Infusion eine kontinuierliche Zufuhr von Arzneimitteln erfolgen.

Die Krankenschwester muß Grundkenntnisse über die genannten Therapieformen besitzen. Durch eine zielgerichtete Kommunikation und Information übernimmt sie wichtige Aufgaben der Patientenbetreuung und kann entscheidend mit dazu beitragen, dem Kranken die Angst vor einer Infusionsbehandlung zu nehmen.
Je nach Grundkrankheit gibt es verschiedene Infusionslösungen. Die Zusammensetzung und Konzentration variiert, ebenso die verwendete Menge. Es gibt fabrikmäßig hergestellte Lösungen und solche, die von der Krankenhausapotheke zusammengestellt werden.
Je nach Indikation werden angewandt
- Kohlenhydratlösungen
- Elektrolytlösungen
- Nährlösungen
- Mischlösungen (Kohlenhydrate und Elektrolyte)
- Speziallösungen.

3.3.1. Infusionsarten

Es gibt verschiedene Möglichkeiten, Infusionslösungen in den Organismus einzubringen. Die Verordnung trifft der Arzt je nach Grundkrankheit und Allgemeinzustand des Patienten. Infusionen werden zeitlich und mengenmäßig limitiert verordnet (z. B. 1 l Lösung in 6 oder 2 l Lösung in 8 h) bzw. als Dauertherapie (Dauerinfusion – für Tage und Wochen) gegeben.
Die häufigste Infusionsart ist die intravenöse Infusion. Man wählt nach Möglichkeit Venen des Unterarms, damit bei der Punktion im Ellenbogenbereich eine stundenlange Streckhaltung des Armes vermieden wird. Bei Rechtshändern sollte die Infusion am linken Arm, bei Linkshändern am rechten Arm angelegt werden, damit der Kranke eine gewisse Bewegungsfreiheit behält.
Wesentlich seltener wird die intraarterielle Infusion vorgenommen. Sie wird nur vom Arzt angelegt. Dabei werden Arterien der Extremitäten punktiert. Die Indikation umfaßt vorwiegend Gefäßerkrankungen. Durch die Infusion soll eine Dauerdilatation der Gefäße erreicht werden. Die Lösung muß unter Druck einfließen, damit der arterielle Druck überwunden wird.
Noch seltener erfolgt die subkutane Infusion. Dabei werden Kanülen in das lockere Subkutangewebe der Oberschenkel eingeführt. Dieses Gewebe eignet sich für die Resorption besonders.

3.3.2. Infusionstechnik

Das Grundprinzip der Infusion besteht darin, daß die Lösung durch Druck in das Gefäßsystem oder in das Subkutangewebe einfließt. In der Mehrzahl der Fälle genügt der hydrostatische Druck, erzeugt durch das Hochhängen des Lösungsbehälters von 50–60 cm über dem Patienten.

Die Infusionsbehälter werden in unterschiedlicher Höhe über dem Patienten angebracht, weil der hydrostatische Druck das Einfließen der Infusionslösung in die Blutbahn oder in das Gewebe gewährleistet.

Als Materialien werden benötigt:
- das Punktionsbesteck
- Lösungsbehälter
- das Infusionsbesteck
- Infusionsständer mit Aufhängevorrichtung
- Material zur Lagerung
- Unterlagen zur Dokumentation (Protokoll).

Vorzubereiten ist ein komplettes Punktionstablett. Zu achten ist auf die Auswahl der Kanülen. Bevorzugt werden Flügelkanülen sowie Kanülen mit Druckfeder zum Abdrücken der Vene. Die Größe und der Durchmesser des Kanülenvolumens richten sich nach der Viskosität der Lösung, der Menge, der Tropfenzahl und dem benötigten Druck.

Lösungen werden sowohl in Glasflaschen als auch in Plastebeuteln geliefert. Die Glasflaschen sind entweder fabrikfertig oder werden von der Krankenhausapotheke zum Wiederauffüllen hergestellt. Plastebeutel sind grundsätzlich fabrikfertig und zum einmaligen Gebrauch bestimmt.

Das Infusionsbesteck wird fabrikmäßig als Einwegmaterial steril in einer Plastehülle geliefert oder seltener in einem sterilen Kasten bzw. Tuch auf die Station gebracht, nachdem es vorher gesäubert, zusammengestellt und sterilisiert worden ist. Ein Besteck besteht aus einem Überleitungsschlauch zwischen Infusionsbehälter und der Punktionskanüle (Vene, Arterie oder Gewebe). Dieser Überleitungsschlauch besitzt am Ende einen Konusansatz für die Punktionskanüle und besteht aus Plaste oder Gummi. Oberhalb des Konus kann eine Gummimembran vorhanden sein, durch die Arzneimittelzusätze mit feiner Kanüle eingespritzt werden können. Ist diese Membran nicht vorhanden, kann der Schlauch oberhalb des Konus mit feiner Kanüle durchstoßen werden, wenn Arzneimittelzusätze indiziert sind. Im oberen Drittel des Überleitungsschlauches befindet sich die Tropfkammer zum Tropfenzählen, darunter ist die Abklemm- oder Drosselungsvorrichtung, die durch Einengen des Schlauchvolumens die Tropfenzahl reguliert (Druckerhöhung bei vollem Lumen = schnelle Tropfenzahl oder durchgängiges Fließen; Druckminderung bei Einengung des Lumens = geringe Tropfenzahl). Die Abklemmvorrichtung kann aus Rollklemme, Blechplatte oder Quetschhahn bestehen. Am

oberen Ende des Überleitungsschlauches befindet sich eine Kanüle zum Einstechen in den Gummiverschluß des Lösungsbehälters (Abb. 111).

Bei Einwegbestecks sind beide Enden des Überleitungsschlauches (Konus und Kanüle) durch eine Plastekapsel geschützt zur Wahrung der Sterilität während der Infusionsvorbereitung.

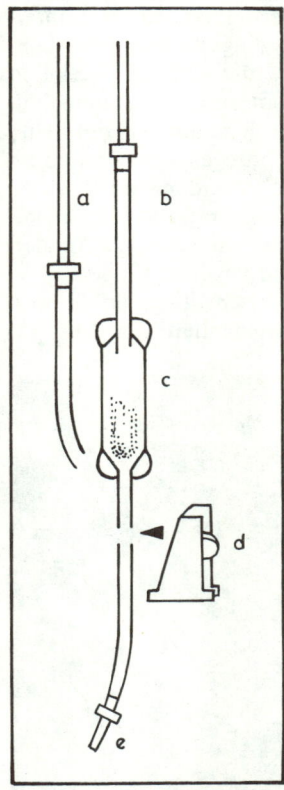

Abb. 111 Schematische Darstellung eines Infusionsbesteckes
a Belüftungsschlauch, b Überleitungsschlauch, c Tropfkammer, d Abklemm- oder Drosselvorrichtung, e Konusansatz für die Punktionskanüle

Bei Glasflaschen fließt die Flüssigkeit in das Infusionsbesteck nur dann, wenn ein Druckausgleich möglich ist. Es muß laufend so viel Luft in die Flasche gelangen, wie Flüssigkeit austritt.

Bei Plastebeuteln wird der Druckausgleich durch das Zusammenziehen der Wände (Elastizität) erreicht.

Dem Infusionsbesteck ist zum Druckausgleich ein kurzer Schlauch beigegeben. An einem Ende befindet sich eine Kanüle (auch durch Plastekapsel geschützt), am anderen Ende ein Wattepfropf. Manche Infusionsbestecke haben ein Belüftungsventil im Überleitungsschlauch eingebaut, so daß der kurze Belüftungsschlauch entfällt.

Der Infusionsständer als fahrbare Stange auf 3 Beinen oder fixierte Vorrichtung am Bett ist längenmäßig verstellbar, so daß unterschiedliche Höhen eingestellt werden können. An der Spitze des Ständers befinden sich Haken zum Hängen der Lösungsbehälter. Bestimmte Flaschen müssen mit Hilfe von Aufhängevorrichtungen aus Bändern an diesen Haken befestigt werden (Abb. 112).

Zur Lagerung der Extremität werden gepolsterte Lagerungsschienen benötigt, für den Körper des Patienten Lagerungskissen.

Jede Infusion sollte schriftlich erfaßt werden. Je nach Gepflogenheit der Gesundheitseinrichtung werden Art, Menge, Zeit, Tropfenzahl usw. in einem speziellen Protokoll oder auf der Krankenkurve festgehalten.

3.3.2.1. Anlegen der Infusion

Das Anlegen einer Infusion geschieht auf folgende Weise (Abb. 113):

▶ Infusionsbesteck aus der Hülle nehmen. Gummikappe des Infusionsbehälters desinfizieren, Plastekappe von der Kanüle des Überleitungsschlauches entfernen, Kanüle durch die Gummikappe stoßen.
▶ Überleitungsschlauch durch eine Klemme abklemmen.
▶ Druckausgleichschlauch nehmen, Plastekappe von der Kanüle entfernen, Kanüle gleichfalls durch die Gummikappe des Behälters stoßen.
▶ Druckausgleichschlauch mit Heftpflaster an der Flasche befestigen, so daß das Schlauchende die Flasche überragt.
▶ Darauf achten, daß im Schlauchende Watte eingelegt ist.
▶ Infusionsbehälter am Infusionsständer befestigen.
▶ Klemme am Überleitungsschlauch öffnen.
▶ Durch Fingerdruck auf die Tropfkammer und Senken des Schlauches diese zu zwei Dritteln voll laufen lassen.
▶ Das Schlauchsystem ist sorgfältig zu entlüften.
▶ Überleitungsschlauch wieder abklemmen.
▶ Venenpunktion, wie schon beschrieben. Die Kanüle wird mit Heftpflaster an der Haut fixiert, nachdem unter die Kanüle ein steriler Tupfer gelegt wurde.

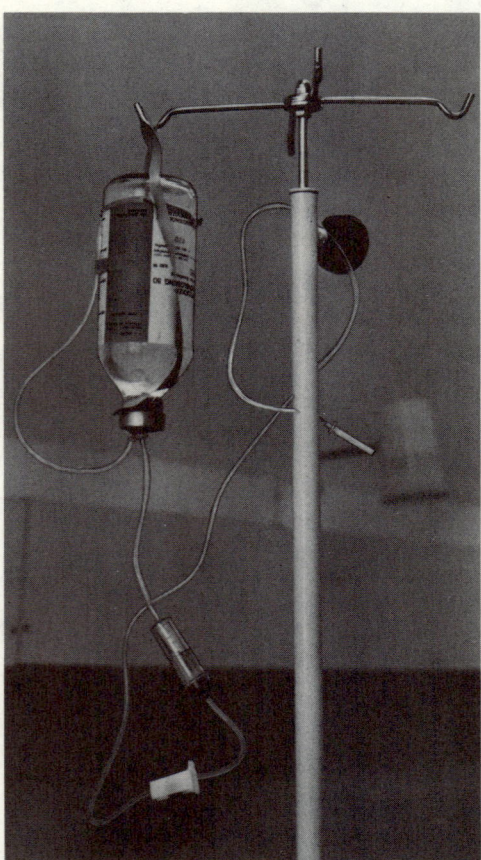

Abb. 112   Infusionsbesteck am Infusionsständer

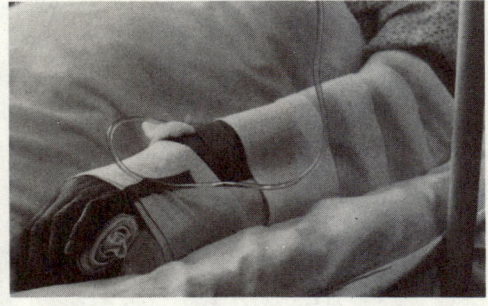

Abb. 113   Lage und Fixation einer intravenösen Infusion am Unterarm

- Einschieben des Konus des Überleitungsschlauches in den Kanülenansatz.
- Fixation des Schlauches mit Heftpflaster an der Haut.
- Entfernen der Klemme von dem Schlauch, Einstellung der Tropfenzahl mit Hilfe der Abklemmvorrichtung.

Tropfenzahl je nach Verordnung des Arztes. Grundregel: 40–60 Tropfen je Minute = 5–8 h je Liter.

3.3.2.2. Beendigung der Infusion

Folgende Maßnahmen sind notwendig:
- Bevor der Infusionsbehälter völlig leer ist, Klemme am Schlauch anlegen.
- Abnehmen aller Heftpflasterstreifen.
- Auflegen eines Tupfers über die Punktionsstelle, Andrücken desselben bei gleichzeitigem Herausziehen der Kanüle.
- Tupfer auf der Haut mit Heftpflaster fixieren oder Schnellverband.
- Extremität hochlagern, Lagerungswechsel für den Patienten.
- Infusionsbesteck vom Infusionsbehälter nicht trennen.
- Entfernen aller Materialien.
- Reinigung und Sterilisation des Nicht-Einwegmaterials.
- Dokumentation über die erfolgte Infusion.

3.3.2.3. Wechseln des Infusionsbehälters, Arzneimittelzusätze

Während einer Infusionstherapie können größere Mengen von Lösungen indiziert sein. Das bedeutet Verwendung von mehreren Infusionsbehältern hintereinander. Es kann aber auch der Fall eintreten, wo verschiedene Arten von Lösungen appliziert werden. Außerdem macht es sich oftmals notwendig, zusätzlich Arzneimittel zuzuführen. Dabei ist zu beachten:
- Bevor die Flüssigkeit völlig aus dem angeschlossenen Behälter ausgeflossen ist, Schlauch abklemmen.
- Desinfektion der Verschlußkappe des neuen Behälters.
- Entlüftungsschlauch von der alten Flasche lösen, Entlüftungskanüle herausziehen, in die neue Flasche einführen, Befestigung des Schlauches an der Flasche.
- Kanüle des Überleitungsschlauches aus der alten Flasche herausziehen, in die neue Flasche einführen.
- Bei Plastebeutel nach der Gebrauchsanweisung verfahren.
- Dokumentation bei jedem neuen Behälter beachten.
- Zusätzliche Arzneimittel können direkt in den Behälter eingeführt werden, nachdem das Arzneimittel in einer Spritze aufgezogen wurde.
- Durchstechen des Gummiverschlusses, Einspritzen des Arzneimittels.
- Injektion in den Schlauch oberhalb des Konus ist möglich, nachdem der Überleitungsschlauch vorher oberhalb der Einstichstelle abgeklemmt wird.
- Injektion direkt in die Kanüle durch Abklemmen des Überleitungsschlauches, Herausziehen des Konus aus der Kanüle.
- Sterilität des Konus beachten!
- Injektion durch die Kanüle.
- Nach Abschluß wird der Konus wieder in den Kanülenansatz eingeführt.
- Die Tropfenzahl ist regelmäßig zu kontrollieren, für geraden Verlauf des Schlauches und richtigen Sitz der Kanüle ist Sorge zu tragen.
- Bei Verlangsamung der Tropfenzahl auf Knickungen des Schlauches achten, Lage der Extremität und/oder der Kanüle etwas ändern.
- Einstichstelle der Haut auf Rötung und Schwellung beobachten.
- Bei auftretenden Schmerzen Infusion abbrechen, da Gefahr des paravenösen Einlaufes (kann Nekrosegefahr bedeuten!).
- Schmerzende Stellen mit Alkoholumschlägen behandeln.
- Asepsis wahren, nach mehr als 24stündiger Infusion das Besteck wechseln.
- Bei den selteneren Infusionsarten die Gepflogenheiten der Gesundheitseinrichtung beachten:
Subkutane Infusionen mit Hilfe eines doppelarmigen Bestecks, intraarterielle Infusionen mit Hilfe von Preßluft, Sauerstoffflasche oder Infusionspumpen durchführen. **Stets die Gebrauchsanweisung einsehen!**

Der Kontakt zu dem Kranken ist ständig zu pflegen. Bei jeder Kontrolle der Infusion sollten ein paar freundliche Worte mit ihm gewechselt werden.

3.4. Die Dauerinfusion

Bei schweren Erkrankungen, Unfällen und bei Bewußtlosen kann die Indikation für eine Dauerinfusionstherapie gestellt werden. Darunter ist eine Infusion zu verstehen, die ununterbrochen 24 h bis zu Tagen und Wochen läuft. Durch die pathophysiologischen Erkenntnisse der letzten Jahrzehnte gewann die Dauerinfusion zunehmend an Bedeutung. Sie gehört heute zu einer der wichtigsten Maßnahmen in der Infusionstherapie. **Die Indikation stellt immer der Arzt!** Die Krankenschwester übernimmt wichtige Aufgaben beim Anlegen und bei der Durchführung der Dauerinfusion. Sie muß vor allem den Patienten gut beobachten und ihn psychologisch einfühlsam führen.

Es ist stets zu berücksichtigen, daß die Dauerinfusion für den Kranken eine große Belastung darstellt.

– Er hat Angst vor dem Anlegen des Schlauchsystems.
– Er wird teilweise immobilisiert.
– Es entstehen Schmerzen an der Injektionsstelle (Fremdkörperreiz!).
– Er hat Angst vor Komplikationen durch Infektion an der Einstichstelle, durch eingelegte Katheter und das Schlauchsystem.

Für die Krankenschwester bedeutet das

▶ dem Patienten die Angst zu nehmen, in ihm Vertrauen und Kooperationsbereitschaft zu wecken;
▶ dem Kranken jegliche Unterstützung zu gewähren, ständig den Kontakt mit ihm zu vertiefen, eine Teilmobilisation zu ermöglichen und häufigeren Lagerungswechsel durchzuführen;
▶ alle getroffenen Anordnungen strikt einzuhalten;
▶ nach den Regeln der Asepsis zu arbeiten;
▶ Manipulationen an Kanülen, Kathetern und Schläuchen nur bei Notwendigkeit vorzunehmen;
▶ Komplikationen (Entzündung, Phlebitis, Thrombose) rechtzeitig zu erkennen.

Die Dauerinfusion kann mit einer intravenösen Metallkanüle erfolgen. Bei einfacher Technik – perkutanes Einbringen – besteht der Nachteil dieser Methode darin, daß die Kanülenspitze die Venenwand reizt oder gar verletzt. Bei länger liegender Kanüle entstehen Schmerzen oder Entzündungen der Vene (Phlebitis). Die Kanüle muß von der Haut her gut gepolstert und fixiert sein. Die Verweildauer beträgt höchstens 24–48 h. Die intravenöse Plastekanüle, auch Flexüle genannt, wird nach dem gleichen Prinzip wie eine Metallkanüle perkutan in die Vene geschoben. Durch die teilweise Flexibilität des Materials ist die Gefahr der Venenwandreizung und/oder -verletzung geringer. Von Nachteil ist das relativ große Kaliber der Venülen bei relativ kleinem Lumen, so daß eine längere Durchgängigkeit nicht erreicht werden kann.

Die beste Methode ist die Verwendung eines Plastevenenkatheters, der weit in das Gefäßlumen oder in ein größeres bzw. sogar in ein zentrales Gefäß geschoben werden kann. Das Einbringen erfolgt perkutan oder durch die operative Freilegung einer Vene (Venae sectio). Die Gefahr bei dieser Methode besteht darin, daß ein derartiger Katheter abbrechen und in andere Gefäße oder in das Herz gelangen kann. Wegen der Wichtigkeit des Venenkatheters soll sowohl die perkutane als auch die operative Form gesondert abgehandelt werden (betrifft auch die allgemeine Technik).

3.4.1. Der Kavakatheter

Die Dauerinfusion durch einen Kavakatheter ist zur Zeit die beste und sicherste Methode der Langzeitinfusion, der Infusion größerer Mengen von Lösungen und zur Messung des zentralen Venendruckes. Der Katheter liegt in einem zentralen Gefäß (Vena cava superior). Die Venenpunktion erfolgt an einer peripheren Vene. Durch diese wird der Katheter in die Hohlvene vorgeschoben, wobei die Lage des Katheters röntgenologisch kontrolliert werden kann und muß. Als Punktionsvenen der Peripherie kommen in Frage:
– die Vena subclavia
– die Vena jugularis
– die Vena basilica.

3.4.2. Der Plastvenenkatheter

Der Plastvenenkatheter wird steril verpackt geliefert. Die Packung muß aufgerissen werden. Er besteht aus einer Kanüle, die eine Schutzhülle hat, dem Positionsanzeiger für die Lage des Kanülenschiffes, der Plasteschutzmanschette, in welcher der eigentliche Venenkatheter liegt, sowie dem Pfropfen, in den später der Konus des Infusionsbestecks eingeführt wird.

Es werden benötigt:
– Venenkatheter, wie beschrieben;
– schon gefülltes Infusionsbesteck mit Lösung, Zuwegschlauch ist abgeklemmt;
– steriles Material: Handschuhe, Lochtuch, Tupfer, Kompressen, Pinzette, Nierenschale;
– sonstiges Material: Desinfektionslösung, Heftpflaster, Staubinde, evtl. Schiene.

Die Krankenschwester hat folgende Aufgaben:
▶ Aufklären, Beruhigen, evtl. Sedieren des Patienten sowie ständigen Kontakt mit ihm zu halten;
▶ alle benötigten Materialien am Krankenbett griffbereit aufzustellen;
▶ den Patienten bequem lagern, evtl. die Extremitäten zu schienen, bei Bedarf die Haut zu rasieren;
▶ den Infusionslösungsbehälter an das Infusionsbesteck anzuschließen, den Überleitungsschlauch abzuklemmen und die Sterilität des Konus des Schlauches zu wahren;
▶ die Staubinde anzulegen;
▶ die Haut zu desinfizieren und den Venenkatheter bereitzustellen.

Der Arzt entfernt die Schutzhülle von der Kanüle und punktiert das Gefäß. Wenn Blut fließt, wird der Katheter durch die Führungskanüle intravasal eingeschoben, die Kanüle herausgezogen, die Schutzhülle entfernt und der Infusionsschlauch durch ein metallisches Zwischenstück an den Katheter angeschlossen. Die Klemme am Überleitungsschlauch wird geöffnet und die Tropfenzahl eingestellt. Desinfektion der Punktionsstelle; ein eingeschnittener Tupfer wird unter den Katheter gelegt, ein weiterer darauf, Fixation der Tupfer wie auch des Katheters mit Heftpflaster. Der gesamte Verlauf des Katheters auf der Haut ist durch Tupfer und Heftpflaster zu schützen und zu fixieren.

3.4.3. Die Venae sectio

Häufig muß eine Vene operativ freigelegt und unter Sicht ein Plastvenenkatheter eingeführt werden.

Es werden ein Spritzentablett für die Lokalanästhesie (wie beschrieben), Desinfektionsmittel, Verbandmaterial, Infusionslösung mit angeschlossenem, gefülltem und abgeklemmtem System, evtl. Lagerungsschienen und Heftpflaster benötigt. Außerdem auf einem sterilen Tuch (Operationstablett): Skalpell, Pinzetten, Klemmen, Schere, Dechamp, Nadelhalter, Nadeln, Nahtmaterial, Seide und Katgut (je 4–5 Fäden), Tupfer und Handschuhe. Die Venae sectio erfolgt an peripheren Venen der Extremitäten, wie an der V. saphena magna über dem medialen Knöchel des Sprunggelenkes, in der Ellenbeuge und am Unterarm. Nach Lagerung des Patienten und Fixation der Extremität auf der Schiene wird – wenn nötig – zunächst die Haut rasiert. Arzt und Krankenschwester bereiten sich vor wie zu einer Operation: Händewaschen, Mundtuch, Kopfschutz, sterile Handschuhe, Desinfektion der Haut. Lokalanästhesie der Haut des Kranken mit feiner Kanüle, sodann Hautschnitt und Freilegen der Vene mit teils stumpfer, teils scharfer Präparation. Ist die Vene freigelegt, wird mit dem Dechamp ein feiner Seidenfaden unter sie hindurch geführt und die Vene nach distal abgebunden. Durch den Faden wird die Vene hochgehalten und fixiert. Einschneiden der Vene proximal der Abbindungsstelle, Einführen des Venenkatheters, nachdem vorher ein weiterer Faden unter die Vene geschoben wurde. Dieser wird nun geknüpft und fixiert die Vene mit dem eingeführten Katheter. Die Fäden werden abgeschnitten und eine Subkutan- und Hautnaht angelegt. Die letzte Hautnaht fixiert den hinausgeleiteten Katheter, der nun auf der Haut liegt und abgeklemmt ist. Entfernen beider Klemmen (am Katheter und am Überleitungsschlauch) und Verbindung beider Systeme durch ein metallisches Zwischenstück. Desinfektion der Haut; eingeschnittenen Tupfer zwischen Katheter und Durchtrittsstelle, weitere Tupfer auf und unter den Katheter legen, Fixation von Tupfern und Katheter mit Heftpflaster.

3.4.4. Kontrolle und Pflege eines Dauerkatheters

Die Infusion durch einen Dauerkatheter ist oft lebensnotwendig, für den Patienten therapeutisch wichtig, aber nicht immer problemlos.
Die Krankenschwester sollte
▶ steril und aseptisch vorgehen und immer an die Infektionsgefahr denken;
▶ auf Frühzeichen einer Komplikation achten, wie Phlebitis, Thrombophlebitis (Rötung der Haut, Schmerzen im Venenbereich);
▶ bei derartigen Zeichen Arzt verständigen und Infusion entfernen;
▶ in regelmäßigen Zeitabständen Schlauchsysteme, Zwischenstücke und Behälter überprüfen;
▶ alle 24 h Verband wechseln: sterile Handschuhe; Hautdesinfektion, mit Hilfe von Pinzetten sterile Tupfer unter- und darüberlegen, an anderer Hautstelle mit Heftpflaster befestigen.

Pflege des Venenkatheters
– Ein Venenkatheter muß öfter gespült werden. Dafür ist entweder ein Dreiwegehahn zwischengeschaltet oder der Überleitungsschlauch wird abgeklemmt und aus dem Katheteransatz gezogen (auf Sterilität des Schlauchkonus achten!)
– Je nach Notwendigkeit regelmäßige Spülung (ein- bis 4stündlich) des Dreiwegehahnes oder des Katheteransatzes mit 2,5 ml physiologischer Kochsalzlösung.

– In besonderen Fällen werden kleine Mengen Antikoagulantien gespritzt.
– Nach Verwendung eiweißhaltiger Lösungen (Blut, Plasma) ist der Katheter grundsätzlich mit Kochsalzlösung durchzuspritzen, ehe eine andere Lösung angeschlossen wird.
– Müssen in gleichen Abständen Spülungen vorgenommen werden, ist neben dem Krankenbett ein Tablett mit steriler Kochsalzlösung, sterilen Aufzugskanülen, Spritzen und einer Zeitkontrolle herzurichten.

3.5. Die zentrale Venendruckmessung

Die zentrale Venendruckmessung hat das Ziel, den venösen Blutdruck in den großen zentralen Venen (Hohlvenen) zu messen. Da der Blutdruck im venösen System wesentlich geringer als im arteriellen System ist, wird der Wert in Zentimetern Wassersäule (cm H_2O) gemessen. Der Aussagewert dieser Messung läßt Rückschlüsse auf die Arbeit des rechten Herzens (Rechtsinsuffizienz), auf eventuelle Veränderungen und Widerstände der Lungenstrombahn, auf Strombahnbehinderungen zentraler Gefäße sowie auf die Blutmenge im Schock, nach Unfall, bei Blutungen zu.
Für die Messung werden benötigt:
– liegender Kavakatheter;
– angeschlossenes gefülltes Infusionsbesteck mit einem zum Überleitungsschlauch parallel verlaufenden, ebenfalls Infusionslösung enthaltenen Meßschenkel. Dieser ist kurz vor dem Konus des Überleitungsschlauches mit einem T-Verbindungsstück verbunden;
– eine Thoraxschublehre zur Bestimmung des 0-Punktes.
Der 0-Punkt des Patienten:
Messung im Liegen, Abstand Sternum – Rücken entspricht dem Thoraxdurchmesser = 100 %.
40 % des Abstandes gemessen vom Sternum in das Thoraxinnere oder 60 % des Abstandes vom Rücken in Richtung Sternum entsprechen dem 0-Punkt.

Durchführung der Messung (Abb. 114, 115, 116)

– Mit der Thoraxschublehre wird der 0-Punkt am liegenden Patienten bestimmt und mit einem Fettstift auf die Haut eingezeichnet.
– Der 0-Punkt des Patienten ist mit einem 0-Punkt am Meßschenkel (Meßskala) in Übereinstimmung zu bringen.
– Dann Abklemmen des Infusionsschlauches. Der Flüssigkeitspegel im Meßschenkel senkt sich anfangs rasch, später langsamer und stellt sich auf den Druck der V. cava superior (obere Hohlvene) ein.
– Dieser Druck wird abgelesen und notiert.
– Klemme am Infusionsschlauch entfernen und Infusion fortsetzen.
– Die Messung erfolgt je nach Verordnung (Zustand des Patienten, Grundkrankheit) stündlich oder mehrmals täglich. Gemessen wird immer in gleicher Position des Kranken.
– Bei jedem Lagerungswechsel muß der 0-Punkt neu bestimmt werden.
– Eine Kontrolle des 0-Punktes mehrmals täglich ist angebracht.

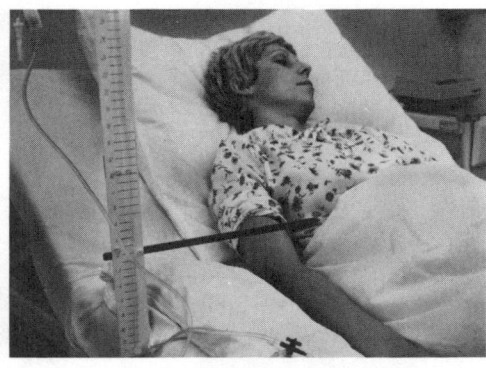

Abb. 115 Thoraxschublehre zur Bestimmung des 0-Punktes

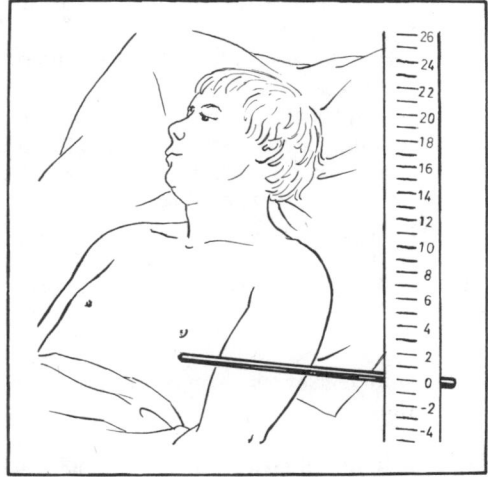

Abb. 116 Schematische Darstellung der Bestimmung des 0-Punktes am liegenden Patienten

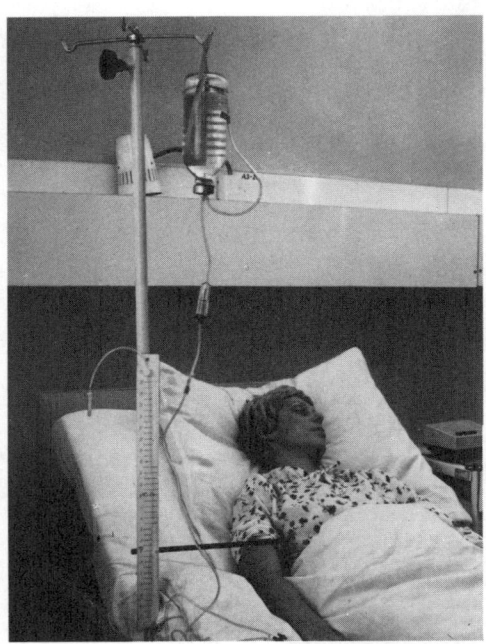

Abb. 114 Die Venendruckmessung bei einer intravenösen Infusion

3.6. Transfusionen

Unter einer Transfusion ist die Übertragung von Blut oder Blutbestandteilen zu verstehen. Bei bestimmten Krankheiten, vor allem aber bei Unfällen mit großem Blutverlust, ist die Blutübertragung lebensrettend und aus therapeutischer Sicht oft die optimale Therapieform. Die Übertragung von Blut kann direkt oder indirekt erfolgen. Die direkte Übertragungsform vom Spender zum Empfänger mit Hilfe von Spritzen oder Pumpen wird heute nur noch selten durchgeführt, weil in einer lebensbedrohlichen Situation das Suchen eines Spenders zeitlich nicht vertretbar ist. Indirekte Transfusionen (Übertragung von Blut aus der Blutkonserve) stehen absolut im Vordergrund, weil der Transport von Konserven rasch erfolgen kann. In jeder größeren Gesundheitseinrichtung sind Blutkonserven vorhanden (Blutspendezentrale) und nach kurzer Untersuchungszeit einsetzbar.

3.6.1. Die Blutspende

Blut rettet Leben! Das Blutspenden ist für einen gesunden Menschen ungefährlich und eine zutiefst humanitäre Handlung.

Das DRK der DDR wirbt um freiwillige Blutspender, die dazu beitragen, Menschenleben zu erhalten. Durch freiwillige Spendenaktionen haben Bürger unseres Landes wiederholt anderen Ländern in Krisensituationen geholfen und damit internationale Solidarität geleistet. Blutspender sind in unserer Republik durch den Blutspendedienst erfaßt. Jeder Spender wird vorher ärztlich untersucht und muß gesund sein. Das Alter der Spender ist zwischen 18 und 65 Jahren. Im Durchschnitt kann eine Frau 3–4mal im Jahr, ein Mann 4–5mal im Jahr Blut spenden.

3.6.2. Blutkonserven, Konservierung, Haltbarkeit

Bei dem Blutspender wird eine typische Venenpunktion durchgeführt und das Blut mit Hilfe eines sterilen Entnahmesystems entnommen. Sie ist mit einer Gummikappe verschlossen und enthält eine Konservierungsflüssigkeit. Diese gefüllte, verschlossene und beschriftete Glasflasche wird *Blutkonserve* genannt. An der Flasche ist immer ein Glasröhrchen befestigt (Begleit- oder Pilotröhrchen genannt), das gleichfalls Spenderblut für Kontrollzwecke enthält. Für spezielle Zwecke kann die Blutkonserve statt aus einer Glasflasche aus einem Plastebeutel bestehen (ebenfalls mit Pilotröhrchen), der sich durch manuelles Zusammendrücken während der Transfusion schnell entleeren (bei Lebensgefahr) und besser transportieren läßt.

Bei Blutkonserven aus Plastebeuteln ist genau die Gebrauchsanweisung zu beachten!

Jede Blutkonserve enthält ein *Konservierungsmittel*, Stabilisator genannt, zur
– Verhinderung der Gerinnung,
– Aufrechterhaltung des Zellstoffwechsels der Blutkörperchen,
– Beibehaltung des pH-Wertes im Blut.

Blut ist lebendes Gewebe!

Jede Blutkonserve ist im Blutkonservenschrank bei 4 °C aufzubewahren und besitzt eine Haltbarkeit von 35 Tagen; danach ist eine solche Konserve nicht mehr brauchbar. Nach dieser Zeit sterben die Blutkörperchen ab, die Konserve wird wertlos und darf nicht mehr verwendet werden. Solche Konserven sind an die Lieferstelle (Institut für Blutspende- und Transfusionswesen) zurückzugeben.

Trotz ärztlicher Untersuchungen und aller Vorsichtsmaßnahmen kann auch unter Blutspendern ein unerfaßter Hepatitis-Virusträger sein, so daß in ganz seltenen Fällen durch die Bluttransfusion eine Serumhepatitis übertragen werden kann.

3.6.3. Blutgruppenbestimmung und Verträglichkeitsproben

Bei jedem Blutspender und jedem Empfänger ist vorher die Blutgruppe zu bestimmen. Es kann und darf nur gruppengleiches Blut transfundiert werden.

Bei bestimmten Berufsgruppen wird bei der Einstellungsuntersuchung auch die Blutgruppe ermittelt.
Jeder Kraftfahrer sollte seine Blutgruppe in den Nothilfepaß eintragen lassen.

Es gibt 4 Hauptgruppen: A; B; 0 und AB. Wichtig ist außerdem der Rhesusfaktor, der positiv und negativ sein kann (RH+ oder rh−). In jeder der 4 Blutgruppen kann es durch den Rhesusfaktor 8 Möglichkeiten geben, wie A Rh+, A rh−, B Rh+ usw.
Neben den 4 Standardblutgruppen gibt es in jeder dieser Hauptgruppen Variationen in Form von Untergruppen, die bei Spezialbehandlungen berücksichtigt werden, in der täglichen Praxis aber unbedeutend sind.
Die häufigste Blutgruppe mit 38,5 % in der

Bevölkerung ist A Rh+. Es folgen 0 RH+ mit 34,5 %, B Rh+ und A rh– mit jeweils 7,5 %, 0 rh– mit 6,5 % sowie AB Rh+ mit 3,5 %. Selten sind B rh– mit 1,5 % und AB rh– mit 0,5 %.

84 % aller Menschen sind Rh+. Bei jeder Blutgruppenbestimmung wird auch der Rhesusfaktor ermittelt.

Es ist zu beachten:

- Die Blutentnahme zur Blutgruppenbestimmung bedeutet für die Krankenschwester eine große Verantwortung. Verwechslungen des Blutröhrchens können für den Patienten tödlich enden.
- Das Blutröhrchen ist entsprechend der Transfusionsordnung exakt zu beschriften und zur Blutgruppenbestimmung ins Laboratorium zu bringen.
- Jede Blutgruppenbestimmung erfolgt in einem dafür zuständigen Laboratorium.
- Die Meldung über eine festgestellte Blutgruppe muß immer schriftlich erfolgen.

Obwohl die Verwendung gruppengleichen Blutes die Grundlage jeder Transfusion ist, müssen vor der Blutübertragung neben dem schriftlichen Gruppenvergleich einige Verträglichkeitsproben (Kreuzprobe, Major- und Minortest) vorgenommen werden. Diese Tests erfolgen gleichfalls in dem zuständigen Laboratorium. Die Prüfungsergebnisse erhält die Station in schriftlicher Form, und erst dann kann die Konserve auf die Station gebracht werden. Für die Durchführung der Verträglichkeitsproben wird Blut des Empfängers gebraucht (Blut des Spenders befindet sich in dem Pilotröhrchen). Das Blut des Empfängers wird von der Krankenschwester entnommen, die dafür Sorge zu tragen hat, daß mit Hilfe einer genauen Dokumentation keine Verwechslungen entstehen.

Verträglichkeitsproben sind: der Coombs-, der Enzym-, der Kochsalztest. Verwendet werden Empfängerserum und Erythrozyten des Spenders, zu ermitteln sind Antikörper. Dauer der Tests 1–1½ h. Nur in lebensbedrohlichen Situationen darf der Arzt anordnen, daß Befunde telefonisch durchgegeben werden.

Bei Transfusionszwischenfällen sollte die Krankenschwester ihre Handlungsweise kritisch überdenken:

- Verwechslung des Patienten auf der Station (z. B. 2mal Hans Müller auf einer Station – deshalb Patientennummer und Geburtsdatum nicht vergessen und immer vergleichen!),
- Verwechslung durch ungenaue Beschriftung des Röhrchens,
- Verwechslung des Blutröhrchens durch Mitarbeiter im Laboratorium.

3.6.4. Bestellung und Prüfung von Blutkonserven

Nachdem Blutgruppe und Rhesusfaktor festgestellt, die Verträglichkeitsproben durchgeführt wurden und die Befunde schriftlich vorliegen, wird die benötigte Blutkonserve im Blutkonservendepot der Gesundheitseinrichtung bestellt und kontrolliert.

Folgendes ist dabei zu beachten:

- Bei geplanten Transfusionen Bestellung am Vortag der Übertragung (z. B. Operation).
- Testblut des Patienten (Empfängers) ist eine Woche brauchbar. Bei wiederholten Transfusionen sollte alle 2 Tage frisches Testblut ins Laboratorium gebracht werden.
- Beim Eintreffen der Blutkonserve überprüft der Arzt den Transfusionsbegleitschein, die vorliegenden schriftlichen Befunde (Blutgruppe, Rh-Faktor, Verträglichkeitsproben) mit den Angaben auf dem Etikett der Blutkonserve (Blutgruppe, Rh-Faktor, Nummer der Konserve, Nummer des Pilotröhrchens -Angaben müssen identisch sein!- sowie Entnahme- und Verfallsdatum).
- Das Blut in der Konserve ist auf Trübung, Farbe und Hämolyse zu kontrollieren. Zeigen sich Veränderungen der Blutkonserve, erfolgt Rücksprache mit dem Arzt und/oder mit dem Blutkonservendepot.
- Erst dann gibt der Arzt die Blutkonserve zur Transfusion frei.

3.6.5. Die Transfusionsbehandlung

Je nach Indikation und Möglichkeit kann das Spenderblut auf verschiedene Art und Weise dem Empfänger transfundiert werden, so z. B. durch
– die Vollblutkonserve als Standardmethode;

- die Frischblutkonserve, die eigentlich eine Vollblutkonserve ist, aber innerhalb von 5 Tagen nach Entnahme transfundiert wird. Die Zellbestandteile haben noch ein Maximum von Vitalität;
- die Eigenblutkonserve. Der Patient spendet vor geplanten Eingriffen sein eigenes Blut, das in Form der Vollblutkonserve reinfundiert wird. Vorteile: keine Unverträglichkeit, keine Infektionsgefahr (Virus);
- das Erythrozytenkonzentrat. Das Blutplasma ist entfernt worden. Hoher Hämatokritwert von etwa 75 % (normale Konserve 45 %). Eignet sich besonders zur Therapie von Anämien;
- gewaschene Erythrozyten. Plasma, Leukozyten und Thrombozyten sind entfernt worden. Gewaschene Erythrozyten werden eingesetzt zur Therapie von Allergien, bei Eiweißunverträglichkeit und Transfusionszwischenfällen, wenn weitere Transfusionen indiziert sind;
- das Thrombozytenkonzentrat. Erythrozyten und Leukozyten sind entfernt worden. Das Konzentrat eignet sich vor allem zur Therapie von Thrombozytopenien, es muß jedoch innerhalb von 1–2 Tagen nach der Gewinnung transfundiert werden.

3.6.5.1 Technik der Bluttransfusion

Die Bluttransfusion wird grundsätzlich vom Arzt durchgeführt. Nach Freigabe der Blutkonserve ist der Kontakt mit dem Patienten außerordentlich wichtig. Die Vorbereitung des Patienten und die Bereitstellung aller Materialien erfolgen durch die Krankenschwester wie bei einer Infusion. Zusätzlich ist jedoch zu beachten:

- Die Blutkonserve ist im Blutkonservenschrank der Station aufzubewahren und darf wegen der bestehenden Hämolysegefahr erst unmittelbar vor der Transfusion herausgenommen werden.
- Das Erwärmen von Blutkonserven mit Hilfe von Aufwärmapparaturen geschieht nur auf ärztliche Anweisung (z. B. im Operationssaal bei Verwendung von mehreren Konserven).
- Vor der Transfusion sind die Behälter (Flaschen oder Beutel) mehrmals zu kippen, damit die Blutbestandteile sich gut vermischen.
- **Blutkonserven nie schütteln, es droht Hämolysegefahr!**
- Im Gegensatz zum Infusionsbesteck besitzt das Transfusionsbesteck oberhalb des Tropfenzählers einen Filter. Der Blutspiegel in der Tropfkammer sollte sich 1 cm oberhalb des Filters befinden.

3.6.5.2. Überwachung der Blutübertragung

Während der Blutübertragung ist ein ständiger Kontakt mit dem Patienten erforderlich. Dabei sind aufmerksam zu beobachten:
- Allgemeinzustand bzw. Beschwerden des Kranken,
- Zustand der Haut am Ort der Venenpunktion, z. B. Schwellung (Hämatombildung bei paravenösem Einfließen),
- stete Tropfenzahl nach Verordnung, im Normalfall 40–60 Tropfen je min.

Trotz aller Vorsichtsmaßnahmen ist ein Transfusionszwischenfall möglich, da in den Organismus lebendes Gewebe übertragen wird.

Beim Patienten können Unwohlsein, Schüttelfrost, Blässe oder Rötung des Gesichtes, Schmerzen im Kopf und/oder in der Kreuzgegend, Hautrötung, Puls- und/oder Temperaturanstieg, Blutdruckabfall auftreten. Beim Bemerken dieser Symptome ist folgendes zu tun:
- Zustand des Patienten sofort dem Arzt melden! Die Transfusion durch Anbringen einer Klemme am Transfusionssystem unterbrechen, die Kanüle darf dabei nicht aus der Vene entfernt werden;
- bei schlechtem Tropfen Überleitungsschlauch abklemmen und Konus aus der Kanüle ziehen (Sterilität des Konus beachten!), mit steriler Spritze
- Blut aspirieren und/oder
- Kochsalzlösung vorsichtig injizieren,
- evtl. Konserve höher hängen;
- ist die Vene nicht mehr durchgängig, neue Venenpunktion vornehmen;
- Druck im Blutbehälter nur auf ärztliche Anweisung erhöhen;
- ist in der Konserve noch ein Rest von 10 ml Blut vorhanden, Transfusion beenden. Der Behälter mit dem restlichen

Blut wird für 24 h im Blutkonservenschrank der Station aufbewahrt;
- ▸ Abschluß der schriftlichen Dokumentation.

3.6.6. Blutplasma- und Plasmafraktionstransfusion

In Notfallsituationen einzelner Patienten oder bei Massenanfall von Verletzten kann eine Soforttransfusion oft nur noch die einzige Therapiemöglichkeit sein. Da die Vorbereitung einer Bluttransfusion relativ viel Zeit benötigt, eignet sich für den sofortigen Einsatz besser Blutflüssigkeit ohne Blutkörperchen (Plasma).
Vorteile:
- keine Blutgruppenbestimmung und keine Verträglichkeitstests notwendig,
- kaum Zwischenfälle zu erwarten,
- Plasma wird virusfrei hergestellt.

Plasma kommt in Konservenform (Flasche oder Plastebeutel) zur Anwendung. Die klinische Durchführung erfolgt wie bei Transfusionen. Eine Sonderform stellt Trockenplasma dar, das vor der Transfusion in Aqua destillata aufgelöst werden muß und erst dann transfundiert werden kann. Dabei ist die Gebrauchsanweisung zu beachten.

> Plasma ist ein wertvolles Arzneimittel zur Rettung des Lebens. Es ist teuer, weil es aus vielen Blutkonserven gewonnen wird.

Plasma setzt sich aus verschiedenen Eiweißkomponenten, d. h. Fraktionen, zusammen. Es ist möglich, die einzelnen Fraktionen zu trennen. Da jede Fraktion für sich bestimmte Aufgaben erfüllt, ist es sinnvoll, bei gewissen Krankheiten gezielt nur die in Frage kommende Fraktion einzusetzen. Der Therapieerfolg ist dadurch sicherer, und dem Organismus werden keine zusätzlichen Eiweißstoffe angeboten.

Die wichtigsten Plasmafraktionen sind:
- Albuminlösung 4 % als Blut- und Eiweißersatz bei Unfällen (Blutung, Verbrennung). Albumin als Bluteiweißkörper bindet Wasser (osmotischer Druck), hält damit Wasser in der Blutbahn zurück und stabilisiert den Kreislauf (z. B. beim Schock).
- Albuminlösung 25 % bindet Wasser aus dem Gewebe. Sie wird bei schweren Leber-Nieren-Erkrankungen und Eiweißverlust eingesetzt.
- Gammaglobuline als Abwehrstoffe des Plasmas. Sie dienen zur Erhöhung der Abwehrkräfte bei Infektionskrankheiten oder werden bei prophylaktischen Maßnahmen angewendet.
- Cohnsche Fraktion (Fibrinogen bei Gerinnungsstörungen); wird in Trockenform geliefert, in Aqua destillata aufgelöst und anschließend transfundiert.
- Antihämophilie-Fraktion bei Bluterkrankheit.
- Immunglobuline zur Prophylaxe. Das Plasma zur Herstellung derartiger spezifischer Eiweißstoffe stammt von Spendern, die kürzlich immunisiert wurden (Beispiel: Human-Tetanus-Immunglobuline).

> Bei der Anwendung aller Plasmafraktionen ist streng nach der Verordnung des Arztes und lt. Anweisung auf der Packung zu verfahren.

3.6.6.1. Plasmaexpander

Unter Plasmaexpander sind Plasmaersatzmittel zu verstehen. Es handelt sich um synthetisch hergestellte Lösungen mit hochmolekularen Stoffen, die eiweißähnlich sind und zeitweilig die Funktion von Plasma übernehmen können (Auffüllung des Kreislaufs, Bindung von Wasser). Die Infusion (keine Transfusion!) erfolgt wie beschrieben. Die vom Hersteller gelieferten Plasmaexpander gibt es in Flaschen oder Plastebeuteln zu 100, 250 und 500 ml. Plasmaexpander werden in Notfallsituationen, bei Unfällen, Schock und Blutungen eingesetzt.

> Plasmaexpander sind künstliche Ersatzmittel, deren Wirkung zeitlich begrenzt ist.

3.7. Impfung und Immunisierung

Krankheitserreger (Bakterien und Viren) als Ursache von Infektionskrankheiten bestehen u. a. aus Eiweiß und sind damit aus biologischer Sicht *Antigene*. Gelangen Antigene in den Organismus, so bildet dieser *Antikörper* gegen diese Antigene. Die Antikörper entwickeln das Abwehrsystem oder den Schutzmechanismus. Eine Vielzahl von Infektionen kann mit Hilfe des Abwehrsystems liquidiert werden. Die Antikörper werden im Retikulo-endothelialen System (RES) gebildet und sind spezifisch gegen die eingedrungenen Antigene gerichtet: es entsteht eine *Immunität*. Sie ist die Grundlage des Überlebens bei Infektionen. Bei manchen Krankheiten ist der Organismus so geschwächt, daß er nicht mehr in der Lage ist, Antikörper zu bilden. Die eingetretene Infektion kann somit leicht zum Tod führen.

Heute ist es möglich, den Schutz gegen bestimmte Infektionskrankheiten – also die Immunität – prophylaktisch zu erzeugen und damit den Ausbruch einer Infektionskrankheit zu verhindern. Das sozialistische Gesundheitswesen hat auf diesem Gebiet Vorbildliches im Weltmaßstab geleistet. Nach einem gesetzlich vorgeschriebenen Impfkalender werden ganze Bevölkerungsgruppen in einem bestimmten Alter geimpft, um damit eine umfassende Immunität zu erreichen. Für diese Schutzimpfungen werden jährlich große Summen aus dem Staatshaushalt gezahlt.

So werden Kinder z. B. obligatorisch gegen Keuchhusten, Tuberkulose, Kinderlähmung, Wundstarrkrampf, Masern, Mumps, Diphtherie und freiwillig auch gegen Virusgrippe geimpft. Durch diese Schutzmaßnahmen konnten bei uns solche gefährlichen Infektionskrankheiten, wie Kinderlähmung (Poliomyelitis), Diphtherie und Pocken, ausgerottet werden.

Bei der Schutzimpfung (*aktive Schutzimpfung* genannt) werden durch den Impfstoff abgeschwächte Antigene (Erreger) in den Organismus gebracht mit dem Ziel der Bildung von körpereigenen Antikörpern gegen bestimmte Krankheitserreger. Dadurch entsteht eine Immunität. Der Schutz kann für einige Jahre oder auch für das ganze Leben wirksam bleiben. Die Impfung wird im allgemeinen nur gegen eine Infektionskrankheit durchgeführt, sie kann jedoch in kombinierter Form gegen mehrere Infektionskrankheiten erfolgen.

Bei der *passiven Immunisierung* werden dem Organismus schon fertige Antikörper übertragen, die von Spendern (Mensch oder Tier) aus Blutplasma gewonnen werden. Der Schutz trifft dabei sofort ein, die Dauer des Schutzes ist aber zeitlich begrenzt.

Jede Impfung (aktive oder passive Immunisierung) kann Nebenwirkungen nach

Impfkalender

Lebensalter	Art der Schutzimpfung
in der 1. Lebenswoche	Tuberkuloseschutzimpfung (BCG-Schutzimpfung)
ab vollendetem 2. Lebensmonat	Schluckimpfung gegen Poliomyelitis 3mal in Abständen von 4 Wochen gegen die einzelnen Typen
im 3. Lebensmonat	1. Schutzimpfung gegen Diphtherie-Pertussis-Tetanus
im 4. Lebensmonat	2. Schutzimpfung gegen Diphtherie-Pertussis-Tetanus
im 5. Lebensmonat	3. Schutzimpfung gegen Diphtherie-Pertussis-Tetanus
ab 9. Lebensmonat	Schutzimpfung gegen Masern
im 2. Lebensjahr	Schluckimpfung gegen Poliomyelitis mit trivalentem Impfstoff
im 3. Lebensjahr	4. Schutzimpfung gegen Diphtherie-Pertussis-Tetanus
im 8. Lebensjahr	Schluckimpfung gegen Poliomyelitis mit trivalentem Impfstoff
im 8. Lebensjahr	Schutzimpfung gegen Diphtherie-Tetanus
im 16. Lebensjahr	Schutzimpfung gegen Tetanus
im 10. Schuljahr und Berufsschüler, die im Kalenderjahr das 16. Lebensjahr vollenden	Tuberkuloseschutzimpfung (BCG-Schutzimpfung) nach Prüfung der Tuberkulose-Allergie

sich ziehen, die jedoch therapeutisch zu beherrschen sind.

Die Krankenschwester muß
- ▶ sich über den Gesundheitszustand des Patienten orientieren,
- ▶ den Patienten über Sinn und Zweck der Impfung aufklären,
- ▶ auf Impftermine und Termine von Wiederholungsimpfungen (z. B. bei Tetanus) aufmerksam machen,
- ▶ die Vorschriften (Verabreichungsmodus, Dosierung) der Impfung genau einhalten,
- ▶ den Patienten nach der Impfung sorgfältig beobachten, um Nebenwirkungen rechtzeitig zu erkennen.

3.7.1. Immunisierung und Immunität

Die Immunisierung kann aktiv oder passiv erzeugt, sie kann vorübergehend oder für das ganze Leben erreicht werden. Das hängt von der Art der Infektionskrankheit und der individuellen Reaktionsweise des Patienten ab. Die Art, Menge, und auch die Virulenz der verabreichten Erreger oder deren Toxine sind ausschlaggebend für die Immunität auf Lebenszeit (absoluter Schutz) oder für den vorübergehenden Schutz (relative Immunität).
Bei der aktiven Immunisierung werden die Antigene (Erreger) lebend abgetötet oder in Form von Erregertoxinen in den zu impfenden Organismus eingebracht. Es wird künstlich eine Infektionskrankheit erzeugt, die symptomlos oder nur mit leichten Symptomen verläuft und damit den Organismus zur Bildung von Antikörpern anregt. Es entsteht eine Immunität meistens für das ganze Leben. Es kann vorkommen, daß trotz Impfung eine Erkrankung fallweise auftritt, sie hat aber dann einen leichten Verlauf.

3.7.2. Impfstoffe

Impfstoffe werden industriell, in seltenen Fällen auch im Laboratorium hergestellt und in Ampullen oder Durchstichflaschen geliefert. In der Lösung sind entweder inaktivierte Erreger (Totimpfstoff) oder deren Toxine enthalten. Eine Kombination beider Fraktionen ist möglich. Bei gewissen Impfstoffen sind die Erreger lebend enthalten, aber abgeschwächt und nicht mehr vermehrungsfähig (Lebendimpfstoff). Impfstoffe für die passive Immunisierung (Übertragung von fremden Antikörpern) sind Seren, die früher nur vom Tier (Pferd, Rind und Hammel) gewonnen wurden. Da neben den Antikörpern auch artfremdes Eiweiß bei der Impfung mit übertragen wird, können unterschiedlich starke Reaktionen auftreten. Deshalb wird die Produktion dieser Seren schrittweise eingestellt und nach Möglichkeit Humanserum verabreicht.

Bei jeder Durchführung einer passiven Immunisierung (Verabreichung von Serum) ist der Patient nach vorangegangenen passiven Impfungen zu befragen, um allergische Komplikationen zu vermeiden.

Während früher Diphtherie- und Tetanusserum die größte Bedeutung hatten, wird heute Serum auf tierischer Basis nur bei Schlangenbiß, Tollwutgefahr und Botulismus verabreicht. Das polyvalente Schlangengiftserum, das Tollwutserum und das Botulismusserum wirken antitoxisch und binden somit die Toxine der eingedrungenen Erreger. Spezifische humane Antikörper in Form von Immunglobulinen werden zur Prophylaxe beim Tetanus eingesetzt.

3.7.2.1. Durchführung der Impfung

Für die Verabreichung der Impfstoffe gibt es verschiedene Formen:
- ● Injektion
  Sie kann intrakutan (z. B. BCG-Impfung), subkutan (z. B. Masernimpfung), intramuskulär (z. B. Dreifach-Impfung Diphtherie, Tetanus, Pertussis) oder intravenös (z. B. Impfsera) erfolgen.
- ● Skarifikation
  geschieht durch Einritzen der Haut,
- ● Orale Applikation (Schluckimpfung)
  durch Schlucken von Tropfen (z. B. Impfung gegen Kinderlähmung).
- ● Transkutane Applikation
  Mit Hilfe von Hochdrucktechnik wird der Impfstoff mit einer Impfpistole in die Haut gepreßt. Diese Form ist vor allem

bei Massenimmunisierung (z. B. gegen Virusgrippe) günstig.

Bei einigen Immunisierungsmaßnahmen muß in unterschiedlich langen Zeitabschnitten eine Auffrischungsimpfung erfolgen. Die Technik und meist auch die Dosierung sind dieselbe wie bei der Erstimpfung.

Eine besondere Form der Immunisierung ist die Simultanimpfung. Dabei wird parallel aktiver und passiver Impfstoff gegen dieselbe Infektionskrankheit verwendet (z. B. gegen Tetanus Tetatoxoid als aktive, Tetanusserum als passive Impfung).

Kombinierte Impfungen gibt es bei den gesetzlich vorgeschriebenen Impfungen für Säuglinge und Kinder (z. B. Di-Te-Pe).

Impfungen sind grundsätzlich nur bei gesunden Personen vorzunehmen. Impfvorschriften des Herstellers (Prospekt beachten) müssen streng eingehalten werden. Jede Immunisierung ist genau zu dokumentieren.

3.7.2.2. Impfreaktionen

Bei jeder Immunisierung – ob aktiv oder passiv – können Nebenwirkungen auftreten. Sie sind abhängig von der immunologischen Reaktionslage des Organismus und der Qualität des Impfstoffes. Reaktionen dieser Art sind jedoch selten und ungefährlich, sie können lokale und/oder allgemeine Symptome hervorrufen. *Lokale Reaktionen:* Rötung, Schwellung der Haut, Vergrößerung der Lymphknoten. *Allgemeine Reaktionen:* Erhöhung der Körpertemperatur, Abgeschlagenheit, Krankheitsgefühl. Bei Seren können zusätzlich allergische Reaktionen auftreten, wie Unwohlsein, Erbrechen, Kreislaufkollaps, selten mit Schocksymptomen (anaphylaktischer Schock, Todesgefahr!).

Um Komplikationen während der Schwangerschaft zu vermeiden, dürfen Immunisierungen gegen Röteln, Mumps, Typhus und Paratyphus nicht vorgenommen werden. Eine Tetanusprophylaxe kann dagegen in jeder Schwangerschaftsphase erfolgen und sollte spätestens 4 Wochen vor dem Geburtstermin abgeschlossen sein.

Wenn Serum verabreicht werden soll und unklar ist, ob der Patient schon einmal Serum erhalten hat, muß auf Überempfindlich-

keit geprüft werden. Man injiziert 0,1 ml des 1:10 verdünnten tierischen Serums intrakutan und beobachtet nach einer halben Stunde die lokale Reaktion. Entsteht keinerlei Rötung, kann geimpft werden; bei Rötung muß ein anderes Serum zur Anwendung kommen. Bei Allergikern sollte aus Vorsichtsgründen Serum fraktioniert gegeben werden, z. B. 0,1 ml, nach einer Stunde 0,3 ml usw. Dabei ist der Patient aufmerksam zu beobachten.

3.8. Sonden, Sog-Drucksysteme, Drainagen

3.8.1. Sonden

Sonden sind Instrumente, die in Körper- oder Wundkanäle eingeführt werden. Sie dienen der Verbesserung oder Wiederherstellung physiologischer Funktionen des Organismus und der Behandlung krankhafter Zustände.

Mit ihrer Hilfe wird eine Verbindung der Körperoberfläche mit den Körper- oder Wundhöhlen erreicht. Sonden ermöglichen
- das Absaugen von Sekreten,
- die Zuführung von Nahrung und Flüssigkeit,
- Blutstillung in Körperhöhlen.

Bei der Arbeit mit Sonden muß die Krankenschwester beachten:
- Sonden können an den Schleimhäuten Druckstellen hervorrufen. Deshalb sollte die Krankenschwester das Einlegen einer Sonde beherrschen und wissen, wie Komplikationen vorgebeugt werden kann.
- Der Patient ist gut zu lagern, damit Schäden (Pneumonie, Dekubitus) verhindert werden.
- Der Kranke ist über die therapeutische Maßnahme einfühlsam zu informieren, um ihm Angst und Unsicherheit zu nehmen und ihn zur aktiven Mitarbeit zu gewinnen.

3.8.1.1. Ösophagussonden

Sie werden vorrangig zur Kompression von blutenden Ösophagusvarizen eingesetzt. In solchen Fällen sind diese Sonden lebensrettend. Ein sondenähnliches Instrument ist das Ösophaguskop zur Entfernung von Fremdkörpern und zur Biopsie sowie zur Verödung von Ösophagusvarizen.

Die am meisten verbreitete Ösophagussonde ist die *Sengstaken-Blakemore*-Sonde (Abb. 117). Sie besteht aus

- einer stärkeren Hauptsonde, die bis in den Magen reicht,
- einer angeschweißten dünneren Magenballonsonde, die im Magen aufgeblasen wird, vor der Kardia liegt und dadurch ein Herausgleiten aus der Speiseröhre verhindert,
- einer auch dünneren Ösophagusballonsonde, die im Lumen des Ösophagus aufgeblasen wird und dadurch eine Kompression auf die Ösophagusvarizen ausübt. Durch diesen Druck werden Gefäße zusammengedrückt und damit die Blutung unterbunden.

Für das Einlegen der Sonde sollte die Krankenschwester bereitstellen:
- ein Gleitmittel für die Sonde; es schont die Schleimhäute und erleichtert den Gleitprozeß;
- einen Blutdruckapparat, um den benötigten Druck in dem aufblasbaren Magen- und Ösophagusballon zu erreichen, zu kontrollieren und zu halten;
- Leukoplast unterschiedlicher Breite zum Befestigen der Sonde an der Haut;
- ein Lokalanästhetikum in Sprayform zur Oberflächenanästhesie der Nasenschleimhäute;
- Zungenspatel, um den Rachenraum

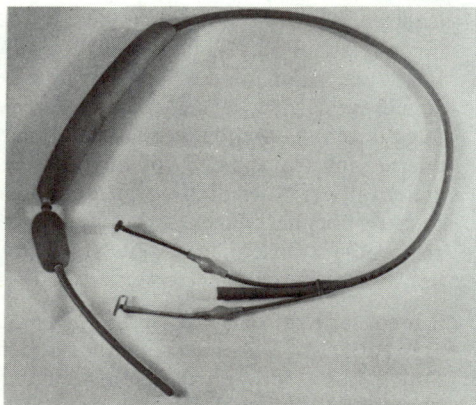

Abb. 117 Sengstaken-Blakemore-Sonde

durch Zurückdrängen der Zunge besser beobachten zu können;
- ● ein Glas Wasser für den Patienten, der durch das schluckweise Trinken von Wasser den Gleitprozeß beschleunigen und erleichtern kann;
- ● Zellstoff zum Abwischen von Speichel oder Erbrochenem;
- ● eine Nierenschale für gebrauchte Spatel und für Zellstoff.

Die *Sengstaken*-Sonde wird vor dem Einführen komplettiert. Dazu gehören Ansatzstücke als Verbindung
a) zwischen Magensonde und Absaugvorrichtung,
b) zwischen den beiden aufblasbaren Magensonden (Magen und Speiseröhre) und dem Blutdruckapparat,
c) 3 Péans mit Gummi oder Verbandsmull geschützt zum Abklemmen aller 3 Zuführungsschläuche oder den Verbindungen a) und b).

Die benötigten Materialien und Instrumente sind gründlich zu prüfen. Vor dem Einführen der Sonde müssen alle Teile, die Durchgängigkeit der 3 Sonden sowie die Dichtigkeit kontrolliert werden.

Nach Oberflächenanästhesie und dem Einölen der Sonde wird diese vom Arzt eingeführt; der Patient wird dabei zum Schlucken aufgefordert. Nachdem die Marke 50 erreicht ist, erfolgt das Auffüllen des Magenballons mit 150 ml Luft oder Wasser, die Zufuhr wird abgeklemmt, die Sonde bis zum federnden Widerstand vorgezogen („klemmt" an der Kardia fest) und an der Haut unter der Nase fixiert. Anschließend Füllung des Ösophagusballons mit dem Blutdruckapparat, um eine Aussage über die Druckverhältnisse zu erhalten. Je nach Zustand des Patienten wird ein Quecksilberdruck (Hg) von 35–45 mm aufgeblasen. Dieser Druck wird in den ersten 24 h belassen, in den folgenden 24 h auf 30–35 mm Hg gesenkt, danach für die weiteren 24 h auf 25–30 mm Hg reduziert. Nach Ablauf von 3×24 h sollte die Sonde entfernt werden, um Druckulzera zu vermeiden.

Die Krankenschwester hat
▶ mit dem Patienten ständig Kontakt zu halten,

- den Hg-Druck des Ösophagusballons je Stunde zu kontrollieren,
- in Abständen von 6 h den Druck des Ballons auf 0 absinken zu lassen, um nach 3–5 min wieder auf den vom Arzt festgelegten Druck aufzupumpen (Prophylaxe zur Vermeidung von Druckulzera),
- alle 30 min den Speichel aus der Mundhöhle abzusaugen, da der Patient nicht schlucken kann. Der Kranke kann auch aufgefordert werden, den Speichel auszuspucken,
- innerhalb von 24 h 2–3mal das Magensekret mit der Magensonde abzusaugen,
- nach Entfernen der Sonde diese zu reinigen, durchzuspülen, auf Dichtigkeit zu überprüfen, zu sterilisieren und aufzubewahren.

Der Ösophagusballon kann sich durch intensive Schluckakte und durch Lageveränderungen des Patienten nach oben verschieben und Erstickungszustände (Asphyxie) hervorrufen.

3.8.1.2. Magensonden

Der Magen wird aus therapeutischen oder aus diagnostischen Gründen sondiert. Dementsprechend werden auch unterschiedliche Sonden verwendet. Am häufigsten wird die kurzfristige Magensonde gebraucht. Sie ist 150 cm lang, endet mit einer Olive, besteht aus Gummi oder Kunststoff und kann per os oder über die Nase eingeführt werden. Die Sonde dient der fraktionierten oder einmaligen Magenaushebung für diagnostische Zwecke.

Die langfristige Magensonde ist im allgemeinen nur 20 cm lang und besteht meistens aus Kunststoff. Sie wird für therapeutische Zwecke, vor allem aber auch postoperativ eingeführt zum Absaugen von Magensekret oder zur Ernährung des Patienten. Das Absaugen erfolgt je nach Anweisung des Arztes entweder als Dauerabsaugung durch Sog oder in Intervallen. Der Sog wird erzeugt mit Hilfe eines Saugapparates, durch Vakuum-Wandanschluß, durch eine Wasserstrahlpumpe oder eine Spritze.

Patienten mit Magengeschwüren oder blutenden Ulzera werden therapeutisch mit der doppellumigen *Salem-Sump*-Sonde behandelt. Durch das eine Lumen kann Magensekret abgesaugt, durch das andere Eiswasser zur Spülung eingeführt werden.

Bei Vergiftungen, bei Magenatonie sowie bei übermäßiger Einnahme von Arzneimitteln in suizidaler Absicht wird der Mageninhalt schnell und sicher mit Hilfe einer dicken Magensonde, dem Magenschlauch, ausgehoben.

Für das Einlegen der Sonde sollte die Krankenschwester bereitstellen:
- die benötigte Sondenform,
- Gefäße für Magensekret, Sondennahrung, Spülmittel,
- ein Glas Wasser zum schluckweisen Trinken,
- Prothesenschale, Anästhesie-Spray, Leukoplast, Schere, Péan zum Abklemmen, Ansätze und Zwischenstücke, Schutztuch und Zellstoff,
- die Absaugvorrichtung (Spritze, Sog, apparative Vorrichtungen) und sie auf Funktionstüchtigkeit überprüfen.

Magensonden werden wie folgt eingeführt:
- Der Nasen- oder Mundrachenraum wird mit einem Oberflächenanästhetikum betäubt.
- Der Patient bekommt ein Schutztuch umgelegt und Zellstoff in die Hand gegeben.
- Dann wird der Kranke in die gewünschte Lage gebracht (halb sitzend oder liegend).
- Die angefeuchtete Sonde wird nun per os oder durch die Nase eingeschoben. Dabei soll der Patient tief durchatmen und laufend schlucken. Zur Erleichterung kann ihm etwas Wasser angeboten werden. Bei jedem Schluckakt wird die Sonde ein wenig vorgeschoben, bis 50 cm erreicht sind.
- Bei 50 cm prüfen, ob die Sonde ordnungsgemäß im Magen liegt. Die Kontrolle erfolgt durch Aspiration von Magensekret oder Einblasen von 50–100 ml Luft bei gleichzeitiger Auskultation mit dem Stethoskop über der Magengegend (charakteristisches Geräusch). Im Zweifelsfall kann der Patient durchleuchtet werden.

Aufgaben der Krankenschwester:
- Der Patient wird vor der Einführung der Sonde über Notwendigkeit und Art der Durchführung aufgeklärt und seine Mithilfe erbeten.

▶ Bei sehr aufgeregten Patienten kann nach Absprache mit dem Arzt ein leichtes Beruhigungsmittel verabreicht werden.
▶ Während der Sondierung ist ständiger Kontakt mit dem Patienten zu halten.
▶ Die in den Körper einzubringende Flüssigkeit ist auf Menge und Temperatur zu prüfen.
▶ Die abgesaugte Flüssigkeit ist nach ihrer Menge und nach ihrem Aussehen zu kontrollieren.
▶ Das Ende der Sonde muß genau fixiert werden, damit ein Herausgleiten vermieden wird.
▶ Der eingestellte Sog ist zu kontrollieren.
▶ Nach Entfernen der Sonde wird diese sofort durchgespült, gereinigt, sterilisiert und aufbewahrt (Einweg-Material wird vernichtet).
▶ Der Patient wird aufgefordert, den Mund zu spülen.

Prophylaktische Maßnahmen
– Bei länger liegenden Sonden atmet der Patient flach, er hat ein Fremdkörpergefühl und Angst, sich zu bewegen. **Pneumoniegefahr!** Deshalb bei jeder Gelegenheit zum Durchatmen auffordern und Lagewechsel vornehmen.
– Mund- und/oder Nasenraum häufig säubern. Es drohen Druckstellen, Soor und Parotitis. Darum Lage der Sonde ändern, Mund spülen, Kauakt anregen (z. B. durch Kaugummi).

3.8.1.3. Duodenalsonden

Sie werden nur zu diagnostischen Zwecken für die Gewinnung von Leber-, Pankreas- oder Magensekreten benötigt. Die Vorbereitung, Durchführung und Kontrolle erfolgt wie bei den Magensonden.
Die einfachste Duodenalsonde besteht aus einem Lumen, am Ende befindet sich eine Olive. Mit ihr kann Gallensaft (sog. A- und B-Galle) gewonnen werden (Abb. 118).
Die zweilumige Duodenalsonde, 150 cm lang, dient der Gewinnung von Magen- und Duodenalsekret. Das erste Lumen endet mit mehreren Perforationen in Magenhöhe (50–80 cm), das zweite mit einer Olive etwa 40 cm weiter.
Eine Spezialsonde stellt die *Barthelheimer*-Sonde dar zur Gewinnung von Pankreassekret. Diese Sonde hat 3 Lumina: Das erste Lumen reicht bis zum Ende der Sonde, besitzt dort einen aufblasbaren Ballon. Nach Aufblasen desselben wird das Duodenum direkt verschlossen. Das zweite Lumen endet im Magenausgang (Pylorus) ebenfalls mit einem Ballon, so daß nach Aufblasen der Magenausgang blockiert wird. Das dritte Lumen dient dem Absaugen von Sekret, das nach Blockierung von Magen und Duodenum aus Pankreassaft besteht.

3.8.1.4. Dünndarmsonden

Diese werden nur zu therapeutischen Zwecken gebraucht. Sie sind 300 cm lang, mitunter auch etwas länger, enden mit einer Olive oder mit Quecksilberfüllung und sollten auf dem Röntgenbild schattengebend sein. Eine Dünndarmsonde wird für das Absaugen von Darminhalt bei mechanischem oder paralytischem Ileus (Darmverschluß) oder zur inneren Schienung des Darmes benutzt. Abgesaugt wird im Intervall mit Hilfe einer Spritze, als Dauersog apparativ oder als Dauerableitung spontan in einen tieferhängenden Auffangbeutel. Die bekannteste Dünndarmsonde ist die *Miller-Abbot*-Sonde. Sie ist doppelumig und endet mit einem auffüllbaren Ballon für Luft, Wasser oder Quecksilber; ihr Inhalt beträgt 30–40 ml. Das zweite Lumen dient zum Absaugen von Darminhalt. Die Sonde ist 300 cm lang, an der Gradierung läßt sich die Tiefe ablesen.

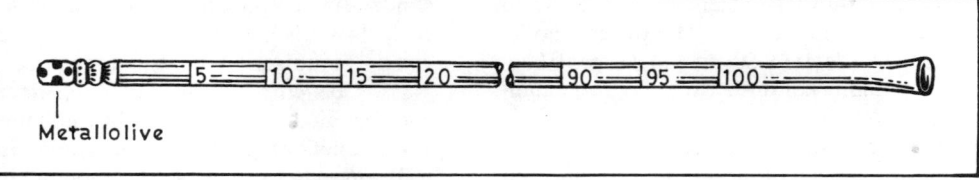

Metallolive

Abb. 118 Schematische Darstellung einer Duodenalsonde

Andere Dünndarmsonden entsprechen der einfachen Magensonde. Sie können ein- oder zweilumig sein, enden mit einer Olive oder einem füllbaren Beutel für Quecksilber.

Das Einführen der Dünndarmsonden erfolgt wie bei den Magensonden. Ist beim Einführen ein Widerstand erreicht, sollte Darminhalt aspiriert werden.

Sind 50 cm erreicht, ist es zweckmäßig, wenn der Patient eine Rechtsseitenlage mit eventueller Beckenhochlagerung einnimmt. Danach erfolgt die Passage durch das Duodenum leichter.

Bei unklarer Lage und/oder bei beabsichtigter Lagekontrolle der Sonde muß durchleuchtet werden.
Bei überlangen Sonden, die für die innere Schienung des Darmes gedacht sind, ist grundsätzlich zu röntgen.

Aufgaben der Krankenschwester:
▶ Kontakt und Beeinflussung des Patienten, Kontrolle der Sonde und des Zubehörs wie bei der Magensonde.

Zusätzliche Maßnahmen:
▶ Auch wenn die Sonde bis zum Magen gelangt ist (über 50 cm), den Patienten weiter zum Schlucken auffordern.
▶ Liegt die Sonde im Dünndarm, Schlauch an der Haut gut fixieren und die in Zentimetern ausgewiesene Markierung notieren.
▶ Aspirierten Darminhalt nach Menge und Aussehen kontrollieren.
▶ Je nach ärztlicher Verordnung wird die Sonde in regelmäßigen Zeitabständen mit Kochsalzlösung, Wasser oder Tee durchgespült.
▶ Beim Entfernen der Sonde evtl. zunächst den Ballon am Ende der Sonde entleeren.
▶ Um eine Darminvagination durch Sog zu vermeiden, die Sonde nicht auf einmal, sondern stündlich um 20–30 cm aus dem Dünndarm herausziehen, an der Haut neu fixieren und die Markierung notieren. Die letzten 50 cm (ab Magen) können dann kontinuierlich herausgenommen werden.
▶ Bei der Entfernung der Sonde ist der Mund des Patienten bei jeder Etappe zu spülen.

▶ Sodann muß die Sonde durchgespült, gereinigt, sterilisiert und wieder aufbewahrt werden.

3.8.1.5. Dickdarmsonden

Die Dickdarmsonde oder das Darmrohr wird in den Anus eingeführt und dient therapeutischen sowie diagnostischen Zwecken. Das Darmrohr besteht aus Gummi, ist weitlumig, 30–40 cm lang und kann mit Hilfe eines Ansatzstückes mit weiteren Schlauchsystemen (z. B. Irrigator) verbunden werden.

Das Darmrohr muß mit einem Gleitmittel versehen werden. Nach Spreizen der Nates wird es vorsichtig, kontinuierlich und leicht rotierend eingeführt. Der Schließmuskelspasmus bietet Widerstand, ist dieser überwunden, gleitet die Sonde leicht nach oben.

Mit Hilfe des Darmrohrs wird für diagnostische Zwecke Kontrastmittel in den Darm gebracht, das aus einem Gefäß über dem liegenden Patienten durch hydrostatischen Druck einfließt. Mit Hilfe des Kontrastmittels kann der Dickdarm im Röntgenbild dargestellt werden.

Aus therapeutischen Gründen können Spülflüssigkeiten zur Darmreinigung oder Darmanregung mittels einer Spritze oder eines Irrigators in den Dickdarm gefüllt werden. Auch ist es möglich, Arzneimittel auf diesem Wege zu applizieren, da die Dickdarmschleimhaut resorbiert. In der postoperativen Phase wird das Darmrohr als langfristige Verweilsonde eingeführt, um einen ungehinderten Abgang der Darmgase zu ermöglichen.

– Der Patient ist über die notwendige Manipulation aufzuklären. Sie ist schmerzlos, lediglich die Überwindung des Schließmuskelwiderstandes ist unangenehm.
– Der Patient hat bei liegender Dickdarmsonde ein Fremdkörpergefühl und das Bedürfnis nach dringender Darmentleerung – beruhigen und entspannen lassen.
– Nach Überwindung des Sphinkterwiderstandes gleitet das Darmrohr mühelos. Bei feststellbarem Widerstand keine Gewalt anwenden, nicht stärker hochschieben, da Perforationsgefahr!

- Das Darmrohr darf nur 15–20 cm weit hineingeschoben werden.

Für das Einführen einer Dickdarmsonde werden benötigt: das entsprechende Darmrohr; ein Gleitmittel; Péan zum Abklemmen; Spritze 100–200 ml oder Verbindungsstück aus Glas bzw. Gummi; Heftpflaster; Schere; Zellstoff zum Säubern der Analgegend nach dem Gleitmittel; Nierenschale; eventuelle Flüssigkeiten, Schlauchsysteme, Irrigator; Irrigatorständer.

Aufgaben der Krankenschwester:
▶ Nach ärztlicher Anweisung Auswahl der Dickdarmsonde, der notwendigen Flüssigkeit, des Schlauchsystems, des Irrigators;
▶ Kontrolle der Funktionstüchtigkeit aller benötigten Gerätschaften;
▶ Fixation des Darmrohrs mit Heftpflaster an der unbehaarten Haut der Glutäalgegend oder der Oberschenkel bei Verweilsonden.
▶ Bei übermäßiger Behaarung vorher rasieren.
▶ Bei Entfernung des Darmrohrs Zellstoff unterlegen, sonst kann das Bett beschmutzt werden.

3.8.2. Sog-Drucksysteme

Mittels Sog oder Vakuum kann Flüssigkeit abgesaugt werden. Häufig müssen bei pathologischen Veränderungen Flüssigkeiten (Sekrete) aus Hohlorganen, Körperhöhlen und Wunden entfernt werden. Deshalb werden Sonden und/oder Drains dort eingeführt und mit Sog- bzw. Vakuumeinrichtungen in Verbindung gebracht, um die Sekrete nach dem physikalischen Grundprinzip der Ausgleichstendenz bei Druckunterschieden abzusaugen.
Je nach Menge der Sekrete, der Viskosität und dem therapeutischen Ziel erfolgt das Absaugen schnell und stark (Grobsog), z. B. bei Operationen zum Absaugen des Blutes, zur Entfernung von Schleim aus Mund, Rachen und Trachea, oder langsam und schwach (Feinsog), z. B. bei Dauerabsonderung aus tiefen Wunden (Redondrainage), Körperhöhlen und Hohlorganen. Mit Hilfe von Regulierventilen läßt sich das Vakuum einstellen und der Sog regulieren.

Das einfachste, in der Praxis weit verbreitete und leicht zu handhabende Vakuum-Erzeugungsprinzip ist die Heberdrainage. Sind 2 Flüssigkeitsansammlungen vorhanden, wobei eine über der anderen lokalisiert und mit einem luftleeren Verbindungssystem verbunden ist, fließt die Flüssigkeit aus der oberen Ansammlung in die untere, da der Druck der Wassersäule im Verbindungssystem (Schlauch) entsprechend der Höhendifferenz zwischen beiden Flüssigkeitsansammlungen einen hydrostatischen Druck durch das Eigengewicht ausübt. Dieser Druck wird größer, je höher sich die obere Flüssigkeitsansammlung befindet. Durch diesen Druck entsteht ein Sog. Wenn z. B. eine Flüssigkeitsansammlung in der Thorax- oder in der Bauchhöhle abgesaugt werden soll, wird ein Schlauch in die betreffende Höhle eingeführt, an der Haut befestigt und in ein Gefäß geleitet, das unter dem Bett des Patienten steht. Die Höhendifferenz zwischen dem im Bett liegenden Kranken und dem Fußboden reicht für die Sogwirkung aus. Das gesamte System funktioniert auf der Basis der Schwerkraft durch das Gefälle, deshalb die Bezeichnung Heberdrainage. Das abzuleitende Sekret wird nach unten in die Sekretflasche oder in den Sekretbeutel gesogen.
Anwendung der Heberdrainage: Absaugen aller Hohlorgane, wie Magen (Ausheberung, Spülung), Duodenum, Dünndarm, Gallengänge, Blase, Thorax- und Bauchraum.
Vorteile der Heberdrainage: Das System läßt sich selbst herstellen, ist also billig. Die Sogwirkung ist fein, reizt nicht die Schleimhäute und läßt sich durch Wahl der Höhe einstellen.
Nachteile der Heberdrainage: Der Sog ist nicht genau dosierbar, das Saugen geht nur langsam vor sich.
Durch Modifikation läßt sich der Sog erhöhen. Dazu gehört die *Flaschendrainage.* Die Sonde des Patienten endet in der Sekretflasche wie bei der einfachen Heberdrainage. Aus der Sekretflasche geht ein Schlauch in ein Wassergefäß, das 1,5–2 m über dem Fußboden an einem Transfusionsständer hängt. Von diesem Gefäß reicht ein Schlauch (große Wassersäule) senkrecht in ein auf dem Fußboden stehendes zweites Gefäß. Durch dieses Gefälle – der Wasserabfluß läßt sich mittels Kompression des Schlauches zwischen den beiden Wassergefäßen re-

gulieren – entsteht ein großer Unterdruck (Vakuum) in der Sekretflasche; der Sog ist also stärker (Abb. 119).

Vorteile der Flaschendrainage: Das System kann selbst hergestellt werden, ist nicht störanfällig, äußerst billig und wirkungsvoll, einfach in der Handhabung und läßt sich gut reinigen.

Nachteile der Flaschendrainage: Der Wasserstand im oberen Gefäß sinkt rasch, das Wasser muß häufig nachgefüllt werden.

Eine weitere Modifikation ist das *Perthes-System.* Es handelt sich ebenfalls um eine Flaschendrainage, wobei zwischen Sekretflasche und dem ersten erhöhten Wasserbehälter ein Druckmesser (Manometer) am Schlauchsystem angeschlossen ist. Dadurch läßt sich der Druck messen und durch den Höhenunterschied beider Wassergefäße auch einstellen.

Nach dem Prinzip der Heberdrainage arbeiten alle z. Z. üblichen technischen Einrichtungen.

Durch strömende Luft oder Wasser wird bei wechselndem Querschnitt der Rohre ein Unterdruck erzielt. Wird Luft oder Wasser in eine Verengung der Leitung herangeführt, steigt zwar die Strömungsgeschwindigkeit an der engen Stelle, der Druck wird jedoch wesentlich geringer im Verhältnis zu der weiten Leitung. Der entstehende Unterdruck bewirkt einen starken Sog. Es genügt also, am engen Segment einer Luft- oder Wasserleitung einen Stutzen anzubringen, damit der

Vakuumeffekt an dieser Stelle zum Saugen genutzt werden kann. Zwischengeschaltete Druckmeßgeräte lassen diese Sogwirkung meß- und dosierbar machen, Fein- und Grobsog ist erzeugbar. Es bestehen folgende Varianten:

● Absaugen mit Hilfe der Sauerstoffflasche (Beatmungs- oder Narkosegerät)
Indikation: vorwiegend als Grobsog (Toilette der Trachea, der Mund- und der Nasenhöhle, intraoperatives Blut, große Sekretansammlungen).

● Absaugen mit Hilfe einer zentralen Druckluftanlage
Diese ist im Krankenhaus zentral lokalisiert. An der Wand über den Betten befinden sich die Anschlüsse (vorwiegend Wach- und Intensivpflegestation).

● Absaugen mit Hilfe elektrischer Saugapparate
Einsatz vorwiegend im Operationssaal. Hauptziel: Grobsog.

● Absaugen mit Hilfe der Wasserstrahlpumpe
Anschluß an einen Wasserhahn, Abfluß durch das Waschbecken.
Indikation: vorwiegend Feinsog als Dauersog.

Die Krankenschwester muß
– die „hausüblichen" Sog-Drucksysteme kennen, die Handhabung üben, in der Lage sein, den Absaugvorgang selbständig durchzuführen;
– vor jedem Absaugprozeß die Betriebssicherheit überprüfen, primär alle Anschlüsse herstellen, sekundär Apparate einschalten;
– Absauggeräte und andere Apparaturen regelmäßig zur Durchsicht geben, staubfrei aufbewahren, griffbereit halten.

Aufgaben der Krankenschwester:

▶ Durch die häufigen notwendigen Kontrollen der Saugsysteme ist der Kontakt zum Patienten zu fördern und zu vertiefen.

▶ Der Patient ist über alle Maßnahmen aufzuklären. Dabei sollte die Ungefährlichkeit der Saugsysteme hervorgehoben und ihre Hilfe für den Heilprozeß dargelegt werden.

▶ Sichere Handhabung der Bedienungssy-

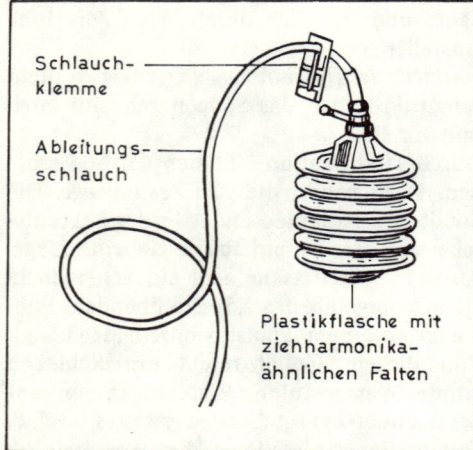

Schlauch-klemme

Ableitungs-schlauch

Plastikflasche mit ziehharmonika-ähnlichen Falten

Abb. 119 Schematische Darstellung einer Redon-Vakuum-Flasche

steme mit diskretem Wechsel der Sekret-
behälter. Vorzeigen des Sekretbehälters
nur auf eindringlichen Wunsch des Kranken bei gleichzeitiger positiver Beurteilung von Menge und Aussehen.

▶ Kontrolle des Sekretabflusses auf Kontinuität, Menge und Aussehen.

▶ Überwachung der Sogwirkung, rechtzeitiges Bemerken von Druckabfällen.

▶ Kontrolle der Austrittsstelle an der Haut,
Verbandswechsel vornehmen. Die mit
Heftpflaster fixierte Hautstelle ist öfters
zu wechseln.

▶ Alle Ableitungen so fixieren, daß eine
Teilmobilisation möglich ist.

▶ Klagen des Patienten über Schmerzen
sind ernst zu nehmen und dem Arzt zu
melden.

▶ Durch beruhigende Gespräche und bei
Notwendigkeit durch vom Arzt verord-
nete sedierende Arzneimittel ist für eine
ausreichende Nachtruhe des Patienten zu
sorgen.

▶ Prophylaxe betreiben: Durchatmen, Bewegung der Extremitäten, Lagewechsel,
Hautpflege.

▶ Wird das Saugsystem vorübergehend
nicht benutzt, ist es abzuschalten.

3.8.3. Drainagen

Drains dienen zum Ableiten von Wundsekreten, Eiter oder Blut aus dem Organismus,
weil diese durch die körpereigene Resorption nicht beseitigt werden können oder bei
ihrem längeren Verbleib zu einer Schädigung führen. In solchen Fällen wird ein Abfluß aus dem Körper, aus dem Gewebe geschaffen, der mit Hilfe des Drains offen
gehalten wird. Drains bestehen aus Gummi,
Kunststoff oder Gaze, selten aus Glas. Die
Drainage kann auch zur Spülung der Wund-
und Körperhöhlen benutzt werden.

Drains werden stets vom Arzt angelegt! Für
die Krankenschwester gilt im Umgang mit
Drainagen das über Sonden Gesagte.
Die einfachste Form der Drainierung ist das
Wunddrain. Es wird in infizierte oder infek-
tionsgefährdete Wunden eingelegt, neben
der Wunde durch die gesunde Haut von innen nach außen geführt oder direkt durch
die Wunde nach außen. Drains werden ent-

weder mit einer Sicherheitsnadel über dem
Hautniveau versehen (kann nicht in die
Tiefe rutschen) oder an der Haut festgenäht.
Jedes Drain kann frei in den Verband enden,
oder wird an eine Ableitung angeschlossen
(Heberprinzip). Diese Sogwirkung wird immer häufiger angewandt durch die sog. Redondrainage. Sie besteht aus einem am
Ende perforierten Schlauch. Der perforierte
Schlauchanteil liegt im Körper, der nichtper-
forierte wird durch die gesunde Haut gestochen, angenäht und endet in einer Auffang-
flasche mit Gummipfropfen! Durch diesen
Gummipfropfen wird das Schlauchende eingestochen, die Flasche selbst besitzt ein Vakuum.
Dieses Vakuum wird während der Sterilisation der Flasche hergestellt. Die Flaschen
können nach Abklemmen des Zuführungs-
schlauches öfters gewechselt, die Menge des
Sekrets gemessen und dessen Aussehen
überprüft werden. Es ist zu beachten, daß
der Sog nicht kontrolliert werden kann und
die Sogwirkung mit zunehmender Füllung
der Flasche sowie nach längerem Anschluß
langsam nachläßt.

Vorteile der Redondrainage: wohltuende Wirkung auf den Patienten durch geringen Pflegeaufwand, selteneren Verbandswechsel,
Sauberkeit, geringere Infektionsgefahr, beschleunigte Wundheilung, besseres kosmeti-
sches Narbenergebnis, Einsparung von Ver-
bandsmaterial.
Je nach Hohlorgan gibt es spezielle Drainagen: Nierendrain (in die Niere eingelegt),
Dünndarmdrain, Zystotomiedrain (in die
Harnblase eingelegt), T-Drainage nach *Kehr*
(in den Gallengang eingelegt) sowie die *Buelau*-Drainage. Bei der letzteren handelt es
sich um die Drainage der Pleurahöhlen zum
Absaugen von Luft nach Thoraxoperationen,
Thoraxtraumen und beim Pneumothorax.
Das *Buelau*-Drain wird im 2. Interkostalraum
mit Hilfe eines Trokar in der Mamillarlinie
in die Pleurahöhle eingelegt und nach Haut-
fixierung mit einer Saugvorrichtung verbunden (Langzeitsog). Die durchschnittliche
Saugleistung beträgt 20 cm Wassersäule.
Für das Anlegen einer *Buelau*-Drainage werden benötigt: Desinfektionsmittel, Lokalanästhetikum, sterile Abdecktücher und Handschuhe, Tupfer, Nahtmaterial, Skalpell, Pinzette, Péan zum Abklemmen, Trokar, Bue-

lau-Drain, Sekretflasche, Absaugvorrichtung.

Hinweise für das Entfernen aller Drainarten:

- Das Entfernen der Drains ordnet grundsätzlich der Arzt an!
- Wunddrains werden täglich etwas vorgezogen, gekürzt und wieder fixiert, damit eine Wundheilung aus der Tiefe gewährleistet ist.
- Drainagen aus Körperhöhlen und Hohlorganen sind durch kontinuierlichen Zug schnell herauszuziehen, die Anschnittstelle der Haut zu desinfizieren und zu verbinden.

Aufgaben der Krankenschwester:

▶ Die Anschnittstelle des Drains ist gründlich zu beobachten, der Verband mehrmals zu wechseln; Aussehen, Menge und Geruch des Sekretes sind zu prüfen.
▶ Bei ungenügender Pflege kann die Austrittsstelle des Drains zur Gefahrenquelle einer Sekundärinfektion werden. Das Sekret kann die Haut mazerieren, deshalb Haut abdecken, einfetten, auf Verband achten.
▶ Asepsis wahren! Verbandwechsel mit sterilen Handschuhen vornehmen.
▶ Drain mit Pinzette anfassen, nie nach innen stoßen, jede unnötige Manipulation vermeiden.
▶ Lageänderung, Kürzung oder Entfernung des Drains müssen mit dem Arzt besprochen werden.
▶ Wechsel der Redonflasche: Ableitungsschlauch (oder die Ableitungsschläuche) abklemmen, das Ende des Schlauches an den Gummipfropfen der Flasche ziehen und in den Pfropfen der neuen Flasche einstechen. Klemme an der Zuführung öffnen, Flasche befestigen.

3.9. Entnahme von Urin

Bei vielen Erkrankungen sind Urinanalysen sehr wichtig. Je nach Krankheitsfall wird Spontanurin, Mittelstrahlurin, Harnblasenurin durch Katheterisieren oder durch suprapubische (durch die Haut über dem Schamhügel) Blasenpunktion gewonnen. Die Entnahme von Urin erfolgt aus diagnostischen oder therapeutischen Gründen (Harnana-

lyse, Entleerung der Blase bei Krankheit, Untersuchungs- oder Operationsvorbereitung).

Es ist zu beachten, daß

- die Abnahme von Urin die Intimsphäre des Patienten berührt und ihm diese Maßnahme peinlich ist,
- der Patient vor der Urinentnahme mittels Katheter oder Blasenpunktion Angst und Hemmungen hat,
- Berührung, Säuberung und Manipulationen am Genitale vom Patienten als unangenehm empfunden werden.

Die Krankenschwester sollte deshalb

▶ den Patienten über den Zweck der Untersuchung und den Verlauf der Urinabnahme genau informieren,
▶ in einem Gespräch Kontakt zum Patienten herstellen, sein Vertrauen gewinnen sowie Angst und Hemmungen zurückdrängen,
▶ taktvoll und ruhig, aber sicher und zielbewußt vorgehen.

Unabhängig von der Art der Urinabnahme ist Urin immer in ein sauberes oder in ein steriles Gefäß abzuleiten. Er sollte schnell ins Laboratorium gebracht werden. Längere Zeit stehender Urin verändert sich durch Zersetzung, Verschmutzung und Sedimentierung.

3.9.1. Spontanurin

Hierbei handelt es sich um die einfachste Methode der Uringewinnung. Der Patient wird aufgefordert, in ein dafür vorgesehenes Gefäß zu urinieren. Oft stehen bereits sterilisierte Uringefäße zur Verfügung. Am Gefäß sind der Name des Patienten und die Patientennummer zu vermerken. Außerdem ist ein Beleg für das Laboratorium auszufüllen mit den Daten des Patienten und der gewünschten Harnanalyse. Vor dem Urinieren sollte der Kranke eine Intimtoilette durchführen, um sauberen, keimarmen bzw. keimfreien Urin abgeben zu können. Nach Möglichkeit ist Morgenurin zu nehmen.

3.9.2. Mittelstrahlurin

Auch diese Methode der Uringewinnung ist einfach und kann deshalb vom Patienten selbst durchgeführt werden. Er ist jedoch über das Vorgehen genau aufzuklären. Das erste Drittel der Urinmenge wird normal in das Toilettenbecken gegeben, das zweite Drittel in einem Uringefäß aufgefangen, während das letzte Drittel wieder ins Toilettenbecken abgesetzt werden kann.

Mittelstrahlurin eignet sich besonders zur Untersuchung auf Bakterien, zur Resistenzbestimmung sowie zur normalen Harnanalyse. Die Abgabe des Harn erfolgt – je nach Art der beabsichtigten Untersuchung – ohne oder mit Desinfektion des äußeren Genitale.

Die Krankenschwester sollte
▶ den Patienten über die Methode der Urinabnahme und über hygienische Maßnahmen belehren,
▶ bei Schwierigkeiten die Diurese frühmorgens durch Trinken oder einen laufenden Wasserhahn anregen,
▶ ein steriles, verschließbares Uringefäß mit den Angaben des Patienten bereitstellen.

Gewinnung von Mittelstrahlurin ohne Desinfektion: Der Patient geht mit dem Uringefäß, sterilen Tupfern oder Zellstoff (evtl. auch mit Gummihandschuhen) in eine Toilette mit Waschgelegenheit.

Bei der Frau werden die Labien, anschließend nach Spreizen der Labien die Urethraöffnung mit Seife gewaschen und mit sterilen Tupfern oder Zellstoff getrocknet. In gespreizter hockender Stellung wird die erste Portion Urin abgelassen, die mittlere Portion in das sterile Gefäß gelenkt – das sofort verschlossen wird –, die letzte Portion wieder in das Toilettenbecken gegeben. Sodann Abtupfen des Gefäßes, sofortige Abgabe bei der Krankenschwester, welche die Beschriftung des Gefäßes überprüft bzw. diese anbringt.

Beim Mann wird der Penis mit Seife gewaschen, anschließend die Vorhaut zurückgezogen, die Glans und speziell die Urethramündung gereinigt, mit sterilen Tupfern oder mit Zellstoff getrocknet. Nach diesem Vorgang wird verfahren, wie bereits beschrieben.

Sollte es nicht möglich sein, die gefüllten Uringläser sofort ins Laboratorium zu transportieren, müssen sie zunächst im Kühlschrank aufbewahrt werden.

Gewinnung von Mittelstrahlurin mit Desinfektion: Nach dem Waschen wird zusätzlich eine Desinfektion der Genitalien vorgenommen. Nach Anleitung durch die Krankenschwester kann der Kranke diese Desinfektion selbst durchführen. Zur Desinfektion gehören ein Gefäß mit Desinfektionslösung, sterile Tupfer oder Kompressen.

Bei der Frau werden Labien und Urethraöffnung von oben nach unten (vom Schamhügel zur Analgegend) etwa 3–4mal abgewischt. Dazu wird jeweils ein neuer, mit Desinfektionslösung getränkter Tupfer genommen. Anschließend erfolgt die Urinabgabe.

Beim Mann ist ähnlich zu verfahren. Die Vorhaut wird zurückgezogen und die Urethraöffnung mit dem größten Teil der Eichel ebenfalls 3–4mal mit Desinfektionslösung getränkten Tupfern gereinigt. Dann wird der Urin gelassen.

3.9.3. Katheterurin

Diese Form der Uringewinnung ist eine aufwendige und nicht ungefährliche Methode. Sie darf nur auf Grund einer ärztlichen Anweisung erfolgen. Mit Hilfe eines Katheters wird die Harnblase entleert bei solchen Patienten, die nicht spontan urinieren können.

Indikation: vor manchen Operationen; bei pathologischen Hindernissen (z. B. Prostata-Adenom); bei diagnostischen Maßnahmen, wie Bestimmung des Restharns; bei bakteriologischen Untersuchungen des Blasenharns; bei Nierenfunktionsprüfungen; bei Röntgenuntersuchungen der Harnblase und der Harnröhre (Miktionsurogramm mit Hilfe von Kontrastmitteln) sowie bei therapeutischen Maßnahmen, wie Blasenspülungen und Blaseninstillationen.

Bei der Gewinnung von Katheterurin sollte beachtet werden:
– Der Patient ist über die Art der Urinabnahme aufzuklären;
  seine Ängste sollten zerstreut und seine Mitarbeit gesichert werden.
– Durch die Verbindung zwischen dem

Körperinnern und dem äußeren Milieu mittels des Katheters ist eine Infektionsgefahr gegeben. Deshalb ist steriles Arbeiten notwendig.
- Beim Einführen des Katheters darf keine Gewalt angewendet werden, da sonst Verletzungsgefahr besteht.

Katheterisieren bei Frauen: Die Patientin liegt auf dem Rücken mit leichter Hochlagerung des Beckens (Unterlage!) mit gespreizten Beinen. Die äußeren Genitalien werden gewaschen. In einer sterilen Nierenschale befinden sich mit Desinfektionslösung getränkte Tupfer, eine andere sterile Nierenschale dient als Ablage. Zwischen die Beine der Patientin wird ein Uringefäß gestellt. Nachdem die Krankenschwester sterile Gummihandschuhe übergestreift hat, desinfiziert sie mit den ersten 3 Tupfern die äußeren, mit den nächsten 3 Tupfern die inneren Seiten der Labien sowie die Urethraöffnung. Der Tupfer wird jeweils einmal von oben nach unten gezogen (von der Symphyse zur Analgegend). Dabei hält die linke Hand die Labien gespreizt. Vor die Vaginalöffnung wird ein Tupfer gelegt. Anschließend wird der Katheter am hinteren Ende gefaßt, vorsichtig in die Urethra eingeführt und der Urinstrahl in das Uringefäß gerichtet. Sobald Urin fließt, darf nicht mehr weitergeschoben werden. Nachdem kein Urin mehr kommt, kann nun mit der linken Hand ein Druck auf die Blasengegend oberhalb der Symphyse ausgeübt werden, um den restlichen Urin herauszudrücken. Danach wird das Ende des Katheters mit einem Finger zugehalten und der Katheter vorsichtig herausgezogen. Katheter in die Ablage legen, Vaginaltupfer und übrige Materialien entfernen und Gummihandschuhe ausziehen. Nach dem Katheterisieren kann die Patientin wieder entspannt gelagert werden.

Katheterisieren bei Männern: Lagerung des Patienten und Vorbereitung der Materialien wie bei der Frau beschrieben. Zusätzlich werden ein Gefäß mit einem Gleitmittel benötigt sowie 2 sterile Pinzetten, die in einer sterilen Nierenschale liegen. Penis und Glans penis werden gewaschen. Nach Überstreifen von sterilen Gummihandschuhen wird der Penis anschließend mit der linken Hand senkrecht hochgehalten, die Vorhaut zurückgezogen, mit einer Pinzette je ein mit Desinfektionslösung getränkter Tupfer gefaßt und die Gegend der Harnröhrenöffnung bestrichen, beginnend von der Urethra bis hinter die Corona glandis. 3–4 Tupfer benutzen, sodann Pinzette in die Schale mit den gebrauchten Tupfern ablegen. Mit der zweiten sterilen Pinzette wird der Katheter etwa 5–6 cm von der Spitze entfernt gefaßt und der folgende Teil mit den restlichen Fingern derselben Hand gehalten. Katheterspitze in das Gleitmittel tauchen und mit der Pinzette in die Urethra schieben. Dabei ist der Penis von seiner senkrechten Position mal etwas nabelwärts, mal etwas fußwärts zu leiten, ab 15 cm Tiefe zu senken und Katheter weiterführen, bis Urin fließt. Nach Entleerung der Blase den Katheter vorsichtig herausnehmen, ablegen und die Vorhaut wieder nach vorn schieben. Alle benötigten Materialien beiseite räumen und den Patienten eine entspannte Lage einnehmen lassen.

Aufgaben der Krankenschwester:
▶ Sie sollte auf die Ängste und Nöte des Patienten eingehen, ihn beruhigen und seine Persönlichkeit achten.
▶ Bei der Vorbereitung und Durchführung des Katheterisierens ist der Patient vor den Blicken von Mitpatienten abzuschirmen.
▶ Der Patient muß gut gelagert, sein Körper abgedeckt und optimale Lichtverhältnisse geschaffen werden.
▶ Bei entsprechender Indikation auch während des Katheterisierens Mittelstrahlurin in einem gesonderten Gefäß auffangen.
▶ Bei übervoller Blase vorerst 500 ml Urin ablassen, dann Katheter abklemmen, etwas abwarten und den restlichen Urin ablassen.
▶ Der Patient ist darauf aufmerksam zu machen, das das erste spontane Urinieren nach dem Katheterisieren brennend oder leicht schmerzhaft sein kann („brennendes Wasser").

3.9.3.1. Katheterarten, -größen und ihre Aufbewahrung

Katheterarten und -größen werden gesondert für Frauen und Männer hergestellt (Abb. 120).

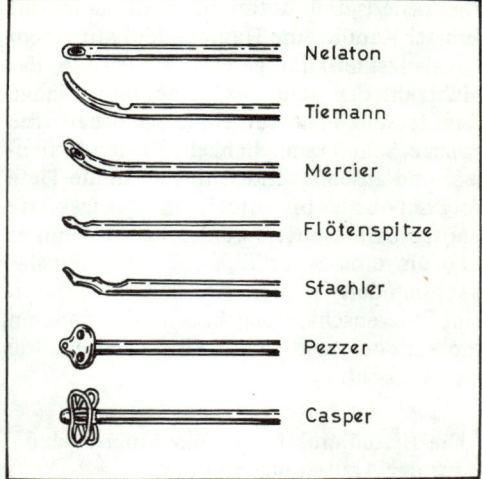

Abb. 120 Verschiedene Formen von Harnkathetern

Der *Katheter für die Frau* ist kurz, besteht meist aus Kunststoff zum einmaligen Gebrauch. Die Dauerkatheter für die Frau sind aus Gummi und besitzen unterhalb der Katheterspitze einen aufblasbaren Gummiballon von 5–30 ml Fassungsvermögen. Dieser Ballon kann mit sterilisiertem Wasser oder steriler Kochsalzlösung gefüllt werden, um ein Herausrutschen des Katheters zu verhindern, der – mit Ballon – immer doppellumig ist.

Der *Katheter für den Mann* besteht meist aus Gummi. Die Spitze ist leicht abgebogen, dicht unterhalb der Spitze befindet sich die Öffnung. Die am häufigsten verwendeten Katheter sind die nach *Nélaton* und *Tiemann*. Seltener werden Kunststoffkatheter zum einmaligen Gebrauch benutzt. Die Dauerkatheter sind alle Zweiweg-Katheter (doppeltes Lumen) mit auffüllbarem Ballon. Die Weite der Katheter für Männer wird nach der Skala von *Charriére* bezeichnet. In wenigen Fällen werden auch Metallkatheter genommen.

Alle Katheter müssen steril sein. Einweg-Materialien werden grundsätzlich in steril verpacktem Zustand geliefert. Glas- und Metallkatheter sind nach Gebrauch gründlich zu reinigen, zu sterilisieren und aufzubewahren. Gummikatheter werden nach der Reinigung dampfsterilisiert. Sie können anschließend in sterilen Metall- oder Glaskästchen unter Beilegung von Formalintabletten aufbewahrt werden. Für die Verpackung,

Reinigung, Sterilisation und Aufbewahrung von Kathetern gibt es oft in den verschiedenen Einrichtungen hauseigene Regeln.

> Die Krankenschwester ist für die Sterilität aller Katheter verantwortlich. Bei ungenügender Asepsis können durch den Katheter Keime in die Harnröhre und in die Blase eingebracht werden. Bei mangelnder Desinfektion der Urethraöffnung können Keime auch von dort in die Harnblase gelangen.

3.9.3.2. Dauerkatheter

Es handelt sich um einen Blasenkatheter, der längere Zeit im Körper des Patienten verbleibt. Der Dauerkatheter ist immer doppellumig mit Ballon, damit ein Herausrutschen vermieden wird. Er wird angewendet bei Patienten mit Schock und bei Bewußtlosen, bei Nierenfunktionsprüfungen (Flüssigkeitsbilanz), in der postoperativen Phase (vorwiegend nach Bauchoperationen), bei Blasenlähmungen, bei inkontinenten Patienten (Schutz der Haut), bei organischem Abflußhindernis (Prostata-Adenom) (Abb. 121). Das Bereitstellen der Materialien, die Vorbereitung des Patienten, das Einführen des Katheters erfolgen wie unter 3.9.3. beschrieben. Zusätzlich werden an Materialien benötigt: sterile Spritze mit steriler Auffüllflüssigkeit, sterile Verschlußzäpfchen, Verbindungsstück, Ableitschlauch, Auffanggerät, Aufhängevorrichtung.

Das Anlegen eines Dauerkatheters sollte von 2 Krankenschwestern vorgenommen werden. Die zweite Krankenschwester assistiert der ersten, die grundsätzlich als „sterile" Schwester arbeitet. Nachdem Urin fließt, klemmt die assistierende Krankenschwester den Katheter ab, füllt den Ballon mit einer Spritze

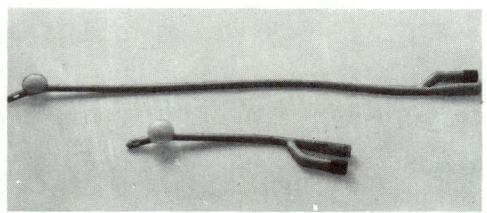

Abb. 121 Ballon-Katheter
oben: für Männer, unten: für Frauen

und klemmt anschließend dieses zweite Lumen ab (es können auch an beiden Lumen Ventile vorhanden sein). Sodann schließt sie das Hauptlumen mit einem sterilen Zäpfchen oder stellt durch ein Verbindungsstück den Abfluß des Urins durch einen Schlauch in das Auffangsystem her (Flasche, Beutel). Das Auffanggefäß wird unter dem Bett am Bettgestell befestigt und alle 12 h ausgewechselt. Für die aufgefangene Urinmenge wird ein Meßprotokoll angelegt (entweder für Stunden oder im 12- bis 24-h-Rythmus).

- Ein Dauerkatheter muß regelmäßig gewechselt werden. Die Anordnung trifft der Arzt (z. B. wöchentlich).
- Bei zu lange liegendem Dauerkatheter können durch sein Lumen Bakterien in die Harnblase gelangen.
- Der Urin sollte nach Bedarf, bei verstöpseltem Katheter nach Anweisung des Arztes im 3- bis 5-h-Rhythmus abgelassen werden.
- Das Katheterzäpfchen ist täglich durch ein neues steriles Zäpfchen auszuwechseln.

3.9.4. Entnahme von Urin durch Blasenpunktion

Bei akuter Harnverhaltung, wenn aus organischen Gründen kein Katheter in die Harnröhre eingebracht werden kann, ist die Blasenpunktion als Soforthilfe die beste Entlastungsmethode (z. B. beim Prostatiker). Die Punktion ist schmerzarm, einfach und steril durchführbar. Deshalb erweitert sich die Indikation zunehmend. Die Blasenpunktion wird auch für diagnostische Zwecke sowie für Verlaufskontrollen bei Harnweginfektionen angewendet.
Die Punktionsstelle liegt 2 Finger breit über der Symphyse. Die Haut wird, wenn notwendig, rasiert und desinfiziert. Es kann mit feinster Kanüle eine Hautquaddel mit einem Lokalanästhetikum gesetzt werden. In der Mehrzahl der Fälle wird eine 10 cm lange Kanüle senkrecht zur Haut gestochen (die einzige Schmerzmöglichkeit für den Patienten) und anschließend senkrecht in die Tiefe vorgeschoben, bis durch die aufgesetzte Spritze Urin aspiriert werden kann. Wenn es sich um eine Soforthilfe bei einem Prostatiker handelt, werden 500–800 ml Urin in eine Nierenschale abgelassen. Bei anderen Indikationen wird so viel Urin aspiriert, wie man braucht.

Die Blasenpunktion ist ein Eingriff, den nur der Arzt vornehmen darf.

Bei einer übervollen Blase braucht der Patient nicht vorbereitet zu werden. Bei anderen Indikationen darf der Patient 5–6 h vor der Punktion nicht urinieren und erhält eine Stunde vor dem Eingriff zusätzlich bis zu einem Liter Tee.

Aufgaben der Krankenschwester:
- Der Patient ist über die Art des Eingriffes zu informieren.
- Er ist bequem zu lagern und bei Bedarf zu rasieren.
- Es muß eine gute Beleuchtung vorhanden sein.
- In Reichweite sind bereitzustellen: Abdecktücher, sterile Gummihandschuhe, Desinfektionsmittel, sterile Tupfer, 2 bis 3 Einstichkanülen, 10 cm lang, Aspirationsspritze, Nierenschale (oder Röhrchen, evtl. Spezialbehälter) für Urin, Nierenschale für gebrauchte Tupfer.
- Nach Anweisung ist der Urinbehälter zu beschriften und unverzüglich ins Laboratorium zu transportieren.
- Kanüle und Spritze müssen gereinigt und desinfiziert werden.

4. Die Pflege des kranken Menschen im höheren Lebensalter

4.1. Die pflegerische Betreuung alter Patienten im Krankenhaus

Die veränderte demographische Situation und neue prophylaktische, diagnostische, therapeutische und rehabilitative Möglichkeiten der modernen Medizin haben zu einem Wandel der Altersstruktur der Patienten geführt. So können heute viele Erkrankungen bis in das hohe Lebensalter mit gutem Erfolg behandelt werden (z. B. chirurgische Erkrankungen, Infektionserkrankungen, Herz- und Kreislauferkrankungen).

Mit der Zunahme des Lebensalters ist auch ein relativer und absoluter Anstieg der Morbidität zu verzeichnen, die besonders von den degenerativen Herz-Kreislauf-Erkrankungen, den Karzinomen und den degenerativen Erkrankungen des Skelettsystems beeinflußt wird. Mit der Verlängerung des Lebens ist leider auch eine ständige Zunahme der Zahl der Pflegebedürftigen zu beobachten. All das unterstreicht die besondere Verantwortung der Mitarbeiter des Gesundheits- und Sozialwesens für die Betreuung älterer Bürger.

In diesem Prozeß der Betreuung obliegen der Krankenschwester sehr wichtige Aufgaben, die an ihre Einstellung zum Beruf, an ihr Verantwortungsbewußtsein sowie an ihr fachliches Wissen und Können hohe Anforderungen stellen. Diese besonderen Bedingungen bei der Betreuung alter Menschen ergeben sich aus

- der Funktionseinschränkung vieler Organe und Organsysteme,
- dem gleichzeitigen Auftreten mehrerer Erkrankungen (Multimorbidität),
- dem häufig zu beobachtenden chronischen Verlauf mancher Erkrankungen,
- dem Fortbestehen von Defektzuständen nach Erkrankungen,

- den wiederholt auftretenden Komplikationen,
- der verzögerten Rekonvaleszenz,
- der verminderten Reaktivität und dem erschwerten Anpassungsvermögen,
- dem vermehrten Auftreten psychischer Störungen (Verwirrtheitszustände, Gedächtnislücken, Depressionen, Verstimmungen),
- den oftmals entstehenden Nebenwirkungen nach einer Arzneimitteltherapie,
- der Neigung zur Inaktivität,
- sozialen Schwierigkeiten (Vereinsamung, Isolierung, Informationsmangel).

4.1.1. Die Grundkrankenpflege

In der Pflege alter erkrankter Menschen ist besonderer Wert auf eine sachkundig ausgeübte Grundkrankenpflege zu legen. Sie hat nicht nur die Förderung von Heilung und Verhinderung weiterer Krankheiten sowie ihrer Komplikationen zu dienen, sondern muß in entscheidendem Maße für eine physische und psychische Aktivierung des Patienten sorgen *(Zippel)*.

Die Krankenschwester ist durch ihre grundkrankenpflegerische Arbeit mit in der Lage, eine Vielzahl von kompensatorischen Möglichkeiten und autoprotektiven Kräften *(Schulte* und *Tölle)* zu mobilisieren, um nach Krankheit auftretende Leistungseinbußen einzuschränken.

Der ältere Patient braucht ganz besonders die psychische Zuwendung der Krankenschwester, ihre aufmerksame Hilfe, ihre Fürsorge und Anteilnahme. Er benötigt vor allem ein aufmunterndes, Mut machendes Wort. Dies hilft dem alten Menschen, seine Gegenwart besser zu meistern, einer Isolierung und Vereinsamung entgegenzutreten.

Die Qualität der Grundkrankenpflege in der geriatrischen Betreuung ist nicht allein vom fachlichen Können und Wissen abhängig, sondern sie verlangt eine positive und verständnisvolle Einstellung zum älteren Menschen.

Die Krankenschwester muß sich für die Betreuung des geriatrischen Patienten viel Zeit nehmen und in einfühlsamer Weise auf seine Wünsche und Anregungen eingehen. Sie hat dabei zu beachten, daß die Haltung des kranken älteren Patienten zu seinem Leiden eine andere ist als bei jüngeren Patienten. Der Krankenschwester obliegt es vor allem, Tendenzen der Resignation und Entmutigung entgegenzutreten und den Patienten zur aktiven Mitarbeit im Genesungsprozeß zu gewinnen. Neben dieser psychischen Aktivierung sollte die Krankenschwester größten Wert auf eine physische Aktivierung legen, da ältere Patienten viel zu häufig und zu lange zur Bettruhe gezwungen werden. Das ist vor allem deshalb schädlich, weil eine dem Gesundheitszustand nicht angemessene Bettruhe zu Komplikationen führen kann. Solche sind

- Dekubitus,
- hypostatische Bronchopneumonie,
- thrombembolische Schäden,
- Urininkontinenz und Infektion der Harnwege,
- Appetitlosigkeit mit nachfolgendem Gewichtsverlust,
- Entkräftung,
- Gelenk- und Muskelsteife, Kontrakturen,
- psychische Störungen (Verwirrtheitszustände und Depressionen).

Diesen Symptomen ist am wirksamsten entgegenzutreten, indem eine aktivierende, den Patienten einbeziehende Krankenpflege ausgeübt wird. Bei einer aktivierenden Krankenpflege sind die pflegerischen Hilfeleistungen auf ein notwendiges, dem Gesundheitszustand des Patienten angemessenes Mindestmaß zu reduzieren. Es ist für die Krankenschwester sicher oftmals leichter, eine pflegerische Handlung selbständig durchzuführen, als den Kranken zur Aktivität anzuregen und ihm dabei behilflich zu sein. In der Grundkrankenpflege älterer Patienten gilt das Prinzip, daß ein Zuviel an pflegerischer Hilfe dem Genesungsprozeß entgegenwirkt, da bei dem Patienten eher

ein Gefühl der Abhängigkeit und Unselbständigkeit erzeugt wird. Eine aktivierende Krankenpflege schafft dagegen die notwendigen Voraussetzungen für die Wiedereingliederung in die Familie und in das häusliche Milieu.

4.1.2. Entlassung aus dem Krankenhaus

Als eine entscheidende Aufgabe der Krankenschwester ist die Vorbereitung der Krankenhausentlassung eines geriatrischen Patienten zu sehen. Eine mangelhafte Vorbereitung führt nicht selten zum Abbruch der Behandlung und damit zu Dekompensationszuständen mit häufiger Wiedereinweisung ins Krankenhaus bzw. zu ernsten gesundheitlichen Störungen, die oft in Pflegebedürftigkeit münden. Schon im Krankenhaus sind entsprechend dem psychischen und physischen Leistungsvermögen des Patienten weitere therapeutische und pflegerische Maßnahmen festzulegen, die in geeigneter Form dem weiterbehandelnden Arzt und der Gemeindeschwester mitzuteilen sind. Weiterhin sollte in enger Zusammenarbeit mit der Krankenhausfürsorge die Möglichkeit einer ambulanten Weiterbehandlung und häuslichen Krankenpflege geprüft werden. Dabei ist zu klären, in welchem Maße der Patient zu Hause selbständig für sich sorgen kann und welche pflegerischen Hilfeleistungen nach der Entlassung ins häusliche Milieu notwenig werden. Die verantwortungsbewußte Vorbereitung einer Krankenhausentlassung schafft die Gewähr für die Erhaltung des erreichten Gesundheitszustandes sowie für eine weitere Genesung und Rehabilitation des älteren Patienten in seiner häuslichen Umwelt.

4.1.3. Pflegerische Betreuung seh- und hörgeschädigter Patienten

Eine ungestörte Wechselbeziehung zwischen Organismus und Umwelt bedarf der normalen Funktion der Sinnesorgane. Sie gewährleisten die notwendigen Informationen, um die Umwelt und ihre Veränderungen zu erfassen. Die Verarbeitung der Informationen im Zentralnervensystem und die angemessene Reaktion auf Umweltreize hängen von der normalen Funktion der Sinnesorgane ab, so daß jede Einschränkung der Sinnesleistungen von wesentlicher Bedeutung für den Menschen ist. Dies gilt besonders für eine Seh- oder Hörstörung, da das Fehlen wichtiger visueller oder akustischer Informationen zur unvollständigen Abbildung der Umwelt im Bewußtsein der Menschen führt. Dadurch werden die Kommunikationsmöglichkeiten eingeschränkt und die zwischenmenschlichen Beziehungen erschwert. So ist z. B. auch das mitunter bei Seh- und Hörschädigten zu beobachtende Mißtrauen gegenüber ihren Mitmenschen zu erklären. Wenn sie den Eindruck haben, von der Gesellschaft nicht mehr als vollwertige Mitglieder angesehen zu werden, können sich bei diesen Patienten Minderwertigkeitsgefühle entwickeln, und sie haben Schwierigkeiten, sich mit dem eigenen Schicksal abzufinden. Die Gefahr der Resignation, der Isolierung und Vereinsamung ist bei seh- und hörgeschädigten Menschen groß.

Es ist für die Krankenschwester eine verantwortungsvolle Aufgabe, diese Gefahren zu kennen, in der Krankenpflege zu berücksichtigen und dem Patienten angemessene Hilfe zu geben. Die pflegerische Unterstützung ist deshalb wichtig, weil eingeschränktes Sehen oder Hören die Lebensführung verändert und hohe Anforderungen an die Anpassungsfähigkeit des betroffenen Menschen stellt.

Um diesen Anpassungsprozeß zielgerichtet unterstützen zu können, ist eine aktivierende Krankenpflege ohne falsches Mitleid erforderlich. Die Krankenschwester muß dem Betroffenen solche Hilfe geben, die ihm künftig trotz der bestehenden Gesundheitsstörung ein aktives und relativ selbständiges Leben ermöglicht. Deshalb ist es wichtig, daß z. B. die pflegerischen Hilfeleistungen unter Beachtung des allgemeinen Gesundheitszustandes auf das notwendige Maß beschränkt bleiben. Der Patient muß lernen, möglichst viele Verrichtungen selbständig unter der neuen Bedingung einer eingeschränkten Seh- oder Hörfähigkeit auszuführen. Es wäre völlig falsch, ihm grundsätzlich alle Arbeiten abzunehmen. Das gleiche gilt für die psychische Aktivierung. Den Patienten sollte Mut zugesprochen und Erfolge im Anpassungsprozeß sollten besonders gewürdigt werden.

Ein Grundprinzip der Krankenpflege Seh- und Hörgeschädigter ist die gründliche Vorbereitung einer Krankenhausentlassung, um die notwendige Betreuungskontinuität zu gewährleisten. Diese Patienten sind durch die Fürsorgerin bzw. Gemeindeschwester sorgfältig zu überwachen, da gerade beim Übergang von der stationären Betreuung in das häusliche Milieu große Schwierigkeiten auftreten können, die es schnell zu erfassen und zu beseitigen gilt. Die gegebenen apparativ-technischen Möglichkeiten zur Korrektur aufgetretener Seh- und Hörschäden müssen selbstverständlich vollständig genutzt werden.

Neben diesen allgemeinen Grundsätzen für die pflegerische Betreuung dieser Patientengruppen soll noch auf einige spezielle Aspekte hingewiesen werden.

Betreuung sehgeschädigter Patienten

Im Alter ist häufig die Einschränkung der Sehleistung zu beobachten. Die pflegerische Betreuung dieser Patienten stellt an die Krankenschwester besonders hohe Anforderungen.

Im Umgang mit sehgeschädigten Patienten gelten folgende Grundsätze:

▶ Die Krankenschwester sollte dem Sehgeschädigten gegenüber stets zuvorkommend und unbefangen auftreten.

▶ Bei Aufnahme eines sehgeschädigten Patienten sind ihm alle am Betreuungsprozeß beteiligten Personen und Mitpatienten vorzustellen. Die Betreuungsumwelt ist mit ihm zu begehen und ihm zu erklären.

▶ Nach Aufnahme ist der Grad der Pflegebedürftigkeit des Patienten gewissenhaft einzuschätzen. Dabei sollte sich die Krankenschwester auch nach der vom Patienten gewünschten Hilfe erkundigen und die Realisierbarkeit mit ihm besprechen.

▶ Jede Hilfeleistung ist so unauffällig wie möglich zu geben. Es ist davon auszugehen, daß ein Sehgeschädigter in der Regel weitaus weniger hilfsbedürftig ist als dies vermutet wird.

▶ Bei grundpflegerischen Arbeiten, wie der Mobilisation, der Nahrungsaufnahme, dem Betten usw., ist nur die wirklich notwendige Hilfe zu leisten.

- Bei Annäherung muß sich die Krankenschwester dem Sehgeschädigten rechtzeitig bemerkbar machen, da er ein leises „Heranschleichen" verständlicherweise als unangenehm empfindet. Erkennt der Sehgeschädigte die Krankenschwester nicht rechtzeitig, so sollte sie sich ihm nochmals vorstellen.
- Wenn ein Gespräch mit dem Sehgeschädigten beendet ist, muß ihm dies mitgeteilt werden. Es ist für ihn äußerst unangenehm, wenn er das Wort an eine Person richtet, die sich längst entfernt hat.
- Besonders zu beachten ist, daß Gegenstände im Zimmer nicht ohne Wissen des Sehgeschädigten umgestellt werden, da dies seine Orientierung behindert. Gegenstände sollten nicht über die Möbel hinausragen, da der Patient sie sonst herunterreißen bzw. sich schaden könnte.
- Beim Führen eines Sehgeschädigten ist vor auftretenden Hindernissen, wie Treppen oder im Weg stehende Gegenstände, rechtzeitig zu warnen. Bei Treppen muß darauf hingewiesen werden, ob sie nach oben oder nach unten führen.
- Türen sollten nach Möglichkeit nicht offen stehen. Für die Orientierung des Sehgeschädigten ist es wichtig, daß er diese selbst öffnen kann. Grenzen Türen an Treppen, so sind unbedingt Schutzvorrichtungen anzubringen.

Betreuung hörgeschädigter Patienten

Bei der Betreuung hörgeschädigter Patienten sollte sich die Krankenschwester mit der Frage auseinandersetzen, welche Belastungen mit einer Hörbehinderung verbunden sind. Die Beschäftigung mit dieser Frage führt zum besseren Verständnis der Probleme hörgeschädigter Patienten. Während der Sehgeschädigte von seiner Umwelt oft bemitleidet wird, besteht für Hörgeschädigte leider noch wenig Verständnis und Bereitschaft, ihnen behilflich zu sein.

Beim Umgang mit hörgeschädigten Patienten sind in der Krankenpflege folgende Grundsätze zu beachten:
- Der Schwerhörige ist stets von vorn anzusprechen, damit er die Möglichkeit hat, das Gesprochene von den Lippen abzulesen.

- Es sollte deutlich, laut und gut akzentuiert gesprochen werden. Ein ruhiges und gleichmäßiges Sprechtempo unterstützt das Verstehen. Wenn nötig, sollte die Krankenschwester das Gesprochene wiederholen.
- Bei akut auftretender Hörbehinderung ist zu bedenken, daß der Patient im Ablesen des Gesprochenen von den Lippen noch nicht so geübt ist. Deshalb sollte die Möglichkeit der schriftlichen Information mit Hilfe eines Notizblockes genutzt werden. Das gilt vor allem für wichtige Informationen, z. B. Mitteilungen zur Diagnostik, zur Therapie oder über notwendige Verhaltensweisen des Patienten.
- Bei der Durchführung pflegerischer Maßnahmen ist der Patient immer in das Gespräch einzubeziehen, dadurch gewinnt er das Gefühl der Zugehörigkeit und des Verständnisses für seine Situation.
- Besonders wichtig im Umgang mit schwerhörigen Patienten ist das freundliche, verständnisvolle und unbefangene Auftreten der Krankenschwester.

Erhöhte Aufmerksamkeit muß der *kulturellen Betreuung* beider Patientengruppen gewidmet werden. Dabei ist dem hörgeschädigten Patienten eine große Auswahl an Literatur anzubieten, während dem sehgeschädigten Patienten ein Rundfunk- oder ein Tonbandgerät zur Verfügung stehen sollte.

Die hier formulierten Hinweise sind in angepaßter Form entsprechend dem Behinderungsgrad des Patienten von allen Pflegekräften zu berücksichtigen. Die Art und den Umfang der Krankenpflege bei der Betreuung seh- und hörgeschädigter Patienten exakt zu bestimmen, ist von großer Bedeutung und stellt eine verantwortungsvolle Aufgabe der Krankenschwester dar. Vertrauensvolle Beziehungen der Krankenschwester zu diesen Patienten sind am besten dazu geeignet, der Tendenz Seh- und Hörgeschädigter zum Mißtrauen, zur Isolierung und zur Vereinsamung entgegenzuwirken.

4.1.4. Krankenbeobachtung

Eine nicht zu unterschätzende Aufgabe ergibt sich bei der Betreuung älterer Patienten für die Krankenschwester in der Krankenbeobachtung. Die Krankenbeobachtung gestaltet sich bei geriatrischen Patienten schwierig, da eine Reihe von Besonderheiten in der Symptomatik und dem Krankheitsverlauf zu beachten sind.

Schulz hat diese wie folgt charakterisiert:

- Bei alten Menschen fehlen oft typische Symptome einer Krankheit (z. B. beim Herzinfakt, bei Pneumonie, bei Appendizitis usw.).
- In nicht wenigen Fällen sind atypische Symptome und Krankheitsverläufe zu beobachten.
- Die Krankheiten zeigen im Alter häufig nur eine Mikrosymptomatik (Appendizitis ohne typischen Bauchschmerz und ohne Bauchdeckenspannung, Pneumonie ohne Fieber, Herzinfarkt ohne typischen Herzschmerz).
- Symptome können sich überschneiden oder überdecken bzw. gelegentlich aufheben.
- Oftmals werden beim alten Menschen Allgemeinsymptome, wie Abgeschlagenheit, Kopfschmerz, Müdigkeit oder Leistungsminderung, als Folge des Alters angesehen.

Diese Kriterien stellen eindeutige Bedingungen an das Niveau der Aus- und Weiterbildung der Krankenschwester, da die Frühdiagnose in der Geriatrie das optimale ärztliche Ziel darstellt *(Schulz)*. Die Krankenschwester, die durch ihre Tätigkeit dem Patienten am nächsten steht und den größten Teil des Tages mit der Arbeit am Krankenbett zubringt, hat die Pflicht, zum rechtzeitigen Erkennen sich anbahnender Erkrankungen und deren Komplikationen mit beizutragen. Von der Früherkennung solcher Erkrankungen und Komplikationen hängt in entscheidendem Maße das Schicksal des älteren Menschen ab.

> Durch ihre umsichtige, kluge und verantwortungsbewußte Krankenbeobachtung leistet die Krankenschwester einen wertvollen Beitrag in der Betreuung älterer Menschen.

4.1.5. Berufsethische Anforderungen

Die Besonderheiten in der geriatrischen Krankenpflege setzen qualitative Maßstäbe an die fachlichen Leistungen sowie an die moralischen Verhaltensweisen der Krankenschwester und damit letzten Endes berufsethische Normen bei der Durchführung der Krankenpflege.

- ▶ Die Krankenschwester braucht eine von falschem Mitleid freie Einstellung zum alten Menschen, die jede Altersdiskriminierung ablehnt.
- ▶ Sie sorgt für eine aktivierende, den alten Patienten einbeziehende Krankenpflege. Damit hilft sie, vorzeitige Pflegebedürftigkeit abzuwenden.
- ▶ Sie pflegt kranke und hilfsbedürftige Menschen, unabhängig vom Alter, gewissenhaft und sorgt für eine kulturvolle Betreuung.
- ▶ Sie setzt ihre ganze Kraft, ihr Wissen und Können für das körperliche und geistige Wohlbefinden des älteren Menschen ein.
- ▶ Die Krankenschwester verhält sich gegenüber dem älteren Menschen besonders aufmerksam, achtet seine Persönlichkeit und verbindet die Pflege mit der notwendigen einfühlsamen Zuwendung zum Patienten. Sie gewährleistet im äußersten Fall einen friedlichen und menschenwürdigen Tod.

4.2. Die pflegerische Betreuung alter Menschen zu Hause

Eine entscheidende Aufgabe erfüllen die Gemeindeschwestern in der Betreuung geriatrischer Patienten. Bei einer notwendig werdenden medizinischen Behandlung sollte diese unter Beachtung der medizinischen und sozialen Indikation sowie der Betreuungsmöglichkeiten vorrangig im häuslichen Milieu erfolgen. Eine stationäre Behandlung bringt unübersehbare Risiken, die durch die abrupte Herauslösung des Patienten aus seiner gewohnten Umwelt begründet sind:

- neue, unbekannte räumliche Verhältnisse,
- andere Bezugspersonen,
- ungewohnte, nicht immer auf die Bedürfnisse der Patienten ausgerichtete Tagesabläufe,
- eingeschränkte Kontaktmöglichkeiten mit Angehörigen und Bekannten.

Diese Faktoren lassen bei älteren Patienten

oft das Gefühl der „Entwurzelung" entstehen. Dazu kommen die stets vorhandene Multimorbidität und die Neigung zur Dekompensation lebenswichtiger Funktionen. Deshalb ist die Einweisungsindikation zur stationären Behandlung bei älteren Menschen sehr verantwortungsbewußt zu stellen.

Für die Gewährleistung der Hauskrankenpflege sorgt die Gemeindeschwester. Neben ihrer umfangreichen prophylaktischen, therapeutischen, rehabilitativen und fürsorgerischen Tätigkeit führt sie aktiv Krankenpflege durch. Diese aktive krankenpflegerische Betreuung ist aus Kapazitätsgründen begrenzt, so daß sie zur Absicherung der Hauskrankenpflege pflegerische Hilfskräfte braucht. Diese Hilfskräfte sind:

- Hauswirtschaftspflegerinnen der Volkssolidarität,
- ehrenamtliche Helfer des Pflegedienstes des DRK der DDR,
- Helfer gesellschaftlicher Organisationen,
- Angehörige und Nachbarn, die vorwiegend häusliche Arbeiten übernehmen.

In der kooperativen Zusammenarbeit mit diesen Helfern hat die Gemeindeschwester eine anleitende, koordinierende und kontrollierende Funktion. Die Gemeindeschwester als kompetenter Fachvertreter der Krankenpflege sollte vor allem die Behandlungspflege in Zusammenarbeit mit dem Arzt übernehmen, darüber hinaus selbstverständlich Krankenbeobachtung und Grundkrankenpflege ausüben. Es hängt in bedeutendem Maße vom Geschick und den Leitungsqualitäten der Gemeindeschwester ab, wie sie das Potential der Laienhelfer für die Verrichtung häuslicher Arbeiten, aber auch für die Durchführung grundkrankenpflegerischer Tätigkeiten nutzt.

Nur unter Einbeziehung gesellschaftlicher Kräfte ist es möglich, die wachsenden Ansprüche der betreuungsbedürftigen älteren Bürger zu befriedigen. Die Gewährleistung der Hauskrankenpflege schafft die Voraussetzungen dafür,

- daß medizinisch nicht unbedingt notwendige stationäre Einweisungen im Interesse des älteren Patienten auf ein Mindestmaß reduziert werden,
- daß eine anzustrebende schnellere Entlassung aus der stationären Behandlung ermöglicht wird und damit die Zahl der Komplikationen, die durch zu lange Hospitalisierung ausgelöst werden, reduziert werden kann,
- daß ohne Zeitverlust die Weiterbehandlung und Fortführung der im Krankenhaus begonnenen therapeutischen und rehabilitativen Bemühungen gewährleistet wird,
- daß die Einführung und Funktion von halbstationären Betreuungsformen (Tageskliniken, Tagesstätten usw.) abgesichert werden kann.

Sachwortverzeichnis